AF289641

Bibliografische Information der Deutschen Nationalbibliothek:

Die Deutsche Nationalbibliothek verzeichnet diese Publikation in der Deutschen Nationalbibliografie; detaillierte bibliografische Daten sind im Internet über http://dnb.d-nb.de abrufbar.

Impressum:

Copyright © 2016 Studylab

Ein Imprint der GRIN Verlag, Open Publishing GmbH

Druck und Bindung: Books on Demand GmbH, Norderstedt, Germany

Coverbild: Freepik.com | Flaticon.com | GRIN

Astrid Niehues

Sexualität und geistige Behinderung?

Selbstbestimmung und sexualpädagogische Intervention im Wohnheim

2010

Inhaltsverzeichnis

1. Einleitung

Das Thema „Sexualität und sogenannte geistige Behinderung" scheint in unserer Gesellschaft, in einer Zeit, wo die Genetik und die Pränataldiagnostik sich stets weiterentwickeln und es sich zur Aufgabe gemacht haben, nach ihrer Sichtweise „gesundes" und „leistungsfähiges" Leben zu produzieren, eine besondere Brisanz in sich zu bergen. Man bekommt das Gefühl, dass hierdurch wieder verstärkt abwehrende Haltungen gegenüber Menschen mit Behinderungen entstehen und neue Barrieren im Umgang aufgebaut werden, die nur schwer überwunden werden können. Betrachtet man die breite Öffentlichkeit, erscheint es so, als würden sich insbesondere Sexualität und Behinderung diametral gegenüber stehen, da hierbei gleich zwei von der Gesellschaft tabuisierte Themen in einen Kontext gestellt werden.

Mein persönliches Interesse an diesem Themengebiet ist insbesondere durch Gespräche mit Dritten im Alltag entstanden. Eine Bekannte berichtete mir von ihrer erwachsenen Mitbewohnerin, die sehnlichst ein Kind habe wolle und auf Wunsch ihrer Eltern regelmäßig ein Kontrazeptiva einnehme, mit der Begründung, dass sie davon schwanger werden würde. In diesem Fall blieb der Frau eine Aufklärung über Verhütung verwehrt, und eine selbstbestimmte Entscheidung wurde unterdrückt. Durch ein vertrauliches Gespräch mit einer Angestellten in einem Wohnheim für Menschen mit einer sogenannten geistigen Behinderung erfuhr ich, dass dies kein seltener Fall sei und Sexualität auch in ihrer Einrichtung negiert werden würde. Über diese und weiteren Erfahrungsberichte habe ich Bereiche ausgemacht, in denen die Sexualität dieser Menschen meiner Ansicht nach eine „Sonderbehandlung" erfahren kann. Zum einen kann dies in der Familie, zum anderen in Wohnheimen der Fall sein[1].

Angeregt durch die Betrachtungen auf gesellschaftlicher Ebene habe ich damit begonnen, den pädagogischen Fachdiskurs bezüglich der Materie „Sexualität und sogenannte geistige Behinderung" zu betrachten, welcher sich völlig anders darstellte. Innerhalb der Rehabilitationspädagogik hat sich mittlerweile ein Paradigmenwechsel vollzogen, der sich von einer Defizitorientierung abwendet und dem es darum geht, die Stärken des Individuums in allen Lebensbereichen zu fördern – dies impliziert auch den Lebensbereich Sexualität.

---

[1] Ich schränke diese Aussage bewusst ein, da es sicherlich auch hier Ausnahmen gibt, bei denen sich positive Entwicklungen seitens der Familie und Wohninstitutionen hinsichtlich der Sexualität dieser Personen verzeichnen lassen. Der Fokus dieser Arbeit richtet sich jedoch auf die noch vorhandenen Problembereiche, die es aufzudecken gilt.

Der öffentliche Fachdiskurs behandelt die Thematik „Sexualität und sogenannte geistige Behinderung" in der Fachliteratur, auf Tagungen und Kongressen. In der Fachliteratur herrscht allgemein Konsens darüber, dass Sexualität auch für Menschen, die als geistig behindert bezeichnet werden, ein selbstverständliches Grundbedürfnis und Grundrecht ist (Walter 2005). Es wird hier explizit die Selbstbestimmung im Lebensbereich Sexualität für Menschen mit einer sogenannten geistigen Behinderung gefordert. In den gegenwärtigen, insbesondere sexualpädagogischen, Diskursen geht es nicht mehr um eine Anerkennung der sexuellen Bedürfnisse für den betreffenden Personenkreis, sondern um weiterführende Themenfelder wie die Umsetzung von ethischen Rechten, Sexualassistenz und Sexualbegleitung, Elternschaft und sexualisierte Gewalt (vgl. Specht 2008, S. 295). Problematiken werden hier weniger in einer Diskrepanz zwischen Sexual- und Intelligenzalter wahrgenommen als in einer Verhinderung der Sexualität durch äußere Faktoren.

Dennoch gestaltet sich die Umsetzung des theoretischen Diskurses in die Praxis als schwierig. Dies hat sich mir unter anderem an meinen Recherchen bezüglich der vorliegenden Arbeit gezeigt. Um vertiefende Einblicke in die sexualpädagogische Arbeit von Institutionen zu bekommen, bat ich verschiedenen Einrichtungen um ihre sexualpädagogischen Konzeptionen. Die Rückmeldungen waren niederschmetternd, die meisten meiner Anfragen wurden mit ausschweifenden Begründungen wie „unser Klientel ist zu schwer behindert", „wir brauchen keine Konzeptionen, wir machen das so" und „wir haben keine, uns sitzt der katholische Bischof im Nacken" abgelehnt.

Dieses Konglomerat aus persönlichen Erfahrungen und Recherchen, die unterschiedliche Wahrnehmung der Sexualität von Menschen mit einer sogenannten geistigen Behinderung in der Gesellschaft und im pädagogischen Fachdiskurs sowie die anscheinend bestehende Kluft zwischen sexualpädagogischer Theorie und der Praxis in Wohnheimen waren ausschlaggebend für das Forschungsanliegen dieser Arbeit.

In meiner Diplomarbeit werde ich die Sexualität von Menschen mit einer sogenannten geistigen Behinderung unter Fokussierung der Lebenssituation im Wohnheim untersuchen. Es handelt sich hierbei um eine theoriegeleitete Arbeit, mit dem Ziel, sexualpädagogische Leitlinien für das pädagogische Handeln im Wohnheim zu erstellen, welche das Leben einer selbstbestimmten Sexualität für die dort lebenden Menschen ermöglichen und unterstützen sollen. Im Rahmen dieses Vorhabens soll die Fragestellung „Welche Bedeutung hat Sexualität für die menschliche Entwicklung und für die Persönlichkeitsentwicklung für Menschen mit einer sogenannten geistigen Behinderung insbesondere?" bearbeitet werden, da diese die Basis für die Entwicklung der Leitlinien darstellen wird. Des Weiteren ist die Fragestellung insofern von Bedeutung, als das die Sexualität von Menschen, die als geistig behindert bezeichnet werden, in unserer Gesellschaft mit Vorurteilen behaftet ist und eine Sonderstellung einnimmt. Ein weiteres Ziel dieser Arbeit soll es deswegen sein, deutlich zu machen, dass Sexualität für die Entwicklung und Persönlichkeitsentwicklung eines Menschen wesentlich ist, ganz gleich, ob „behindert" oder „nicht behindert". Hierbei sollen Faktoren, die die Persönlichkeitsentwicklung und somit auch die Entfaltung der Sexualität eines Menschen mit sogenannter geistiger Behinderung erschweren, aufgezeigt werden. Insgesamt soll diese Arbeit zu einer weiteren Enttabuisierung der Sexualität des betreffenden Personenkreises beitragen und ihr Recht auf eine selbstbestimmte Sexualität im Wohnheim stärken.

Im Folgenden möchte ich die Vorgehensweise in Bezug auf die Fragestellung erläutern. Um die zentrale Fragestellung adäquat untersuchen zu können, erfolgt in Kapitel zwei eine Definition der wesentlichen Begriffe „Sexualität", „Sexualpädagogik", „Behinderung" und „Geistige Behinderung". Da diese Begrifflichkeiten die Basis dieser Arbeit darstellen, werden sie vorgestellt und die relevanten Definitionen bestimmt. Der Fokus liegt hierbei auf dem Begriff „Geistige Behinderung", da er die in dieser Arbeit zu untersuchende Personengruppe beschreibt. Es wird anhand der Betrachtung der Schwierigkeit einer Begriffsdefinition und fachspezifischer Sichtweisen hinsichtlich „geistiger Behinderung" aufgezeigt werden, dass es zu diesem Begriff keinen allgemeingültigen Konsens gibt. Abschluss des Kapitels bildet eine eigene Arbeitsdefinition der Begriffe „Geistige Behinderung" und „Behinderung", in der ich insbesondere mein Verständnis von Behinderung wiedergeben werde. Zudem begründe ich, warum ich mich dafür entschieden habe, für die betreffende Personengruppe die Bezeichnungen „Menschen mit einer sogenannten geistigen Behinderung" und „Menschen, die als geistig behindert bezeichnet werden" zu verwenden.

Daran anschließend werde ich mich in Kapitel drei intensiv mit dem Begriff Identität auseinandersetzen. Nach einer begrifflichen Annäherung, in der unterschiedliche definitorische Zugänge aufgezeigt werden, werde ich auf auf die Begriffe Stigma, Stigmatisierung und Stigma-Identitätsthese eingehen. In diesem Kapitel wird gezeigt werden, welchen negativen Zuschreibungsprozessen seitens der Gesellschaft Menschen mit einer sogenannten geistigen Behinderung bezüglich ihrer Identität im Allgemeinen und im Hinblick auf ihre Sexualität im Besonderen, entgegentreten müssen. Zudem ist hiermit die Basis für das darauf folgende soziologische Identitätsmodell von Frey geschaffen. Dieses Identitätskonzept fokussiert die Interaktion des Individuums mit der Umwelt. Eine solche Betrachtungsweise von Identität ist für die Persönlichkeitsentwicklung von Menschen mit einer sogenannten geistigen Behinderung von Bedeutung, da es die gesellschaftliche Komponente der Identitätsbildung miteinbezieht. Es wird deutlich werden, dass Menschen, die als geistig behindert bezeichnet werden, sich in Bezug auf die stetige Ausbildung ihrer Identität und der Entwicklung einer sexuellen Identität im Spannungsfeld zwischen persönlichen Bedürfnissen und gesellschaftlichen Normen und Anforderungen befinden. Nur durch die Darstellung der Wechselseitigkeit von Identität und Gesellschaft kann die Situation von Menschen mit einer sogenannten geistigen Behinderung akkurat und mehrdimensional abgebildet werden.

Dass Stigmatisierungsprozesse jedoch keine negativen Auswirkungen auf Menschen mit einer sogenannten geistigen Behinderung haben müssen, wird im Kapitel „Entstigmatisierungstechniken und Stigmatechniken" dargestellt werden. Mit einem Zwischenfazit, welches die Bedeutung des Identitätskonzeptes von Frey bezugnehmend auf die Sexualität und die Persönlichkeitsentwicklung dieser Menschen erläutert, schließt das Kapitel und leitet in die sexuelle Identität des Menschen über. Mit dieser spezifizierten Sichtweise von Identität und deren Verortung in der menschlichen Persönlichkeit schließt das Kapitel.

Im Anschluss daran folgt Kapitel vier, welches die Sexualität im Allgemeinen behandelt. Zuerst wird auf unterschiedliche Sexualtheorien eingegangen werden, um deutlich zu machen, aus wie vielen unterschiedlichen Perspektiven das Konzept der Sexualität betrachtet werden kann. Die Darstellung verschiedener sexualtheoretischer Ansätze verortet Sexualität in unterschiedlichen Diskursen und zeigt auf, dass Sexualität auf vielfältige Art und Weise bereits über Jahre mit dem Menschsein verbunden ist. Diese Betrachtung ist für die Persönlichkeitsentwicklung von Menschen mit einer sogenannten Behinderung insofern notwendig, als dass – je nach sexualtheoretischer Perspektive – auch die Sexualität dieser Menschen anders wahrgenommen wird, was sich im täglichen Umgang in der pädagogischen Praxis auswirken kann. Darauf folgt die Betrachtung der Sexualentwicklung des Menschen in der Kindheit und im Jugendalter, da sich hier bedeutende sexuelle Entwicklungsschritte vollziehen, welche die Basis für das spätere sexuelle Erleben im Erwachsenenalter bilden. Eine Analyse der sexuellen Entwicklung ist somit für die menschliche Entwicklung und die Persönlichkeitsentwicklung unausweichlich.

Da sich diese Lebensphasen in der Regel in der Familie vollziehen, wird anschließend die Familie als Sozialisationsinstanz, unter besonderer Berücksichtigung der sexuellen Sozialisation, betrachtet werden. Hierbei soll herausgestellt werden, wie sich diese idealtypisch in der Familie vollziehen kann. Im Anschluss daran wird auf die Sexualität im Erwachsenenalter eingegangen werden, denn auch in dieser Lebensphase gestaltet sich die Sexualität eines Menschen noch aus. Das Kapitel schließt mit der Betrachtung von Sexualität als Grundrecht. Dieser Teil der Arbeit bietet die Grundlage zur Untersuchung der Sexualität von Menschen, die als geistig behindert bezeichnet werden. Mit diesem Grundverständnis der Sexualität im regulären gesellschaftlichen Kontext können mögliche Unterschiede im Hinblick auf die zu betrachtende Personengruppe aufgezeigt werden.

In Kapitel fünf wird die Sexualität von Menschen mit einer sogenannten geistigen Behinderung analysiert werden. Begonnen wird mit dem Verständnis von Sexualität nach Paul Sporken, da dieses in Bezug auf die Sexualität von Menschen mit einer sogenannten geistigen Behinderung einen hohen Bekanntheitsgrad aufweist. Im weiteren Verlauf des Kapitels werden Unterschiede und mögliche Problematiken aufgezeigt werden, welche in der Sexualentwicklung im Kindes- und Jugendalter des betreffenden Personenkreises entstehen können. Hierbei soll ebenfalls die Bedeutung der Familie erläutert werden; fokussiert werden insbesondere äußere Störfaktoren, die die Persönlichkeitsentwicklung des Menschen, der als geistig behindert bezeichnet wird, und eine positive Entwicklung von Sexualität einschränken und verhindern. Dies gilt ebenfalls für die anschließende Sexualität im Erwachsenenalter. Darauf folgt die Vorstellung der Sexualassistenz und Sexualbegleitung, welche beide Möglichkeiten des selbstbestimmten sexuellen Erlebens für erwachsene Menschen mit einer sogenannten geistigen Behinderung darstellen. Das Kapitel schließt mit dem Aufzeigen von Vorurteilen gegenüber der Sexualität des betreffenden Personenkreises, da diese in Bezug auf die pädagogische Praxis und in der Interaktion mit dem sozialen Umfeld und Menschen mit einer sogenannten geistigen Behinderung Barrieren darstellen.

Im Anschluss folgt in Kapitel sechs eine Synthese, die deutlich macht, welche Bedeutung die bisherigen Kapitel für die Fragestellung dieser Arbeit nach der Bedeutung der menschlichen Entwicklung und die Persönlichkeitsentwicklung von Menschen mit einer sogenannten geistigen Behinderung insbesondere haben. Das darauf folgende Kapitel sieben behandelt Leitkonzepte der Rehabilitationspädagogik. Hierzu gehören Normalisierung, Selbstbestimmung und Empowerment. Diese Prinzipien sollen vorgestellt werden, da sie für die Verwirklichung einer selbstbestimmten Sexualität für Menschen, die als geistig behindert bezeichnet werden, wesentlich sind.

In Kapitel acht komme ich zu der Analyse der Sexualität von Menschen mit einer sogenannten geistigen Behinderung im Wohnheim. Nach einem Exkurs, der auf die Bedeutung des Wohnens für den Menschen eingeht, beschreibe ich anhand aktueller Zahlen die gegenwärtigen Wohnsituationen dieser Menschen mit Fokussierung auf Wohnheime. Im Anschluss daran erfolgt ein Überblick über die derzeit bestehenden Wohnformen, um im direkten Vergleich besser deutlich zu machen, welche Charakteristika für Wohnheime spezifisch sind. Detailliert sollen strukturelle Gegebenheiten aufgezeigt werden, welche die Persönlichkeitsentwicklung von Menschen mit einer sogenannten geistigen Behinderung einschränken und einer selbstbestimmten Sexualität diametral entgegenstehen. Mit Hilfe der empirischen Studien von Sonnenberg (2004), Walter und Hoyler-Herrmann (1987), Seefeld (1997) und Fegert et al. (2006) werde ich aufzeigen, dass das Leben von Menschen, die als geistig behindert bezeichnet werden, dort stark fremdbestimmt ist und eine freie Persönlichkeitsentwicklung verhindert. Der Fokus liegt hierbei selbstverständlich auf dem Lebensbereich der Sexualität.

Anschließend wird in Kapitel neun ein Zwischenfazit gezogen, welches die wichtigsten Erkenntnisse der Studien zur Selbstbestimmung und Sexualität, sowie ihrer Einschränkungen in Wohnheimen herausstellt. Ebenso wird ein Überblick über die tatsächliche Anwendung der Leitkonzepte der Rehabilitationspädagogik gegeben werden. Mit dem Exkurs in Kapitel zehn wird mit dem Modell des Community Living in Schweden eine Alternative zu traditionellen Wohnsystemen der Behindertenhilfe vorgestellt werden. Es wird aufgezeigt, dass die Menschen mit einer sogenannten geistigen Behinderung dort in allen Lebensbereichen voll am gesellschaftlichen Leben teilhaben, was sich positiv auf die menschliche Entwicklung/Persönlichkeitsentwicklung auswirkt.

Darauf folgt in Kapitel elf zunächst eine Zusammenfassung der bisher wichtigsten Ergebnisse bezüglich der Fragestellung. Es werden Handlungsansätze für die Unterstützung der Selbstbestimmung im Allgemeinen aufgezeigt, da diese die Basis für eine sexuelle Selbstbestimmung bildet. Im Anschluss daran erfolgen sexualpädagogische Leitlinien für die soziale Arbeit im Wohnheim. Zum Abschluss erfolgt in Kapitel zwölf ein Ausblick in dem die wichtigsten Erkenntnisse und Ergebnisse dieser Arbeit hinsichtlich der Sexualität von Menschen mit einer sogenannten geistigen Behinderung festgehalten werden. Neben dem Aufzeigen von Problemfeldern wird darauf eingegangen, durch welche Maßnahmen eine selbstbestimmte Sexualität von Menschen mit einer sogenannten geistigen Behinderung unterstützt werden kann.

Im Appendix I finden sich schematische Darstellungen einiger in der Arbeit genauer vorgestellter Modelle, auf diese wird im Verlauf gesondert hingewiesen werden. Appendix II verzeichnet die verwendete Literatur sowie eine Liste einiger der für diese Arbeit relevanten Gesetze.

2. Begriffsdefinitionen

Um eine wissenschaftliche Auseinandersetzung mit der Thematik der Sexualität von Menschen mit einer sogenannten geistigen Behinderung zu ermöglichen, werde ich im Folgenden grundlegende Begriffe dieser Arbeit erläutern. In diesem Zusammenhang findet eine Vorstellung und Eingrenzung der zentralen Begriffe „Sexualität", „Sexualpädagogik", „Behinderung" und „Geistige Behinderung" statt. Eine Abgrenzung der Begrifflichkeiten und eine Verständigung über die zugrunde liegenden Kategoriedefinitionen sind wichtig, um die Arbeit in den bestehenden Diskurs einzugliedern und das zu diskutierende Forschungsfeld zu bestimmen.

2.1 Sexualität

Bevor Sexualität im Zusammenhang mit sogenannter geistiger Behinderung behandelt werden kann, muss der Begriff der Sexualität näher bestimmt werden. Die aktuelle sexualwissenschaftliche und pädagogische Literatur betont, dass sich Sexualität durch ihre Vielfalt kennzeichnet (vgl. Ortland 2008, S. 16). Anders als im 19. Jahrhundert, als der Begriff erstmals im Bezug auf den Menschen angewandt wurde und sich ausschließlich auf den Koitus zum Zwecke der Fortpflanzung bezog (vgl. Raithel, Dollinger & Hörmann 2009, S. 281), ist der Begriff der „Sexualität" in der heutigen Zeit nicht mehr derart eingegrenzt. Dies wird unter anderem an der Definition der amerikanischen Sexualtherapeutin Offit deutlich:

> Sexualität ist, was wir daraus machen: eine teure oder billige Ware, Mittel der Fortpflanzung, Abwehr der Einsamkeit, eine Kommunikationsform, eine Waffe der Aggression (Herrschaft, Macht, Strafe, Unterwerfung) , ein Sport, Liebe, Kunst, Schönheit, ein idealer Zustand, das Böse, das Gute, Luxus oder Entspannung, Belohnung, Flucht, ein Grund der Selbstachtung, ein Ausdruck der Zuneigung (mütterlicher, väterlicher, brüderlicher, oder schlicht menschlicher Verbundenheit), eine Art der Rebellion, eine Quelle der Freiheit, Pflicht, Vergnügen, Vereinigung mit dem All, mystische Ekstase, indirekter Todeswunsch oder Todeserleben, ein Weg zum Frieden, eine juristische Streitsache, eine Art, menschliches Neuland zu erkunden, eine Technik, eine biologische Funktion, Ausdruck psychischer Krankheit oder Gesundheit, oder einfach eine sinnliche Erfahrung. (Offit 1984, S. 16).

Sexualität kann also weitaus mehr umfassen als bloße Genitalsexualität. Entscheidend ist, was beispielsweise das Individuum, ein bestimmter Kulturkreis oder unterschiedliche wissenschaftliche Disziplinen als „Bedeutungskern" für sich definieren (vgl. Sielert 2005, S. 38). Sexualität erfüllt in der Gegenwart für den Menschen also mehrere Funktionen. Aus sexualwissenschaftlichen Konzeptionen lassen sich vier Sinnkomponenten von Sexualität bestimmen, welche miteinander in Verbindung stehen und sich wechselseitig bedingen: der Identitätsaspekt, der Beziehungsaspekt, der Lustaspekt und der Fruchtbarkeitsaspekt. Ebenso spielt der Kommunikationsaspekt eine Rolle. Neben diesen eher als positiv zu bewertenden Aspekten, kann Sexualität auch negative Dimensionen wie Macht und Last enthalten (zum Beispiel bei sexueller Hörigkeit oder Gewalt) (vgl. Raithel et al. 2009, S. 281). Frey liefert eine Definition von Sexualität, die die Gesichtspunkte Identität, Beziehung, Lust und Fruchtbarkeit enthält:

> Sexualität ist eine Lebensenergie, die Menschen von der Geburt bis zum Tod begleitet. In unterschiedlichen Lebensphasen stehen dabei unterschiedliche Bedürfnisse und Ausdrucksweisen im Vordergrund. Geschlechtsidentität als Mädchen oder Junge, Mann oder Frau, die eigene Körperlichkeit, Kontaktund Beziehungsgestaltung (in hetero- wie in homosexuelle Beziehungen), Lusterfahrung und der Umgang mit Fruchtbarkeit sind Grundthemen. Gelebte Sexualität ist immer auch bestimmt von gesellschaftlichen Rahmenbedingungen und der individuell erfahrenen Sozialisation und Biographie, etwa bezüglich Geschlechterrollen, Werten und Normen, oder auch dem Zugang zu Information usw. (Frey 2002, S. 103f.)

Diese Definition hebt die Selbstfindungsfunktion von Sexualität für den Menschen hervor. Zudem wird hier der Integrationsaspekt von Sexualität in die Persönlichkeit des Menschen deutlich. Es wird ersichtlich, dass die Sexualität ein grundlegendes Bedürfnis des Menschen ist und dass sie alle Bereiche des Lebens prägt. Ebenso ist Sexualität ein wesentliches Element bei der „Ausbildung der Identität und der Entwicklung der Persönlichkeit" eines Menschen (Haeberle 2005, S. 1).

Die Definition von Frey zeigt weiter auf, dass Sexualität ein immerwährender Bestandteil im Leben eines Menschen ist. Die Lebenshilfe Salzburg hat dieses Faktum in ihren sexualpädagogischen Leitgedanken treffend formuliert: „Sexualität ist ein Wesensmerkmal des Menschen; ohne Sexualität gibt es kein Menschsein!" (Plaute 2006, S. 507). An der Definition von Frey fällt auf, dass das Ausleben und Erleben von Sexualität von äußeren Rahmenbedingungen abhängt. Somit ist Sexualität eine lebenslange Entwicklungsaufgabe, welche sich im Spannungsfeld individueller Vorlieben und Bedürfnisse und gesellschaftlichen Anforderungen zu befinden scheint. Aufgabe des Individuums ist es, in diesem Spannungsfeld seine sexuelle Identität auszubilden (vgl. Ortland 2008, S. 17). Raithel et al. äußern sich bezüglich dieser Thematik folgendermaßen:

> Der Sexualität kommt als personal verantwortete, menschliche Grundbefindlichkeit ein Eigenwert zu, und sie bedarf der Integration in die Gesamtheit der Person. Obwohl es sich hier scheinbar um ein ganz individuelles Phänomen handelt, ist sie nicht rein privater Natur, sondern auch in gesellschaftliche Zusammenhänge verflochten. (Raithel et al. 2009, S. 281)

Die folgende Arbeit baut auf Freys Definition von Sexualität auf, da es ihr gelingt, die für das Individuum wesentlichen Kernthemen von Sexualität in ihrer Definition zu vereinen. Sie zeigt auf, dass Sexualität mehr umfasst als einen Koitus mit dem Ziel der Fortpflanzung. In ihrer Betrachtung von Sexualität weist sie ebenso auf die Bedeutung der gesellschaftlichen Rahmenbedingungen hin, welche sich, insbesondere für Menschen die als geistig behindert bezeichnet werden, als ein einflussreicher Faktor bezüglich der eigenen Sexualität erweisen. Welche Rolle gesellschaftliche Rahmenbedingungen im Hinblick auf die Persönlichkeitsentwicklung und somit auf die Sexualität von Menschen mit einer sogenannten geistigen Behinderung spielen, wird im weiteren Verlauf dieser Arbeit deutlich werden. Zunächst gehe ich auf den Begriff der Sexualpädagogik ein, da dieser einen weiteren grundlegenden Begriff dieser Arbeit darstellt.

2.2 Sexualpädagogik

Ein Ziel dieser Arbeit ist es, sexualpädagogische Leitlinien für die soziale Arbeit im Wohnheim zu erstellen. Deswegen möchte ich im Folgenden erläutern, was unter dem Begriff der Sexualpädagogik zu verstehen ist. Sielert bezeichnet die Sexualpädagogik als „eine Aspektdisziplin der Pädagogik, welche sowohl die sexuelle Sozialisation als auch die intentionale erzieherische Einflussnahme auf die Sexualität von Menschen erforscht und wissenschaftlich reflektiert" (Sielert 2008, S. 39). Sexualpädagogik setzt sich als Forschungs- und Anwendungsfeld also mit der unabsichtlichen und absichtlichen Einflussnahme auf die psychosexuelle Entwicklung des Menschen auseinander und fokussiert diesbezüglich alle Lebensphasen. Hierbei sind insbesondere Emanzipationsprozesse und Selbstbestimmung für die Sexualität des Individuums von enormer Wichtigkeit (vgl. Specht & Walter 2007, S. 309).

Der Begriff der Sexualpädagogik kann im Hinblick auf erwachsene und ältere Menschen als nicht ganz angemessen erscheinen, allerdings haben sich andere Begriffe wie Sexualandragogik oder Sexualgerontagogik laut Sielert aufgrund einer zu geringen Beachtung der sexuellen Entwicklung in diesen Lebensabschnitten und einer noch nicht ausgereiften Theorie bislang nicht durchgesetzt. Nach einem neueren Verständnis erstreckt sich die Pädagogik jedoch über alle Lebensbereiche, so dass die Sexualpädagogik durchaus auch auf erwachsene und ältere Menschen angewendet werden kann. Gegenstand der Sexualpädagogik[2] ist der Mensch als ein auf Erziehung angewiesenes Sexualwesen (vgl. Sielert 2008, S. 39ff.). Ein wesentlicher Aufgabenbereich dieser Disziplin in der Gegenwart kann wie folgt zusammengefasst werden:

> Sexualpädagogik leistet heute ihren Teil zur Herstellung einer sozialen Infrastruktur, die dem modernen Individuum den Erwerb von Dispositionen und Handlungskompetenzen ermöglicht, die es zur Entwicklung seiner sexuellen Identität notwendig braucht. (Sielert 2008, S. 45)

Das bedeutet, dass Individuen in der sexualpädagogischen Praxis auf ihrem Weg zu einer selbstbestimmten und verantwortungsbewussten Sexualität umfassend unterstützt und begleitet werden. Als zentrale Themenfelder der Sexualpädagogik gelten unter anderem: Körper- und Sexualaufklärung, Beziehungen, Partnerschaft, Verhütung, Kinderwunsch, Sinnes- und Körperwahrnehmung sowie sexualisierte Gewalt (vgl. Specht & Walter 2007, S. 309).

Im Folgenden sollen die vier Hauptrichtungen der Sexualpädagogik vorgestellt werden. Dabei soll deutlich gemacht werden, auf welcher dieser Richtungen die vorliegende Arbeit gründet. Es wird auf die ersten drei der folgenden Hauptansätze eingegangen werden, da diese unabhängig von ihrer wissenschaftlichen Aktualität zum Teil noch die Handlungsbasis von pädagogischem Personal bilden. Diese Strömungen lassen sich wie folgt unterteilen:

- traditionell-repressiv

- affirmativ bzw. vermittelnd-liberal

- emanzipatorisch

---

[2] Obwohl Sexualpädagogik einen wichtigen Stellenwert im Leben eines Individuums einnimmt, befindet sie sich „als Aspektdisziplin der Erziehungswissenschaft und Profession [...] zurzeit noch in der Konsolidierungsphase" (vgl. Sielert 2008, S. 49).

a) polititsch

b) individuell

- skeptisch

Diese Positionen haben sich seit den 1950er-Jahren im deutschsprachigen Raum entwickelt und sollen im Folgenden schemenhaft nach Raithel et al. wiedergegeben werden. Die skeptische Sexualpädagogik bleibt in den meisten Überblicken unberücksichtigt (vgl. Raithel et al. 2009, S. 284) und soll hier auch nur der Vollständigkeit halber erwähnt werden, da sie für diese Arbeit keine relevante Arbeitsgrundlage darstellt.

2.2.1 Die traditionell-repressive Sexualpädagogik

Hier finden vor allem traditionelle Werte und Normen von Sexualität ihre Anwendung. Diese werden von staatlicher und kirchlicher Seite gestützt. Sexualität dient in der traditionell-repressiven Sexualpädagogik primär der Fortpflanzung in der Ehe. Ziel dieser sexualpädagogischen Hauptrichtung ist die Kontrolle des Sexualtriebes durch eine auf Ehe- und Familienfähigkeit reduzierte Erziehung. Die Sexualität der Menschen wird hier als „endogentriebdeterminierend festgelegt und als ein biologisch bedingtes Fixum behandelt" (Raithel et al. 2009, S. 285). Dies hat zur Folge, dass jegliche Form von lustbetonter Sexualität unterdrückt und abgewehrt wird. Kindern und Jugendlichen wird ihre Sexualität abgesprochen, und es wird versucht, eine Konfrontation mit Sexualität zu vermeiden. Frühkindliche sexuelle Spielereien sind untersagt, und Selbstbefriedigung wird massiv sanktioniert.

Charakteristisch für diese Form der Sexualpädagogik ist weiterhin die „Mystifizierung und Umschreibung sexueller Tatbestände" sowie die „Unterstützung zur verantwortungsbewussten Liebes-, Ehe- und Familienfähigkeit" (ebd., S. 285). Sexuelle Abstinenz wird ebenso wie die Erhaltung tradierter Geschlechtsstereotypen gefördert und unterstützt. Institutionalisierte Sexualerziehung wird von der traditionell-repressiven Sexualpädagogik strikt abgelehnt, da sie eine seelische Vergewaltigung von Kindern und Jugendlichen und/oder eine Stimulierung und Verlockung darstelle (ebd., S. 286).

2.2.2 Die politisch-emanzipatorische Sexualpädagogik

Diese Hauptrichtung stellt sozusagen die Gegenposition zur traditionell-repressiven Sexualpädagogik dar. Sie ist in den 1960er-Jahren als Antwort auf die sexualfeindliche Sexualpädagogik entstanden. Diese politische Position der

Sexualpädagogik fordert die Befreiung des Individuums aus jeglichen Formen gesellschaftlichen Zwangs und die Einbeziehung sexueller Emanzipation in gesellschaftliche Umwandlungsprozesse (vgl. Raithel et al. 2009, S. 286). Sexuelle sowie gesellschaftliche Emanzipation sind das primäre Ziel dieser sexualpädagogischen Hauptrichtung. Es gilt Unterdrückung, Bevormundung, Rollenstereotype und Zwänge abzubauen. Ebenso soll eine Entstigmatisierung von Randgruppen erreicht werden. Sexualität ist hier ein sozial bedingter Teil menschlichen Lebens. Sie wird als Ergebnis von Sozialisationsprozessen angesehen und somit als erlernbar bestimmt. Sexualität hat für den Lustgewinn und damit auch für soziale Beziehungen einen hohen Stellenwert. Diese sexualbejahende Form der Sexualpädagogik möchte erreichen, dass Jugendliche[3] ihre Sexualität selbstbestimmt leben können. Bedingung hierfür ist ein angstfreies Klima, in dem untereinander offen über alle Facetten von Sexualität kommuniziert werden kann (ebd., S. 287f.).

2.2.3 Die affirmative oder vermittelnd-liberale Sexualpädagogik

Diese Richtung stellt sozusagen den Mittelweg der zuvor genannten beiden extremen sexualpädagogischen Ausrichtungen dar. Sexualität wird als triebbestimmter und zu kultivierender Verhaltensbereich definiert. Sie wird zwar als Ergebnis von Sozialisationsprozessen gesehen, gilt jedoch auch als durch genetische Anlagen vorgegeben. Liebe kann erst entstehen, wenn der Sexualtrieb kultiviert wurde und beherrscht wird. Somit sollte nicht das Lustprinzip im Zentrum des Lebens stehen. Sexualität wird nicht auf den Fortpflanzungsaspekt reduziert, jedoch wird sie restriktiv gehandhabt, indem sie auf Heterosexualität beschränkt ist und die Fortpflanzungsfunktion nur innerhalb einer Ehe vollzogen werden darf (vgl. Raithel et al. 2009, S. 288). Mit der Beschränkung auf

Heterosexualität wird die Zweigeschlechtlichkeit als anzustrebendes Ideal aufrechterhalten. Es werden traditionelle Geschlechterrollen tradiert, statt eine individuelle Entwicklung der Geschlechtsidentität zu unterstützen.

---

[3] In der oben erwähnten sexualpädagogischen Definition von Sielert wird die Einflussnahme auf „den Menschen" angesprochen. Deswegen bin ich der Meinung, dass alle der hier erwähnten Ziele der unterschiedlichen Hauptrichtungen auf Individuen bezogen werden sollten. Schließlich gibt es auch erwachsene Menschen, die es bspw. noch entdecken dürfen, offen über Sexualität zu reden beziehungsweise diese selbstbestimmt leben zu dürfen.

2.2.4 Die individuell-emanzipatorische Sexualpädagogik

Diese Form der Sexualpädagogik wurzelt in der politisch-emanzipatorischen Ausrichtung. Der Fokus richtet sich hierbei auf das Individuum (vgl. Raithel et al. 2009, S. 289). Sie distanziert sich jedoch von einer Politisierung der Sexualerziehung und stellt die „Individualisierung sexueller Erfahrungswelten" in den Mittelpunkt:

> Sexualität wird als sinnvielfältige Lebensenergie bestimmt. Das bedeutet, dass Sexualität als eine Lebensenergie verstanden wird, welche in allen Lebensphasen körperlich, geistig-seelisch und sozial wirksam ist, als kulturell wie psychosozial bedingt gilt, nicht auf Geschlechter festgelegt ist und hetero-, homo- und bisexuelle Lebensformen umfasst. Sexualität wird als ein ambivalent besetzter Teil menschlichen Lebens begriffen. Sie ist einerseits schön, lustvoll-leidenschaftlich, sozial-fürsorglich, identitäts- und beziehungsfördernd, andererseits aber auch schmerzhaft, leidvoll, identitäts- und beziehungszerstörend. (Raithel et al. 2009, S. 290)

An dieser Definition wird deutlich, dass Sexualität durchaus auch „negative" Komponenten enthält, die bei einer ganzheitlichen Betrachtung von Sexualität dazugehören und bei dieser Hauptrichtung von Sexualpädagogik berücksichtigt werden. Die sexuelle Identitätsentwicklung ist hier von grundlegender Wichtigkeit, es gilt sinnliche Körpererfahrungen zu sammeln und Selbstliebe zu erfahren, um ein positives Körper erleben und Selbstwertgefühl ausbilden zu können. Eventuell vorhandene Blockaden des Individuums sollen abgebaut werden, um „Sinnlichkeit, Zärtlichkeit und Emotionalität" (ebd., S. 290) erleben und pflegen zu können.

Zentrale ethische Ausgangspositionen sind das Anrecht auf Selbstbestimmung und Selbstverwirklichung, ebenso die „Achtung der eigenen Person, des Partners und des neuen Lebens" (ebd., S. 290). Kennzeichnend für die individuell-emanzipatorische Sexualpädagogik ist unter anderem die Forderung nach einer geschlechtsspezifischen, emanzipatorischen, bedürfnis- und erfahrungsorientierten Jugendarbeit (ebd., S. 291). Die Gleichberechtigung der Geschlechter ist ein wesentliches Moment dieser sexualpädagogischen Position.

Die vorliegende Arbeit gründet sich auf dem Verständnis der individuell-emanzipatorischen Sexualpädagogik, da diese die Anforderungen an einen modernen und zeitgemäßen Umgang mit Sexualität am ehesten erfüllt. Sie stellt das Individuum, die Entwicklung seiner Sexualität und die Ausbildung seiner sexuellen Identität in den Mittelpunkt ihrer Betrachtung. Die in dieser Arbeit zu erstellenden sexualpädagogischen Leitlinien sollen insbesondere auf dieser sexualpädagogischen Hauptrichtung basieren.

2.3 Zum Verständnis von „Behinderung"

Im Alltag werden die Begriffe „Behinderung" und „Behinderter" so selbstverständlich verwendet, als wäre die Gesellschaft sich darüber einig, „zu wissen, was ‚ein Behinderter' sei" (Bleidick 1999, S. 11). Auch in der Wissenschaft ist Behinderung ein zentraler Begriff, dessen Anwendung jedoch kritisch zu betrachten ist. Der Begriff „Behinderung" lässt die individuelle Komponente außer Acht, wie Fornefeld treffend formuliert: „Das heißt, es gibt nicht den Menschen mit Behinderung." (Fornefeld 2002, S. 45; Hervorhebung im Original). Wer von diesen spricht, vergisst dass die organische Schädigung sowie ihre geistig-seelischen und sozialen Folgen individuell verschieden sind (ebd., S. 45f.).

Theunissen gibt an, dass Behinderung sich stets am „Normalen"[4] orientiert (vgl. Theunissen 2005, S. 12). Das klingt absurd, da kein allgemeingültiger Konsens darüber besteht, was eigentlich „normal" ist. So handelt es sich hierbei um Zuschreibungen Dritter, die „körperliche oder intellektuelle Funktionseinschränkungen" anderer Menschen als behindert definieren (ebd., S. 12). Somit unterliegt das, was von den Menschen als „normal" oder als „wirklich" angesehen wird, immer einem gesellschaftlichen Wandel beziehungsweise einer bestimmten Perspektive. So haben beispielsweise unterschiedliche Kulturen oder Fachdisziplinen eine recht unterschiedliche Auffassung darüber, was als behindert angesehen wird. Laut Bleidick ist es somit nicht möglich, zu bestimmen, was eine Behinderung ist, „sondern nur, was von lebensweltlichen Überzeugungsmustern her für Behindertsein gehalten wird" (Bleidick 1999, S. 21). Er versucht dennoch, den Begriff der Behinderung in eine allgemeingültige Definition zu fassen:

> Als behindert gelten Personen, die infolge einer Schädigung ihrer
> körperlichen, seelischen oder geistigen Funktionen soweit beeinträchtigt sind, dass ihre unmittelbare Lebensverrichtung oder ihre
> Teilnahme am Leben der Gesellschaft erschwert werden. (Bleidick
> 1999, S. 15)

---

[4] Fornefeld äußert sich zum Begriff der Normalität folgendermaßen: „Denn was ist schon normal, bzw. die Normalität? Sie ist nur Allgemeinheit, Mehrheit, nicht Wirklichkeit. Sie ist und bleibt ein Konstrukt, verbunden mit dem Traum des Menschen, alles Abweichende und Störende eliminieren zu können." (Fornefeld 2002, S. 79; Hervorhebung A.S.)

Die von Bleidick vorgenommene Einteilung von Behinderung in geistige, körperliche und seelische Beeinträchtigungen ist eine in der Gesellschaft übliche
Form. Dennoch kann auch diese Definition nur relativ bleiben, da die Behinderung eines Menschen keine feststehende Eigenschaft ist und sie von der Lebenswelt und den sozialen Gegebenheiten eines Menschen abhängt (vgl. Fornefeld 2002, S. 46). Bleidick selbst merkt bezüglich seiner Begriffsbestimmung
an:

> Es sind vier begriffliche Bestandteile, die als Essentials angesehen
> werden können: 1. Die Definition beansprucht nur einen einge-
> schränkten Geltungsrahmen. 2. Behinderung wird als Folge einer or-
> ganischen oder funktionellen Schädigung angesehen. 3. Behinderung
> hat eine individuelle Seite, die die unmittelbare Lebenswelt betrifft.
> 4. Behinderung ist eine soziale Dimension der Teilhabe am Leben der
> Gesellschaft. (Bleidick 1999, S. 15)

Hieran wird deutlich, dass Behinderung ein multifaktorielles Phänomen darstellt. Somit hat keine Definition von Behinderung einen Anspruch auf allgemeine Gültigkeit, sie bleibt aufgrund dieser Tatsache immer relativ (vgl. Fornefeld 2002, S. 46; Cloerkes 2001, S. 8f.). Diese Relativität von Behinderung zeigt
sich für Cloerkes an der zeitlichen Dimension, an der subjektiven Auseinandersetzung, an verschiedenen Lebensbereichen und Lebenssituationen und an der
kulturspezifischen sozialen Reaktion (vgl. Cloerkes 2001, S. 8f.). Im Folgenden
sollen drei unterschiedliche Herangehensweisen an das Konzept der Behinderung vorgestellt werden.

2.3.1 Die Definition der Weltgesundheitsorganisation

Die Weltgesundheitsorganisation (WHO) entwickelte in den siebziger Jahren die
„International Classification of Impairments, Disabilities and Handicaps" (I-
CIDH), welche 1980 veröffentlicht wurde (vgl. Waldschmidt 2003, S. 93). Sie
entstand aufgrund starker Kritik am bis dahin vorherrschenden, ausschließlich
defektorientierten medizinischen Erklärungsmodell von Behinderung (vgl.
Arnade 2006, S. 211). Durch sie konnte endlich eine Einstellungsänderung be-
wirkt werden, es gelang, die bis dahin erfolgte „Gleichsetzung von Behinderung
mit gesundheitlicher Schädigung oder als Synonym für chronische Krankheit
und bleibenden Defekt zumindest zu relativieren" (Waldschmidt 2003, S. 93).
Die WHO nahm bezüglich der Klassifizierung von Behinderung eine Unertei-
lung in die drei aufeinander aufbauenden Komponenten „Impairment", „Disability" und „Handicap" vor:

- Impairment: Schädigung oder Beeinträchtigung, Substanzverlust oder Veränderung einer psychischen, physischen oder anatomischen Struktur

- Disability: Fähigkeitsstörung oder Beeinträchtigung, welche aus der Schädigung entstanden ist

- Handicap: Behinderung beziehungsweise soziale Benachteiligung, die sich aus der Beeinträchtigung ergibt (vgl. Fornefeld 2002, S. 49)

Hierbei wurden die sozialen Folgeerscheinungen von gesundheitlichen Beeinträchtigungen stärker hervorgehoben. Dennoch erntete diese Definition Kritik. Es wurde ihr vorgeworfen, dass letzten Endes eine defizitorientierte Sichtweise noch nicht überwunden sei. So beinhaltet dieses Modell zwar eine gesellschaftliche Dimension, doch wird diese als „bloße Auswirkung eines biologisch-organischen Schadens" (Waldschmidt 2003, S. 94) gesehen und nicht in ihrer eigenen Dynamik wahrgenommen. Eine Behinderung wird demnach immer als direkte Folge einer medizinischen Pathologie angesehen (ebd., S. 94).

Die WHO nahm die Kritik an der ICIDH zur Kenntnis und begann in den neunziger Jahren mit der Überarbeitung des Klassifikationssystems. Nach etlichen Testphasen und Evaluationsstudien wurde das alte Modell im Jahr 2001 auf der 54. Vollversammlung der WHO von der „International Classification of Functioning, Disability and Health" (ICF) abgelöst. Es entstand ein Modell[5], welches Multifaktorialität, -kausalität und -dimensionalität ermöglicht (vgl. Waldschmidt 2003, S. 94f.). In der ICF sind die Einheiten der Klassifikation keine Personen, sondern Situationen, dies bedeutet, dass die gesundheitliche Situation eines Menschen jetzt mit „Gesundheit zusammenhängenden Domänen" beschrieben wird (Lindmeier 2007, S. 165). Bei der Beschreibung der Situation werden immer die Kontextfaktoren berücksichtigt, diese werden aufgeteilt in umwelt- und personenbezogene Faktoren. Somit werden die Funktionsfähigkeit und Behinderung einer Person immer als dynamische Interaktion zwischen dem gesundheitlichen Problem und den Kontextfaktoren gesehen.

Zu erkennen ist dieser Unterschied auch auf der sprachlichen Ebene. In der ICIDH wurde mit „Disability" der Aspekt der Fähigkeitsstörung begrifflich gefasst, in der ICF dagegen wird der Begriff „Disability" als Obergriff verwendet, welcher den Gesamtzusammenhang der negativen Wechselwirkung zwischen einer Person mit einem Gesundheitsproblem und ihren Kontextfaktoren be-

---

[5] Hierzu siehe Abbildung A.1 „Das bio-psycho-soziale Modell der ICF" auf S. 168.

zeichnet. Es handelt sich nun eher um ein relationales Verständnis von Behinderung; hierbei wurde versucht, dass medizinische Modell und das soziale Modell, also zwei diametral zueinander stehende Modelle, zu vereinigen. Damit dies gelingt, beruft sich die WHO bei der ICF auf einen deutlich erweiterten „bio-psycho-sozialen" Ansatz von Behinderung (vgl. Lindmeier 2007, S. 165). Es soll eine Synthese erreicht werden, die eine zusammenhängende Sicht der unterschiedlichen Anschauungsweisen von Gesundheit auf biologischer, individueller und sozialer Ebene ermöglicht (vgl. WHO 2005, S. 25).

Hierbei ist hervorzuheben, dass die Bestandteile der Funktionsfähigkeit und Behinderung auf eine doppelte Weise verwendet werden können. Laut Lindmeier kann ihre Verwendung zum einen für das Aufzeigen von Problemen erfolgen, wie etwa „Schädigungen, Beeinträchtigungen der Aktivität oder Beeinträchtigungen der Teilhabe, zusammengefasst unter dem Oberbegriff *Behinderung*" (Lindmeier 2007, S. 166; Hervorhebung im Original). Zum anderen können sie auch verwendet werden, um „nichtproblematische (zum Beispiel neutrale) Aspekte des Gesundheitszustandes und der mit Gesundheit zusammenhängenden Zustände aufzuzeigen (zusammengefasst unter dem Oberbegriff *Funktionsfähigkeit*)" (ebd., S. 166; Hervorhebung im Original).

Die ICIDH hat sich mit der ICF „*von einer Klassifikation der ‚Krankheitsfolgen' hin zu einer Klassifikation der ‚Komponenten der Gesundheit'* weiterentwickelt" (ebd., S. 166; Hervorhebung im Original). Zudem handelt es sich bei der ICD um eine defizit- und ressourcenorientierte Sichtweise von Behinderung (vgl. WHO 2005, S. 5). Hervorzuheben bei diesem Modell ist das Partizipationskonzept, hiermit wird anerkannt, dass „*die erschwerte Partizipation am Leben der Gesellschaft* die ‚eigentliche Behinderung' darstellt" (Lindmeier 2007, S. 166; Hervorhebung im Original) und das „Behinderungsproblem" unter anderem in Deutschland vor allem ein soziales Exklusionsproblem ist (ebd., S. 166).

Abschließend muss angemerkt werden, dass die ICF in der pädagogischen Fachliteratur umstritten ist. Es wird unter anderem darüber diskutiert, inwiefern das neue Modell gegenüber der ICIDH wirklich einen verbesserten Ansatz darstellt und inwiefern es tatsächlich als ursprüngliches gesundheitsbezogenes medizinisches Erklärungsmodell für pädagogische Disziplinen nutzbar ist (vgl. Biewer 2002).

2.3.2 SGB IX

Eine weitere Auseinandersetzung mit dem Begriff „Behinderung" liefert das neunte Sozialgesetzbuch „Rehabilitation und Teilhabe behinderter Menschen", das in seinen größten Teilen bereits am 1. Juli 2001 in Kraft getreten ist. Mit diesem Gesetz ist eine umfassende Reform in der Behindertenhilfe eingeleitet worden. Die gesetzliche Definition von „Behinderung" wird in SGB IX, Paragraph 2, Absatz 1 gegeben:

> Menschen sind behindert, wenn ihre körperliche Funktion, geistige Fähigkeit oder seelische Gesundheit mit hoher Wahrscheinlichkeit länger als sechs Monate von dem für das Lebensalter typischen Zustand abweichen und daher ihre Teilhabe am Leben in der Gesellschaft beeinträchtigt ist. Sie sind von Behinderung bedroht, wenn die Beeinträchtigung zu erwarten ist.

Wesentlich hierbei ist, dass die Beeinträchtigungen länger als ein halbes Jahr andauern. Neben den medizinisch diagnostizierbaren Beeinträchtigungen sind noch weitere Kriterien für die gesetzliche Bestimmung von Behinderung bedeutsam. Zum einen die Abweichung der von der Gesellschaft festgelegten Norm in Bezug auf das Lebensalter und die erschwerte Teilhabe am Leben in der Gesellschaft.

Auffällig bei dieser Definition ist, dass, um als „behindert zu gelten", der Gesundheitszustand einer Person von „dem für das Lebensalter typischen Zustand abweichen" muss. Doch wie sieht ein für das Lebensalter typische Zustand aus? Wie wird dieser gemessen? Dies sind Fragen, die anhand dieser Begriffsbestimmung von Behinderung nicht beantwortet werden können. Das SGB IX, Paragraph 2, Absatz 2 bestimmt „schwerbehindert" folgendermaßen:

> Menschen sind im Sinne des Teils 2 schwerbehindert, wenn bei ihnen ein Grad der Behinderung von wenigstens 50 vorliegt und sie ihren Wohnsitz, ihren gewöhnlichen Aufenthalt oder ihre Beschäftigung auf einem Arbeitsplatz im Sinne des §73 rechtmäßig im Geltungsbereich dieses Gesetzbuches haben." Die Einstufung des Behinderungsgrades erfolgt durch ein medizinisches Gutachten, was bedeutet, dass die medizinische Profession bestimmt, was unter „schwerbehindert" zu verstehen ist. Diese Definition ist bedeutsam, da der zweite Pragraph SGB IX explizit auf die besonderen Regelungen zur Teilhabe schwerbehinderter Menschen eingeht. Trotz aller Unzulänglichkeiten ist das neunte Sozialgesetzbuch ein wichtiger Schritt für die „Betroffenen",

so zielt es in Paragraph 1 auf die „Selbstbestimmung und Teilhabe am Leben in der Gesellschaft" ab.

2.3.3 Soziale Erklärungsansätze

Seit dem Jahre 1980 werden von internationalen Wissenschaftlern und Wissenschaftlerinnen mit Behinderungen soziale Erklärungsansätze als Gegenmodell für defizitorientierte medizinische Modelle entwickelt. In der Literatur finden sich mehrere soziale Modelle, die jedoch im Rahmen dieser Arbeit nicht einzeln vorgestellt werden können. Die Modelle unterscheiden sich in Detailfragen, dennoch verfügen sie über viele Gemeinsamkeiten. Mein Anliegen ist es, diese Gemeinsamkeiten, sozusagen die Grundgedanken der Modelle, an dieser Stelle wiederzugeben.

Die sozialen Erklärungsansätze zeichnen sich dadurch aus, dass sie die Hauptproblematik von Menschen, die als behindert bezeichnet werden, keineswegs in einer individuellen Beeinträchtigung, sondern in einer Behinderung von außen sehen. Ungünstige gesellschaftliche Bedingungen in Form von Vorurteilen und einem eingeschränkten Zugang zur öffentlichen Teilhabe sind die (Gründe für eine) Behinderung und nicht ein „menschliches Defizit" (vgl. Priestley 2003, S. 26ff.). Das „Problem" ist also in der Gesellschaft verankert und wird nicht dem/der Einzelnen zugeschrieben (vgl. Hermes 2006, S. 20). Ein weiterer Beleg für eine soziale Konstruktion sind die verschiedenen Bewertungen von Behinderung, die in unterschiedlichen Kulturen, Gesellschaften und in historischen Epochen vorzufinden sind. Priestleys Meinung nach gibt es keinen Kausalzusammenhang zwischen einer Beeinträchtigung und dem „Behindert-werden". So ist es möglich, dass zwei Menschen, die ähnliche medizinische Diagnosen haben, ihre Beeinträchtigung signifikant voneinander abweichend erleben. Dies wiederum ist auf die jeweiligen sozialen und gesellschaftlichen Rahmenbedingungen der Individuen zurückzuführen (vgl. Priestley 2003, S. 25f.). Um Priestleys Theorie zu verdeutlichen, wird an dieser Stelle ein Beispiel von Hermes herangezogen werden:

> Stellen sie sich zwei Rollstuhlfahrerinnen vor, die die gleiche Art und das gleiche Ausmaß einer Behinderung, z. B. eine Querschnittslähmung haben. Beide benutzen einen Elektrorollstuhl. Die eine wohnt in einer Stadt, in der die Umwelt relativ barrierefrei gestaltet ist. Es gibt eine zugängliche U-Bahn mit Fahrstühlen, Läden mit Rampen oder ohne Stufen, abgesenkte Bordsteine, zugängliche Kinos und Theater. Die andere Rollstuhlfahrerin, mit den gleichen medizinischen Ausgangsbedingungen, wohnt auf dem Land. Dort sind die Bordstei-

ne nicht abgesenkt, dort gibt es keinen Niederflurbus und nur Läden,
die über Stufen erreichbar sind. Für die Frau auf dem Land endet die
gesellschaftliche Teilhabe vor ihrem Haus. (Hermes 2006, S. 19)

Hieran wird deutlich, welchen massiven Einfluss die gesellschaftlichen Rahmenbedingungen auf die Benachteiligung von Menschen, die als geistig behindert bezeichnet werden, haben können. Die sozialen und gesellschaftlichen Bedingungen sind laut der sozialen Erklärungsansätze der Grund für die Benachteiligungen, auf keinen Fall das Individuum. Dies ist auch der Grund dafür, warum sich diese Ansätze nicht auf das Individuum, sondern auf die ganze Gruppe beziehen (vgl. Hermes 2006, S. 19).

2.4 Der Begriff „Geistige Behinderung"

Da die vorliegende Arbeit auf die Sexualität von Menschen mit einer sogenannten geistigen Behinderung eingeht, ist es sinnvoll, sich im Vorfeld mit dem Terminus „Geistige Behinderung" auseinanderzusetzen. Eine Untersuchung der Bedeutung von Sexualität für die Persönlichkeitsentwicklung von Menschen mit einer sogenannten geistigen Behinderung setzt eine Einigung über das Begriffsverständnis und den Untersuchungsgegenstand der „Geistigen Behinderung" voraus. Nur wenn der Terminus im Vorfeld geklärt und die verschiedenen immanenten Implikationen verdeutlicht werden, kann das Ergebnis der Untersuchung wieder in den Diskurs zurückgeführt und mögliche Leitlinien im Umgang mit der betreffenden Personengruppe sinnvoll aufgestellt werden. Hierzu sollen nach einer Auseinandersetzung mit der generellen Schwierigkeit einer Begriffsdefinition fachspezifische Sichtweise vorgestellt werden, da der Begriff „Geistige Behinderung" von unterschiedlichen Professionen angewandt wird.

2.4.1 Schwierigkeiten einer Begriffsdefinition

Der Begriff „Geistige Behinderung" wird bereits seit einigen Jahren kontrovers diskutiert. Von Greving und Gröschke wird er sogar als „der problematischste Grundbegriff der an Problembegriffen nicht eben armen, kategorial verfahrenden Heil- und Sonderpädagogik" (Greving & Gröschke 2000, S. 7) beschrieben. Eingeführt wurde der Begriff 1958 von der Elternvereinigung der „Lebenshilfe für das geistig behinderte Kind e.V."[6] (vgl. Leue-Käding 2004, S. 25; Fornefeld 2002, S. 44). Absicht der Gründungsmitglieder war es, die mentalen und intel-

---

[6] Heute bekannt als „Bundesvereinigung Lebenshilfe für Menschen mit geistiger Behinderung e.V.".

lektuellen Beeinträchtigungen ihrer Kinder so zu beschreiben, dass es nicht zur Abwertung der ganzen Person kommt. Eine Orientierung lieferten dabei die im englischsprachigen Raum gebräuchlichen Begriffen „mental retardation" und „mental handicap" (vgl. Fornefeld 2002, S. 45). Die neue Begriffsbestimmung diente dazu, bis dahin übliche abwertende Formulierungen wie etwa „schwachsinnig", „idiotisch" oder „imbezil" abzulösen (vgl. Biewer 2004, S. 294).

Allerdings wird diese Fokussierung auf die intellektuellen Beeinträchtigungen in der heutigen Zeit als einseitig befunden (vgl. Fornefeld 2002, S. 45). Mittlerweile wird versucht, die defizitorientierte Sichtweise mit Hilfe von zusätzlichen allgemeinen kategorischen Zuschreibungen zu minimieren, indem man dem Behinderungsbegriff Personengruppen voranstellt und beispielsweise von „Erwachsenen mit einer geistigen Behinderung" spricht (vgl. Neuhäuser & Steinhausen 2003, S. 11). Selbst der Terminus „Mensch mit geistiger Behinderung" stellt semantisch ein Problem dar. Wählt man diese Begrifflichkeit, so setzt man laut Fornefeld „Intellekt" und „Kognition" mit „Geist" gleich, und dies würde bedeuten, dass man den Geist des Menschen als behindert bezeichnet und ihm somit sein „Personsein" abspricht (vgl. Fornefeld 2002, S. 50).

Der Zusatz „geistige Behinderung" wird von den meisten der betreffenden Personen abgelehnt. Auf der Suche nach einer Alternative ist das „Netzwerk Mensch zuerst, People First Deutschland e.V." für sich bei der Begriffsbestimmung „Menschen mit Lernschwierigkeiten" angekommen (vgl. Niehoff & Hinz 2008, S. 113) und versucht diesen in die Öffentlichkeit zu transportieren (vgl. Biewer 2004, S. 295). Biewer merkt diesbezüglich an, dass „Lernschwierigkeit" ein sehr weit gefasster Begriff sei, da er in Deutschland mit Menschen, die als lernbehindert eingestuft werden, in Verbindung gebracht wird, statt mit Menschen, die als geistig behindert klassifiziert werden (ebd., S. 295).

Auch die Bundesvereinigung Lebenshilfe für Menschen mit einer geistigen Behinderung e.V. diskutiert über den Begriff „Geistige Behinderung", wie etwa auf dem „TeilhabeKongress 2003" in Dortmund oder auf einer Mitgliederversammlung im September 2006 in Marburg. Doch für viele Mitglieder der Lebenshilfe hat der Begriff „Lernschwierigkeiten" als mögliche Alternative nicht genug Trennschärfe in Bezug auf Menschen, die nicht behindert sind. Die Spezifik des Personenkreises würde verloren gehen. Hierbei könnte unter anderem die Gefahr bestehen, das unterstützende Ressourcen wegfallen würden und die Bereitschaft zur Solidarität geringer werden würde (vgl. Niehoff & Hinz 2008, S. 114). Mit der Umbenennung ihrer Fachzeitschrift „Geistige Behinderung" in „Teilhabe" im Januar 2009 hat die Bundesvereinigung Lebenshilfe für Menschen mit geistiger Behinderung e.V. sich zumindest auf dieser Ebene von der umstrittenen Formulierung abgewandt (vgl. Mensch zuerst – Netzwerk People First Deutschland e.V. 2009a).

Speck sieht das Problem des Terminus „Geistige Behinderung" weniger im Wortinhalt als in seiner sozialen Funktion. So besteht die Gefahr, dass der betreffende Personenkreis, dadurch dass man versucht für ihn eine eigene Definition zu finden, sozial abgewertet, benachteiligt und ausgeschlossen wird (vgl. Speck 2007, S. 136). Er sieht darin den Grund für die Kontroverse und führt an: „Um zusätzlich schädigende Stigmatisierungen zu vermeiden, wird heute verbreitet nach einem Ersatzbegriff gesucht." (Speck 2007, S. 136).

Der Begriff „Geistige Behinderung" enthält also Wertungen beziehungsweise Abwertungen für die betreffenden Personen, die heutige Betrachtungsweise dieses Terminus erfolgt zudem überwiegend aus einem defizitorientierten Blickwinkel. Dies wird ferner an der aus dem Jahre 1974 stammenden Definition des Deutschen Bildungsrates deutlich:

> Als geistig behindert gilt, wer infolge einer organischen-genetischen oder anderweitigen Schädigung in seiner psychischen Gesamtentwicklung und seiner Lernfähigkeit so sehr beeinträchtigt ist, dass er voraussichtlich lebenslanger sozialer und pädagogischer Hilfe bedarf. Mit der kognitiven Beeinträchtigung gehen solche der sprachlichen, sozialen, emotionalen und der motorischen Entwicklung einher. (Deutscher Bildungsrat 1974, S. 37)

Obwohl diese Begriffsbestimmung bereits sehr alt ist, wird sie gegenwärtig noch häufig angewandt. Sie stößt vor allem deswegen auf Kritik, weil sie „nur im Vergleich mit fiktiven Normvorstellungen Geltung beanspruchen kann" (Ziemen 2002, S. 27). Hinsichtlich des Begriffes „Geistige Behinderung" gibt es auch Vertreter radikalerer Positionen, die sich von jeglichen begrifflichen Bestimmungen abwenden. Feuser (1996) und Ziemen (2002) beispielsweise vertreten die These, dass es die „Geistige Behinderung" nicht gibt, da sie sozial konstruiert (vgl. Ziemen 2002, S. 36) und durch einen phänomenologisch-klassifikatorischen Prozess zustande gekommen ist (vgl. Feuser 1996, S. 18).

Es existieren also zahlreiche Meinungen darüber, was eine „Geistige Behinderung" auszeichnet und was nicht. Die vorzufindende Unschärfe bezüglich dieses Terminus hat auch Auswirkungen auf die Häufigkeitsangabe bezüglich Menschen mit einer sogenannten geistigen Behinderung in der Bevölkerung. Der Anteil dieser Menschen an der Gesamtbevölkerung in Deutschland beträgt nach

Schätzungen zwischen 0,45% und 0,5%. In Zahlen ausgedrückt bedeutet dies, dass in der BRD ca. 400.000 Kinder, Jugendliche und Erwachsene als geistig behindert klassifiziert werden. Spannend hierbei ist, dass die Anzahl von Schülern, die eine sogenannte Sonderschule besuchen schon seit geraumer Zeit bei 0,6% eines Jahrgangs liegt. Diese beiden Angaben divergieren, was an der Ungenauigkeit der Begrifflichkeit liegt (vgl. Kulig, Theunissen und Wüllenweber 2006, S. 126).

Abschließend kann festgehalten werden, dass „Geistige Behinderung" ein komplexes Phänomen darstellt, was bedeutet sie ist „vielfältig zusammengesetzt aus verschiedenen Bestandteilen und Komponenten, die noch dazu in jedem Individuum in eigener Weise miteinander verflochten sind" (Speck 2005a, S. 48). Somit gibt es weder „die geistige Behinderung" noch *den Menschen mit einer geistigen Behinderung*" (Straßmeier 2000, S. 58; Hervorhebung im Original).

2.4.2 Fachspezifische Sichtweisen

Da es keine allgemeingültige Definition von „Geistiger Behinderung" gibt, soll der Begriff der „Geistigen Behinderung" anhand fachspezifischer Sichtweisen vorgestellt werden, um zu verdeutlichen, was unterschiedliche Professionen darunter verstehen. Es wird aufgeführt, anhand welcher Merkmale Menschen jeweils als geistig behindert klassifiziert werden.

2.4.2.1 Die psychologische Sichtweise

Im Folgenden wird auf die psychologische Sichtweise von geistiger Behinderung eingegangen, wobei insbesondere der Teilbereich der psychologischen Diagnostik vorgestellt wird. Die Aufgabe der psychologischen Diagnostik ist es, die Beeinträchtigungen und Störungen, die ein „beschädigtes Gehirn" auf die kognitive, motorische, emotionale und soziale Entwicklung und das Lernen des Menschen haben kann, zu erfassen (vgl. Fornefeld 2002, S. 56). Geistige Behinderung wurde hier lange Zeit unter der Kategorie „psychischer Störungen" primär als Intelligenzminderung begriffen. Nach dem Klassifikationsschema psychischer Störungen (ICD-10) versteht man hierunter:

> Ein Zustand von verzögerter oder unvollständiger Entwicklung der geistigen Fähigkeiten; besonders beeinträchtigt sind Fertigkeiten, die sich in der Entwicklungsperiode manifestieren und die zum Intelligenzniveau beitragen, wie Kognition, Sprache, motorische und soziale Fähigkeiten. (Dilling & Freyberger 2008, S. 273)

Eine Intelligenzminderung lässt sich mit Hilfe einer Intelligenzdiagnostik erfassen. Anhand eines ermittelten Intelligenzquotienten wird festgestellt, ob eine Minderung der Intelligenz vorliegt oder nicht. Binet und Simon entwickelten im Jahre 1905 ein Intelligenz-Testverfahren (vgl. Speck 2005a, S. 56). Stern führte im Jahre 1912 das Maß für die intellektuelle Leistungsfähigkeit eines Menschen ein, den Intelligenzquotienten (IQ) (vgl. Dorsch, Häcker, Stapf & Becker-Carus 2009, S. 478). Als feste Bezugsgröße des IQ wurde der durchschnittliche Intelligenzwert bei 100 festgesetzt. In die Kategorie „geistig behindert" wird man bei einem IQ von unter 70 eingestuft (vgl. Speck 2005a, S. 56).

Zur Veranschaulichung werde ich an dieser Stelle zwei Klassifikationsmodelle von „geistiger Behinderung" aus intelligenzdiagnostischer Sicht wiedergeben. Darunter fällt zum einen das Modell der geistigen Behinderung nach der ICD-10 (Internationale Klassifikation psychischer Störungen der WHO):

- leichte Intelligenzminderung: IQ-Bereich von 50–69, mentales Alter: 9 bis unter 12 Jahren

- mittelgradige Intelligenzminderung: IQ-Bereich 35–49, mentales Alter: 6 bis unter 9 Jahre

- schwere Intelligenzminderung: IQ-Bereich 20–34, mentales Alter: 3 bis unter 6 Jahre

- schwerste Intelligenzminderung: IQ-Bereich unter 20, mentales Alter: unter 3 Jahren (vgl. Dilling und Freyberger 2008, S. 276)

sowie die AAMD-Klassifikation (American Association on Mental Deficiency[7]) nach IQ-Werten:

- leichte (milde) geistige Behinderung: IQ-Bereich von 52–67

- mäßige (moderate) geistige Behinderung: IQ-Bereich von 36–51

- schwer (severe) geistige Behinderung: IQ-Bereich von 20–35

- schwerste (profound) geistige Behinderung: IQ-Bereich unter 20 (vgl. Speck 2005a, S. 59)

---

[7] In den 1980er Jahren hat sich die AAMD unbenannt in AAMR – American Association on Mental Retardation. Im Jahr 2007 erfolgte eine weitere Umbenennung in AAID – American Assoziation of Intellectual and Developemental Disabilities.

Speck merkt bezüglich dieser Verfahren an, dass diese lediglich Werte wiedergeben, die der Orientierung dienen (ebd., S. 56). Allein die Feststellung eines niedrigen IQ-Wertes kann also nicht genügen, um eine „Geistige Behinderung" zu diagnostizieren. Beart, Hardy und Buchan beispielsweise beziehen das „Diagnostic and Stastical Manual of Mental Disorders" der American Psychiatric Association (APA) in ihre Ausführungen mit ein. Hier kommen zu einem IQ-Wert von unter 70 noch Beeinträchtigungen adaptiver Funktionen aus mindestens zwei der folgenden Bereiche hinzu: Kommunikation, Selbstversorgung, Wohnen, soziale Fertigkeiten, Teilnahme am öffentlichen Leben, Selbstbestimmung, funktionale Kulturtechniken, Arbeit, Freizeit, Gesundheit und Sicherheit. Ein weiteres Kriterium ist das Andauern der Beeinträchtigungen in diesen Bereichen bis zum vollendeten 18. Lebensjahr (vgl. Beart, Hardy & Buchan 2005, S. 48).

Prinzipiell handelt es sich hierbei um eine defizitorientierte psychologische Sichtweise, da sie sich ausschließlich auf das Fehlen kognitiver Leistungen bezieht. Problematisch ist hierbei bereits der Begriff „Intelligenz", weil er schwierig zu definieren ist und keine eindeutige wissenschaftliche Definition vorliegt (vgl. Theunissen 2005, S. 21; Fornefeld 2002, S. 58). Dies wiederum hat zur Folge, dass Testverfahren unterschiedliche Auffassungen von Intelligenz zu Grunde liegen und ermittelte Intelligenzniveaus immer nur relativ bleiben können. Zudem hat sich herausgestellt, dass der Vergleich mit Normwerten – also einer Durchschnittsintelligenz – unzureichend ist. Schließlich entwickelt sich ein Mensch individuell, entsprechend seiner persönlichen Möglichkeiten und – wie bereits Beart et al. angemerkt haben – der Einflüsse seines sozialen und kulturellen Umfeldes (vgl. Fornefeld 2002, S. 58f.). Insgesamt stellt sich also die Frage nach der Effektivität und Anwendbarkeit von Intelligenztests bei Menschen mit einer sogenannten geistigen Behinderung (Theunissen 2005, S. 21). Trotz der hier aufgezeigten Kritik führt Fornefeld an, dass sich innerhalb der psychologischen Diagnostik ein Wandel von der Selektions- zur Förderdiagnostik vollziehe. Demnach werde der Schwerpunkt nicht mehr ausschließlich auf die Defizite eines Menschen gelegt, sondern es werden verstärkt seine Fähigkeiten und Leistungsmöglichkeiten fokussiert und unter Berücksichtigung seines sozialen Umfeldes erfasst (vgl. Fornefeld 2002, S. 59).

2.4.2.2 Die medizinische Sichtweise

Eine weitere Fachdisziplin, die sich mit „Geistigen Behinderungen" auseinandersetzt, ist die Medizin. Sie geht von einer defizitorientierten Sichtweise aus.

Ihr Ziel ist es, eine Funktionsstörung aufzudecken (vgl. Neuhäuser 2000, S. 32) und therapeutische Maßnahmen unter Einbezug der individuellen Lebenssituation zu entwickeln (vgl. Fornefeld 2002, S. 51). Ebenso gehört die Klassifikation zu ihren Aufgabenbereichen. Auf der Basis neuester Forschungserkenntnisse beschreibt die Medizin klinische Syndrome und kategorisiert diese. Bei der medizinischen Sichtweise ist die physische Basis grundlegend. Oftmals ist eine organische Schädigung vorzufinden, welche sich indirekt oder direkt auf das Gehirn auswirkt (ebd., S. 51). Die Schädigung des Gehirns ist von zentraler Bedeutung, da sie unterschiedliche psychophysische Funktionen in Mitleidenschaft ziehen kann (vgl. Speck 2005a, S. 53). Dadurch bedingt kann die gesamte Persönlichkeit des Menschen, sein Denken, seine Empfindungen, seine Wahrnehmungen, sein Handeln und sein Verhalten beeinflusst werden (vgl. Fornefeld 2002, S. 51). Somit können die organischen Schädigungen zu unterschiedlichen Störungsbildern (klinischen Syndromen) führen, welche prä-, per- oder postnatal auftreten können[8]. Dazu zählen beispielsweise:

- pränatal: Fehlbildungen des Zentralnervensystems, Genmutationen, Chromosomenanomalien, exogene Verursachungen

- perinatal: Geburtstraumen, Erkrankungen des Neugeborenen

- postnatal: Entzündungen des Zentralnervensystems, Schädelhirntraumen, Hirnschädigungen (vgl. Meyer 2003, S. 5)

An diesem Auszug wird deutlich, dass eine „Geistige Behinderung" sich beispielsweise in Folge einer Hirnschädigung auch im Verlauf des Lebens ereignen kann und nicht immer ein angeborenes Phänomen ist (vgl. Fornefeld 2002, S. 54). Studien bestätigen den Einfluss biologischer und genetischer Faktoren bei der Entstehung von „Geistiger Behinderung", allerdings sind laut Zerbin-Rüdin lediglich 5-7% der auftretenden geistigen Behinderungen tatsächlich vererbt (meist aufgrund von Stoffwechseldefekten) (vgl. Zerbin-Rüdin 1990, zit. n. Speck 2005a, S. 54). Aus pädagogischer Sicht wird die Suche nach der Ursache häufig kritisiert:

> Im medizinischen Modell bzw. Verständnis leidet das behinderte Kind als kranke Person an einem gestörten Prozess, was äußerlich zu sichtbaren Symptomen und Syndromen führt, die als wesensbedingte

---

[8] Eine ausführliche Auflistung aller Klinischen Syndrome findet sich bei Neuhäuser und Steinhausen 2003, S. 107ff.

Anteile der Person diagnostiziert und kategorisiert werden. Behandlung und Therapie versuchen dann im Rahmen eines deterministi-
schen Kausalitätsdenkens, über die Symptome zu den dahinter stehenden Ursachen vorzudringen und diese zu heilen bzw. zu beeinflussen. (Fischer 2008, S. 21)

Aus pädagogischen Gesichtspunkten ist unter anderem die Förderdiagnose wichtiger, um Stärken (und Schwächen) des Kindes zu eruieren. Neuhäuser stellt hier
aus medizinischer Sicht zum einen das „Kausalitätsbedürfnis" der Eltern heraus,
für die die Ursache der geistigen Behinderung von enormer Wichtigkeit ist, zum
anderen betont er die Wichtigkeit von Ätiologie und Pathogenese für spezielle
Behandlungsmaßnahmen (vgl. Neuhäuser 2000, S. 36).

Diese sind für den pädagogischen Prozess zwar lediglich von sekundärer Bedeutung, allerdings sind sie hierbei insofern relevant, als dass das Wissen um die
Ursachen der Schädigung und die daraus resultierenden Beeinträchtigungen eines Menschen, bedeutsam für die Erstellung geeigneter Förder- und Erziehungsmaßnahmen ist. Darüber hinaus spielen sie für alle Entscheidungen und
Handlungen bezüglich der Integration des Menschen mit einer sogenannten
geistigen Behinderung eine wichtige Rolle (vgl. Fornefeld 2002, S. 55).

2.4.2.3 Die soziologische Sichtweise

Vom soziologischen Standpunkt steht „der wechselseitige Zusammenhang von
geistiger Behinderung und Gesellschaft" (Fornefeld 2002, S. 23) im Vordergrund. Bedeutend sind hierbei vor allem die Einstellungen seitens der Gesellschaft gegenüber Menschen, die als geistig behindert bezeichnet werden. Es
werden unterschiedliche Themen wie etwa Integration, Inklusion, Stigmatisie
rung oder die Rolle der Eltern und Geschwister behandelt (ebd., S. 23). Innerhalb der Soziologie ist die soziale Wirklichkeit von Menschen mit einer sogenannten geistigen Behinderung ein spezifischer Forschungsgegenstand der „Soziologie der Behinderten"[9] (vgl. Markowetz 2008, S. 238).

Für die Soziologie sind zwei Fragen in Hinblick auf ihre wissenschaftlichen
Überlegungen wesentlich: „Was verstehen wir unter Behinderung und wer ist
ein behinderter Mensch?" (ebd., S. 240). Behinderung wird im soziologischen
Kontext als „dauerhafte und sichtbare Abweichung im körperlichen, geistigen

---

[9] Die „Soziologie der Behinderten" ist ein wissenschaftliches Arbeits- und Forschungsgebiet
innerhalb der Heilpädagogik beziehungsweise versteht sie sich als Grundwissenschaft der
Heil-, Sonder-, Rehabilitations- und Behindertenpädagogik (vgl. Markowetz 2008, S. 238f.).

oder seelischen Bereich" (Cloerkes 2001, S. 7) definiert. Hinzu kommt ein negativer zugeschriebener Wert von außen. Ein Mensch ist nach der soziologischen Sichtweise behindert, „wenn erstens eine unerwünschte Abweichung von wie auch immer definierten Erwartungen vorliegt und wenn zweitens deshalb die soziale Reaktion auf ihn negativ ist" (ebd., S. 7).

Speck stellt in seinem Werk „System Heilpädagogik" unterschiedliche soziologische Theorien vor, die sich auf Behinderung beziehen. Zunächst geht er auf Dependenz-Theorien ein, bei denen man von einem relativ statischen Gesellschaftsmodell ausgeht. Hierbei sind die Behinderung und der Mensch mit einer Behinderung immer als eine einseitige abhängige Größe dargestellt. Aus dieser einseitigen Abhängigkeit ergeben sich Folgeerscheinungen wie soziale Distanz, soziale Insuffienz, Minoritäten und Disfunktionabilität (vgl. Speck 2003, S. 217). Der Mensch mit einer Behinderung ist „der Fremdling, der Unbekannte, der ganz Andere" (Ferber 1972, zit. nach Speck 2003, S. 218). Ihm ist der öffentliche Zugang verwehrt, was bedeutet, dass er keinen Beitrag zum Erhalt der gesellschaftlichen Ordnung leisten kann. Somit bringt er der Marktwirtschaft keinen Nutzen und trägt auch nicht zur Unterhaltung von Gruppenbeziehungen bei. Er kommt nicht in den Genuss von Einkommen, sozialem Rang und persönlicher Wertschätzung, der Mensch mit einer geistigen Behinderung befindet sich im Abseits der Gesellschaft (vgl. Speck 2003, S. 218).

Als zweite soziologische Variante, die mit dem Begriff Behinderung operiert, stellt Speck die Interaktionistischen Theorien vor. Diese beschäftigen sich mit der Zuschreibung von abweichendem Verhalten, der Stigma-Theorie, virtuellen Einschränkungen im sozialen Kontext und Behinderung als Sozialschicht (vgl. Speck 2003, S. 220ff.). Kennzeichen des interaktionistischen Theorems ist, dass Behinderung primär kein biologisch-medizinischer Zustand ist, sondern aus sozialen Erwartungshaltungen heraus dem Menschen zugeschrieben wird. Diese Zuschreibung ist in der Tradition des Symbolischen Interaktionismus „durch Vorurteile, Normen und Wertmaßstäbe an die Interaktion von Definierer und Definiertem gebunden und wird symbolisch-sprachlich ausgedrückt" (Bleidick 1999, S. 36). Interaktionale Zuschreibungen vollziehen sich täglich im Leben. Sobald wir in der Interaktion mit einem Menschen an ihm eine unserer Norm nicht entsprechende Reaktion wahrnehmen, weicht dieser Mensch von unseren Normvorstellungen ab; er ist nun nicht mehr „normal", sondern wird als „anders" beziehungsweise „behindert" von uns etikettiert (beispielsweise der Gehörlose, der auf unser Ansprechen nicht reagiert). In diesem Fall wird das „Behindert-sein" nicht der Persönlichkeit unseres Gegenübers zugeschrieben, beispielsweise in Form einer festgemachten Eigenschaft, sondern als soziale Kategorie in der Interaktion verstanden (ebd., S. 33).

Der Etikettierungsansatz (auch „labeling approach" genannt) spezifiziert den symbolischen Interaktionismus. Danach wird der abgewerteten Person symbolisch ein Etikett („label") angehängt, was Typisierung, Stigmatisierung, die Zuweisung eines Zwangsstatus und die Asylierung in eine spezielle Institution nach sich ziehen kann. Bleidick führt als Hauptcharakteristikum negativer Zuschreibungen von Merkmalen des Menschen mit einer Behinderung die Devianz an. Er fasst darunter „die Abweichung von herrschenden Normen der Sitte, der Moral, der Leistung, des Aussehens sowie das daraus gefolgerte ‚abweichende Verhalten'" (ebd., S. 36).

Für die Soziologie ist Behinderung „das Ergebnis eines sozialen Abwertungsprozesses, das die sozialen Teilhabechancen behinderter Menschen negativ beeinflusst" (Markowetz 2008, S. 240). Der Ausschnitt der in diesem Kapitel vorgestellten soziologischen Erklärungsansätze macht deutlich, dass insbesondere soziale Komponenten für das Zustandekommen von Behinderung und geistiger Behinderung in der Gesellschaft verantwortlich sind. Von hoher Bedeutung ist für Vertreter der soziologischen Perspektive die Integration von Menschen mit Behinderungen. In ihrem Selbstverständnis als „Partizipationswissenschaft" arbeiten sie „sozialintegrativ-emanzipatorisch" (vgl. Markowetz 2008, S. 241)[10]. Eine Rehabilitation für Menschen mit Behinderungen macht für sie nur Sinn, wenn sie sich umfassend und übergangslos als gesellschaftliche Integration vollzieht (ebd., S. 241).

2.4.2.4 Die pädagogische Sichtweise

An den bisher vorgestellten wissenschaftlichen Sichtweisen wird deutlich, um welches komplexes Phänomen es sich bei „geistigen Behinderungen" handelt. Jede Disziplin fokussiert, wie dargestellt, einen anderen Aspekt. Die pädagogische Sichtweise erweitert den bisherigen Diskurs um die Heterogenität des Personenkreises von Menschen mit einer sogenannten geistigen Behinderung. Hierbei spielt die Individualität eines Menschen eine wesentliche Rolle (vgl. Schuppener 2005, S. 26; Straßmeier 2000, S. 58). Diese wird in einem multifaktoriellen Kontext betrachtet. Weitere Faktoren, wie zum Beispiel die medizinischen Syndrome und Beeinträchtigungen, Umweltfaktoren, äußere Einflüsse und sub-

---

[10] Für weitere ausführliche soziologische Ausführungen sei beispielsweise auf Cloerkes „Soziologie der Behinderten" von 2001 verwiesen.

jektive Lernbedürfnisse, werden in die pädagogische Auseinandersetzung mit einbezogen (vgl. Schuppener 2005, S. 26). „Geistige Behinderung" wird somit als eine „normale (übliche) Variante menschlicher Daseinsformen" (Speck 2005a, S. 69) gesehen und nicht als psychische Störung oder Krankheit (vgl. Meyer 2003, S. 25). Somit ist sie nur eine menschliche Daseinsform unter vielen.

Innerhalb der Pädagogik hat sich im Laufe der Zeit ein Verständniswandel vollzogen, weg vom Bild des Menschen, der aufgrund eines Defizits als anders gilt, hin zu einer an den Kompetenzen des Menschen orientierten Betrachtungsweise (vgl. Straßmeier 2000, S. 55). Wesentlich beim Umgang mit Individuen mit einer sogenannten geistigen Behinderungen ist es, ihre dynamischen Wechselwirkungen mit der Umwelt zu betrachten, da ihre Behinderung keinen „fixierten Zustand" darstellt, sondern sich in Interaktion mit der Umwelt verändert und entwickelt. Oder umgekehrt formuliert: „Die gesellschaftliche Realität einschließlich der Erziehung steht unter dem wechselwirkenden Einfluss der Realität geistiger Behinderung" (Speck 2005a, S. 70). Speck hat diesbezüglich das „Interaktionale Modell der Genese und des Prozesses geistiger Behinderung" entwickelt[11]. Er macht mit seinem Modell deutlich, dass „geistige Behinderung" keineswegs starr und unbeweglich ist, sondern dass sie von der Psychophysischen Schädigung, der Person sowie ihrer Umwelt beeinflusst wird und somit Veränderungen unterliegt. Speck merkt bezüglich seines Modells an:

> Wichtig erscheint uns auch die Einsicht, dass nicht die organisch-genische Schädigung selber bereits die geistige Behinderung ausmacht, sondern dass diese psycho-physische Abweichung lediglich den Auslöser eines personalsozialen Prozesses darstellt, der zu einer bestimmten Ausprägung von geistiger Behinderung führt. (Speck 2005a, S. 70)

Das Modell zeigt ebenso auf, dass der Mensch, der als geistig behindert bezeichnet wird, immer auch eine Person ist, eine Instanz mit eigenen Wert- und Handlungsmaßstäben sowie Bedürfnissen. In der sozialen Interaktion entwickelt das Individuum sein eigenes Selbst.

Bezieht man alle in der Abbildung aufgeführten Einflussfaktoren in die pädagogische Aufgabenstellung mit ein, so ist diese nach Speck als „dreidimensioniert"

---

[11] Hierzu siehe Abbildung A.2 „Interaktionales Modell der Genese und des Prozesses geistiger Behinderung" auf S. 169.

zu betrachten, da sie sich auf das „sich selbst aufbauende Subjekt, auf die zu berücksichtigende physische (materiale) Schädigung und auf die Umwelt zugleich" bezieht (ebd., S. 71).

Bezugnehmend auf die Pädagogik der heutigen Zeit muss hervorgehoben werden, dass es um eine „stärkenorientierte Sichtweise [geht], die im Sinne einer umfeldorientierten Perspektive die unmittelbare Lebenswelt und die sozialinteraktiven Einflüsse im Rahmen der Genese einer Behinderung zentral berücksichtigt" (Schuppener 2005, S. 28). Ziele der Pädagogik für Menschen mit einer sogenannten geistigen Behinderung sind eine individuelle Lebensverwirklichung (vgl. Fornefeld 2002, S. 75), die Führung eines selbstbestimmten Lebens, sowie Integration und Inklusion in die Gesellschaft (vgl. Straßmeier 2000, S. 60).

Meines Erachtens ist es wichtig zu betonen, dass Pädagogen und Pädagoginnen Menschen mit einer sogenannten geistigen Behinderung heute bei diesen Aufgaben (lediglich) unterstützen, denn auch die Pädagogik hat lange Zeit „den Fehler begangen, diesen Menschen zu wenig zuzutrauen" (Straßmeier 2000, S. 60). Diese Menschen können mit zuverlässigen Strategien das erreichen, was sie wollen (ebd., S. 60). Selbstverständlich unterscheiden sich Menschen mit einer sogenannten geistigen Behinderung genauso wie andere Individuen in ihren „Lernmöglichkeiten und -bedürfnissen" (vgl. Fornefeld 2002, S. 67). An dieser Stelle müssen die individuellen Kompetenzen betont werden, die es bei der Unterstützung der jeweiligen Person zu berücksichtigen gilt. Für die pädagogische Arbeit mit Menschen mit einer sogenannten geistigen Behinderung hat Speck drei zentrale Orientierungsthesen herausgestellt:

- Geistige Behinderung gilt als normale (übliche) Variante menschlicher Daseinsformen und erfordert eine individualisierende und spezifizierte Erziehung im Sinne einer Hilfe zum Lernen und zur Identitätsbildung

- Die Erziehung von Menschen mit geistiger Behinderung orientiert sich primär an den allgemeinen edukativen Erfordernissen, Werten und Normen

- Die Spezifizierung des Pädagogischen orientiert sich an den besonderen individuellen Bedürfnissen und Möglichkeiten ebenso wie an den sozialen Bedingungen und Erfordernissen für eine wirksame Unterstützung und der sozialen Teilhabe. (vgl. Speck 2005a, S. 69; Hervorhebung im Original)

Speck fasst mit diesen Thesen nochmals zentrale Aufgaben der Pädagogik zusammen. Allerdings widerspreche ich ihm bei seiner Begriffswahl. Sicherlich ist jeder Mensch in seinem Leben auf Erziehung angewiesen, dennoch würde ich diesen Begriff eher der Kinderund Jugendzeit zuschreiben. Im Zusammenhang mit Erwachsenen bevorzuge ich den Begriff der „Bildung von Erwachsenen" oder der „pädagogischen Arbeit mit Erwachsenen", da sich – wie bereits im Kapitel 2.2 herausgestellt – die Pädagogik auf alle Lebensphasen erstreckt. Mit dem Begriff „Erziehung" spricht man in meinen Augen den erwachsenen Menschen mit einer sogenannten geistigen Behinderung den „Erwachsenenstatus" ab.

Mühl fasst nochmals zusammen, dass sich eine Pädagogik bei Menschen mit einer sogenannten geistigen Behinderung als Pädagogik aller Altersstufen versteht, dazu gehören die Schulpädagogik, die Kindergartenpädagogik, die berufliche Pädagogik und die Erwachsenenbildung (vgl. Mühl 2008, S. 52). Durch Erziehung erwirbt ein Mensch von Beginn seines Lebens an Kompetenzen, die er zu einem autonomen Leben als Erwachsener braucht – und zwar unabhängig davon, ob er behindert ist oder nicht (vgl. Fornefeld 2002, S. 75).

2.5 Eigene Arbeitsdefinition

Die in den Kapiteln 2.3 und 2.4 erfolgten Definitionsversuche der Begriffe „Behinderung" und „Geistige Behinderung" zeigen vielfältige mögliche Deutungen auf. Neben den sozialen Erklärungsansätzen soll die vorliegende Arbeit auf der fachspezifischen pädagogischen Sichtweise sowie auf dem soziologischen Erklärungsmodell von Behinderung gründen. So gehe ich davon aus, dass es bei einer geistigen Behinderung notwendig ist, immer das Individuum im Kontext multifaktorieller Einflüsse zu betrachten und es bezüglich eines selbstbestimmten Lebens in der Gesellschaft zu unterstützen. Des Weiteren schließe ich mich den sozialen Erklärungsansätzen an, die besagen, dass die Hauptproblematik von Menschen, die als geistig behindert bezeichnet werden, keineswegs in ihrer individuellen Beeinträchtigung, sondern in einer Behinderung von außen liegt. Hiernach entsteht eine Behinderung aufgrund ausgrenzender gesellschaftlicher Rahmenbedingungen. Auch im soziologischen Modell ist die Gesellschaft hinsichtlich des Menschen mit einer Behinderung von hoher Bedeutung. Der Mensch mit einer Behinderung enthält aufgrund einer sichtbaren Abweichung von der allgemein gültigen Norm negative Zuschreibungen seitens der Gesellschaft. Die Behinderung ist hier primär kein biologisch-medizinischer Zustand, sondern wird aus sozialen Erwartungshaltungen heraus dem Menschen zugeschrieben. Die Behinderung dieser Menschen durch äußere Faktoren wird ein wesentlicher Bestandteil dieser Arbeit sein und im weiteren Verlauf deutlich herausgestellt werden.

Mit diesen definitorischen Grundlagen für meine Arbeit, distanziere ich mich bewusst von allen aufgeführten defizitorientierten Modellen, da sie in dem Menschen mit einer sogenannten geistigen Behinderung primär ein Wesen mit Defekten sehen. Meiner Ansicht nach ist es beispielsweise als kritisch zu bewerten, dass nach dem Modell der ICD-10 die unterschiedlichen Intelligenzminderungen mit den entsprechenden Kindesaltern aufgelistet werden (siehe Kapitel 2.4.2.1). Durch diese Definition wird erwachsenen Menschen, die als geistig behindert bezeichnet werden, ihr Erwachsenenstatus abgesprochen.

Dennoch möchte ich an dieser Stelle anmerken, dass ein gelungener Austausch aller Disziplinen für den Menschen mit einer sogenannten geistigen Behinderung zu einer Steigerung des Wohlbefindens führen kann. Schließlich ermöglicht ein Dialog zwischen der Pädagogik und anderen Wissenschaften den Austausch von Wissen und neuen Forschungserkenntnissen, was sich auf die Unterstützung von Menschen mit einer sogenannten geistigen Behinderung positiv auswirken kann. Beispielsweise greift die Rehabilitationspädagogik „bei ihrer Konzept- und Theoriebildung auf Forschungsergebnisse und Erkenntnisse anderer Wissenschaftsbereiche, vornehmlich aus der Medizin, der Psychologie, Soziologie und Philosophie, zurück und verbindet sie mit pädagogischem Denken" (Fornefeld 2002, S. 25). Zudem können sich gemeinsame interdisziplinäre Handlungsfelder ergeben, beispielsweise im Bereich der sozialen Integration von Arbeit und Freizeit, oder Arbeitsgebiete, in denen Menschen mit verschiedenen Professionen zusammenarbeiten (ebd., S. 24).

Ein unabstreitbares Faktum jedoch ist, dass „Geistige Behinderung" im wissenschaftlichen Diskurs auf eine Art immer umstritten bleiben muss, da der Forschungsaspekt immer von der Profession des Forschenden bestimmt wird. Hinzu kommen die eigene Intention sowie eigene Norm- und Wertmaßstäbe. Da ich mir der Unzulänglichkeiten und Problematiken begrifflicher Bestimmungen wie „Geistige Behinderung" und „geistig Behinderte" (siehe Kapitel 2.4.1) bewusst bin und es keine zufriedenstellenden universal anerkannten Termini gibt, habe ich mich dafür entschieden, in dieser Arbeit die Bezeichnungen „Menschen mit einer sogenannten geistigen Behinderung" und „Menschen, die als geistig behindert bezeichnet werden" zu verwenden.

3. Identität

Mit der Definition des Begriffs „Identität" verhält es sich ähnlich wie mit dem der „Geistigen Behinderung". Es existieren zahlreiche wissenschaftliche Zugänge, doch es gibt keinen allgemein gültigen Konsens darüber, was unter Identität zu verstehen ist (vgl. Schuppener 2005, S. 32). Im Folgenden wird aufgezeigt, wie der Begriff der Identität auf unterschiedliche Arten und Weisen definiert werden kann. Im Anschluss daran wird auf die soziologische Theorie der Identitätsbildung nach Frey eingegangen, welche der Interaktion des Individuums mit seinem Umfeld einen hohen Stellenwert zuschreibt. Diese Betrachtungsweise ist für die vorliegende Arbeit wesentlich, da dieses Konzept in der sogenannten „Behindertenforschung" eine wichtige Rolle einnimmt. Da in dieser Arbeit der Lebensbereich Sexualität im Hinblick auf Menschen, die als geistig behindert werden, fokussiert wird, soll das Kapitel Identität mit einer Spezifizierung der sexuellen Identität abgeschlossen werden.

Die Auseinandersetzung mit der Identität des Menschen mit einer sogenannten geistigen Behinderung trägt dazu bei, aufzuzeigen, welche Problematiken hinsichtlich der Sexualität dieser Personen entstehen können. Es wird deutlich, dass diese Menschen sich hinsichtlich der Ausbildung ihrer Identität und der Entwicklung einer sexuellen Identität in einem Spannungsfeld zwischen persönlichen Bedürfnissen und gesellschaftlichen Normen und Anforderungen befinden. Diese Divergenz zu verdeutlichen ist ein wesentliches Ziel der vorliegenden Arbeit.

3.1 Begriffliche Annäherung

Der Begriff „Identität" wird meist mit dem Jugendalter in Verbindung gebracht, da es in dieser Lebensphase die zentrale Aufgabe ist, seine eigene Identität auszubilden. Die Frage „Wer bin ich?" ist hierbei von grundlegender Bedeutung, und der/die Jugendliche ist auf dem Weg, sich einen Platz in der Gesellschaft zu suchen. Es gilt hierbei, sich vielfältigen Anforderungen zu stellen. In einem lebenslangen Prozess muss die in dieser Phase bewusstgewordene Identität daraufhin immer wieder aktualisiert werden (vgl. Leue-Käding 2004, S. 77). Allgemeiner formuliert fallen unter die Identität eines Menschen seine individuellen persönlichen Merkmale, wie zum Beispiel Name, Alter, Geschlecht, Beruf.

Schon diese Kombination aus spezifischen „Kennzeichen" macht es möglich, eine Person anhand ihrer Identität von einer anderen zu unterscheiden. Um den psychologischen Aspekt erweitert, ist Identität eine einzigartige Persönlichkeitsstruktur, welche in Verbindung steht mit Meinungen Dritter und dem Bild, welches sie von der Persönlichkeitsstruktur eines Menschen haben (vgl. Oerter & Dreher 2008, S. 303).

Aus dem sozialwissenschaftlichen Blickwinkel kann unter Identität zunächst einmal eine *„Kombination von Merkmalen und Rollenerwartungen"* verstanden werden (Schuppener 2005, S. 32; Hervorhebung im Original). Das Individuum erfährt diese im sozialen System als Etikettierung in Form von sozialer, öffentlicher oder situierter Identität. Des Weiteren kann Identität die *„Kennzeichnung komplexer sozialer Systeme"*, also die Identifizierung mit beispielsweise Gruppen, Organisationen, Schichten und Klassen. bezeichnen (ebd., S. 32; Hervorhebung im Original). Im „Wörterbuch Pädagogik" ist Identität als „innere Gewissheit des Subjektes" (vgl. Schaub & Zenke 2007, S. 296) beschrieben, was bedeutet, dass der Mensch, trotz ständiger Veränderungen, Orientierungen in der Umwelt und unterschiedlichen Lebensphasen, immer weiß, dass er dasselbe „Ich" bleibt. Die Qualität der Selbstgewissheit wird hier von den Interaktionen zwischen Individuum und sozioemotionaler Umwelt abhängig gemacht (ebd., S. 296). Auch in der Definition Eriksons, der als Begründer des Begriffes Identität gilt, wird deutlich, dass Identität immer auch eine Wechselwirkung von Individuum und Gesellschaft beinhaltet:

> Das bewußte Gefühl, eine *persönliche Identität* zu besitzen, beruht auf zwei gleichzeitigen Beobachtungen: der unmittelbaren Wahrnehmung der eigenen Gleichheit und Kontinuität in der Zeit, und der damit verbundenen Wahrnehmung, daß auch andere diese Gleichheit und Kontinuität erkennen. (Erikson 2003, S. 18; Hervorhebung im Original)

Mit diesem Zitat Eriksons werden die zwei Dimensionen von Identität deutlich, zum einen die individuelle Komponente der Einzigartigkeit, zum anderen die soziale Komponente, dass Identität auch immer von der Wertschätzung und Akzeptanz des Umfeldes abhängt. Die soziale Umwelt ist also ein wesentlicher Faktor für die Entstehung von Identität. Dies hat bereits Bronfenbrenner mit seinem sozialökologischen Ansatz (siehe Kapitel 4.3.1) herausgestellt. Für ihn entwickelt sich die Persönlichkeit eines Menschen in Interaktion mit seiner Umwelt. Oder wie die Soziologen Berger und Luckmann feststellen: „Identität selbst ist ein Phänomen, das durch die Dialektik von Individuum und Gesellschaft entsteht" (Berger & Luckmann 2000, S. 186). Sie „ist also objektiv als Ort in einer bestimmten Welt gegeben, kann aber subjektiv nur zusammen mit dieser Welt erworben werden" (ebd., S. 142ff.). Nach diesem Ausschnitt an möglichen Definitionen von Identität, werde ich im Anschluss auf das soziologische Identitätskonzept von Frey eingehen, da es die Interaktion des Individuums mit seinem Umfeld fokussiert und daher für die vorliegende Arbeit von Bedeutung ist. Wird die Persönlichkeitsentwicklung von Menschen mit einer sogenannten geistigen Behinderung betrachtet, ist es entscheidend, die gesellschaftliche Komponente der Identitätsbildung miteinzubeziehen, da dieser Personenkreis in der gesellschaftlichen Wahrnehmung eine besondere Stellung einnimmt. Nur durch die Darstellung der Wechselseitigkeit von Identität und Gesellschaft kann die Situation von als behindert bezeichneten Menschen akkurat und mehrdimensional aufgezeigt werden.

3.2 Identitätskonzept

Menschen mit einer sogenannten geistigen Behinderung wird oftmals „von vornherein die Fähigkeit zu einer Identität, einem Selbstkonzept und Identitätsstrategien abgesprochen" (Cloerkes 2001, S. 156). Dies bedeutet laut Schuppener nichts anderes, als sie als „identitätslos" darzustellen. Die besondere Bedeutung des Identitätskonzeptes, insbesondere für Menschen, die als geistig behindert bezeichnet werden, wird im Laufe der Darstellung der Persönlichkeitsentwicklung deutlich werden. Dass Menschen mit einer sogenannten geistigen Behinderung identitätslos seien, ist nur eine negative Zuschreibung unter vielen. Sie sind zahlreichen Stigmatisierungen ausgesetzt, auch im Hinblick auf ihre Sexualität. Aus diesem Grund habe ich mich für das soziologische Identitätsmodell von Frey entschieden, welches „universelle Gültigkeit" für sich behauptet (vgl. Markowetz 2008, S. 265). In diesem werden Menschen mit einer sogenannten geistigen Behinderung als handlungsfähige Subjekte wahrgenommen, die „Akteure" ihrer Selbst sind (ebd., S. 266). Freys Modell zeigt zudem auf, wie es Menschen mit einer sogenannten geistigen Behinderung gelingen kann, mit Stigmatisierungen seitens der Gesellschaft umzugehen.

Bevor das Identitätskonzept von Frey vorgestellt wird, möchte ich zunächst auf die Begriffe Stigma, Stigmatisierung und Stigma-Identitätsthese im Hinblick auf Menschen mit einer sogenannten geistigen Behinderung eingehen, da diese für das Verständnis des Identitätsmodells grundlegend sind und deutlich machen, welchen negativen Einflüssen von außen diese Menschen ausgesetzt sind. Im Anschluss werde ich auf das Modell von Frey eingehen. Mit dem Konzept der „Dialogischen Validierung", welches ein identitätsstiftendes Konzept zur Entstigmatisierung bezeichnet, wird dieses Kapitel abschließen.

3.2.1 Stigma, Stigmatisierung und Stigma-Identitätsthese

Der Begriff Stigma ist zurückzuführen auf Erving Goffman (1922–1982). Dieser Ausdruck hat sich seit seinem 1963 auf Englisch erschienenem Werk „Stigma. Über Techniken der Bewältigung beschädigter Identität" als Bezeichnung für gesellschaftliche Abwertungen aufgrund von Zuschreibungen in der Soziologie durchgesetzt (vgl. Biewer 2004, S. 288). Goffman unterscheidet folgende drei Typen von Stigmata: physische Deformationen (zum Beispiel Körperbehinderungen), individuelle Charakterfehler (wie etwa geistige Verwirrung, Sucht, Gefängnishaft) und phylogenetische Stigmata (Rasse, Nation, Religion) (vgl. Goffman 1988, S. 12f.). Cloerkes merkt an, dass Menschen mit Behinderungen laut der von Goffman vorgenommenen Einteilung von Stigmata dem ersten und dem zweiten Typus angehören würden (vgl. Cloerkes 2001, S. 135). Goffman bezieht den Begriff Stigma auf eine Eigenschaft, welche „zutiefst diskreditierend ist" (ebd., S. 11). Biewer fasst Goffmans Verständnis von Stigma folgendermaßen zusammen:

> Es ist aber nicht die Eigenschaft an sich, die diskreditiert, sondern nur diese Eigenschaft in Relation zum Träger. Stigma kann angesehen werden als eine besondere Form von Beziehung zwischen Eigenschaft und Stereotyp unter zwei verschiedenen Aspekten. Weiß die Umwelt über den Makel bereits Bescheid, so ist die Person diskreditiert, weiß sie nicht Bescheid, so ist sie diskreditierbar. Am Ende dieses Prozesses steht die Organisation der Identität um ein deviantes (= abweichendes) Verhaltensmuster. (Biewer 2004, S. 289)

Bei einem Stigma handelt es sich also um Abweichungen von normativen Erwartungen der Gesellschaft, welche als anders bewertet werden. **Behinderung ist in diesem Kontext das Ergebnis eines Zuschreibungsprozesses** (vgl. Markowetz 2008, S. 256; Hervorhebung A.N.). Aufgrund einer wahrnehmbaren „geistigen" oder körperlichen Behinderung wird die Identität der Person als abweichend wahrgenommen. Es wird also von äußeren Merkmalen auf das Innere einer Person – ihre Identität – geschlossen. Nicht die Behinderung an sich stellt einen Makel dar, die Reaktionen des Gegenübers macht sie zu einem Makel.

Cloerkes unterscheidet die Begriffe Stigma und Stigmatisierung. Bei Stigmata ist es wie bei Vorurteilen[12], sie wirken auf der Einstellungsebene. Für Schuppe-

---

[12] Hierbei muss allerdings angemerkt werden, dass Stigma nicht mit Vorurteil gleichzusetzen ist, da Stigmata sich immer auf Merkmale von Personen beziehen; Vorurteile beziehen sich

ner sind Stigmata „Sonderfälle spezifischer Vorurteile", die in einer Stigmatisierung enden können (vgl. Schuppener 2005, S. 52). Nach Cloerkes bezeichnet der Begriff Stigmatisierung „das Verhalten aufgrund eines zueigen gemachten Stigmas" (vgl. Cloerkes 2001, S. 135; Hervorhebung im Original). Nimmt eine Person negative Zuschreibungen aufgrund „vorhandener Makel" – wie etwa Behinderung, Gefangenschaft oder Sucht – für sich an und macht diese zu einem Teil der Identität, dann bezeichnet man dies als Stigmatisierung. Somit ist das tatsächliche Verhalten das Ergebnis eines negativen Etikettierungsprozesses und lässt sich als Stigmatisierung bezeichnen (vgl. Schuppener 2005, S. 52).

Ein Stigmatisierungsprozess kann sich sowohl auf die gesamte soziale Kategorie – wie beispielsweise Ausländer oder Menschen mit einer Behinderung beziehen – als auch auf einzelne Personen einer sozialen Kategorie, die innerhalb einer Gruppe durch besondere Merkmale hervorstechen (vgl. Biewer 2004, S. 290). Cloerkes merkt an, dass die „Normalen" auf der Basis eines Stigma dem stigmatisierten Individuum immer noch „weitere Unvollkommenheiten und negative Eigenschaften als Generalisierungen" unterstellen. Hierbei kann es sogar zum Gebrauch von spezifischen Stigmatermen kommen (Menschen mit Behinderungen können beispielsweise als „Krüppel", „Bastard", „Schwachsinniger" bezeichnet werden) (vgl. Cloerkes 2000[13]).

Menschen mit einer sogenannten geistigen Behinderung sind vielen unterschiedlichen Stigmatisierungen[14] ausgesetzt (vgl. Markowetz 2008, S. 256). Grzeskowiak nennt diesbezüglich drei stigmatisierende Faktoren: das Kommunikationsverhalten, das Sozialverhalten und das Leistungsverhalten von Menschen mit einer sogenannten geistigen Behinderung (Grzeskowiak 1980, zit. n. Schuppener 2005, S. 55). Beispielsweise schreibt Grzeskowiak über das Sozialverhalten von Menschen mit einer sogenannten geistigen Behinderung:

> Das Verhalten von Menschen mit geistiger Behinderung innerhalb sozialer Beziehungen ist z.T. durch Interaktionsstörungen und fehlende Ausdrucksmöglichkeiten geprägt, was wiederum als stigmatisierungsfördernd registriert werden muss. (Grzeskowiak 1980, zit. n. Schuppener 2005, S. 55)

---

nicht unbedingt auf Merkmale, was bedeutet, dass sie noch weiter führen und weniger konkret sind (vgl. Cloerkes 2001, S. 135).

[13] Internetquelle ohne Seitennummerierung

[14] Für eine eingehende Betrachtung zum Thema Stigma und Stigmatisierung möchte ich auf Cloerkes 2001 verweisen.

Falk spezifiziert dieses, indem er bezüglich Stigmatiserungsprozessen bei Menschen mit einer sogenannten geistigen Behinderung die Rolle der Sexualität betont. Aufgrund geschlechtergetrennter Unterbringungen in Anstalten bis in die 1980er-Jahre sei die Sexualität dieser Menschen nicht im Bewusstsein der Öffentlichkeit gewesen. Durch deren Auflösung wird auch dieses Thema zunehmend im Bewusstsein der Bevölkerung präsent, mit allen positiven Auswirkungen, die dies auf die Bewusstmachung der sexuellen Bedürfnisse von Menschen mit einer sogenannten geistigen Behinderung hat. Allerdings sieht er auch die Reaktivierung latent vorhandenen Gedankenguts in Bezug auf die Sexualität von Menschen, die als geistig behindert bezeichnet werden (Falk 2001, zit. n. Biewer 2004, S. 291).

Fakt ist, dass Menschen mit einer sogenannten geistigen Behinderung in Bezug auf ihre Sexualität als anders wahrgenommen werden, und ihre Sexualität entschieden stigmatisiert wird. Sie sind im Bereich der Sexualität zahlreichen negativen Zuschreibungen ausgesetzt und werden unter anderem als geschlechtslose, asexuelle und – paradoxerweise gleichzeitig – als triebhafte Wesen bezeichnet (vgl. Krenner 2003, S. 61, siehe auch Kapitel 5.5). Auch hier vollzieht sich eine negative Zuschreibung von außen. Die grundlegende Annahme der Stigma-Identitäts-These liegt darin, dass die stigmatisierenden Zuschreibungen die Identität des betreffenden Individuums zwangsläufig gefährden beziehungsweise verändern[15] (vgl. Markowetz 2008, S. 256).

Meine These hierzu lautet, dass es vorkommen kann, dass Menschen mit einer sogenannten geistigen Behinderung ein „abweichendes" Sexualverhalten aufzeigen (vgl. Feuser 1980, S. 202; Achilles 2005, S. 12f.), die Ursache aber keineswegs als Eigenschaft des Individuums zu sehen ist, sondern in mangelnden Möglichkeiten der Erprobung und des Erlebens von Sexualität (vgl. Feuser 1980, S. 205). Dass Stigmatisierungen nicht zwangsläufig zu einer „beschädigten Identität" führen müssen, soll im Anschluss herausgestellt werden.

3.2.2 Identitätsmodell nach Frey

Das Identitätsmodell von Hans Peter Frey baut auf Erkenntnissen im Umgang mit straffällig gewordenen Jugendlichen auf. Hieraus hat Frey ein „heuristisch und hierarchisch aufgebautes Filter-Speicher-Modell" konzipiert, welches die Identitätskonzepte von Goffman, Krappmann und Thimm mit einbezieht. Des Weiteren zieht er das wissenssoziologische Konzept von Berger und Luckmann

---

[15] Hierzu siehe Abbildung A.3 „Die Stigma-Identitäts-These" auf S. 170.

sowie Aspekte der Stigma-Theorie und psychologische Theorien in seine Überlegungen mit ein (vgl. Markowetz 2008, S. 258). Bei Markowetz findet sich eine für die behindertensoziologische Verwendung modifizierte schematische Darstellung dieses Modells[16] (ebd., S. 265.). Da der begrenzte Rahmen dieser Arbeit es nicht ermöglicht, auf alle angegebenen theoretischen Einflüsse einzugehen, werde ich mich auf das Identitätsmodell von Frey beschränken. Er beschreibt drei Identitätsaspekte: den **externen Aspekt** (Ergebnis externer Typisierungs- und Zuschreibungsprozesse), den **internen Aspekt** (Ergebnis interner Typisierungs- und Zuschreibungsprozesse) und den **Integrations- und Balanceaspekt** (spezifische Integrationsleistung einer Person) (vgl. Frey 1983, S. 15).

Mit dem **externen Aspekt** ist der dem Individuum zugewiesene Status gemeint (ebd. S. 43ff.). Dieser umfasst soziale und persönliche Identifizierungen durch Dritte. Der externe Aspekt beinhaltet alle Erfahrungen und Informationen einer Person bezüglich ihrer sachlichen und personalen Umwelt. Der Fokus dieses interaktionistischen Modells wird auf den Interaktionspartner gelegt, da dieser bestimmte Erwartungen an das Individuum hat. Er ist es auch, durch den sich die Zuschreibung sozialer und persönlicher Identität vollzieht (vgl. Markowetz 2008, S. 259). Den **internen Aspekt** bezeichnet Frey als Selbst, dieser ist als ein reflexiver Prozess zu verstehen. Frey unterteilt zwei Formen des Selbst: das **Soziale Selbst** und das **Private Selbst**. Das **Soziale Selbst** beschreibt „die interne Ebene der Selbst-Erfahrung, auf der die Person sich selbst aus der Perspektive ihrer Umwelt definiert" (Frey 1983, S. 47). Wesentlich hierbei ist die Sicht Anderer, bezogen auf das Individuum. Die Aufgabe des Sozialen Selbst ist es, die von außen herangetragenen Meinungen und Sichtweisen wahrzunehmen und aus diesem Konglomerat an Informationen die bedeutendsten auszusuchen. Aus den selektierten Informationen entsteht das vermutete Fremdbild (vgl. Cloerkes 2001, S. 147). Von besonderem Interesse ist die Wahrnehmung des Individuums in Bezug auf sich selbst (vgl. Markowetz 2008, S. 259). Die zentrale Frage ist hierbei: „Wie sehen mich die anderen?" (Cloerkes 2001, S. 147).

Das **Private Selbst** steht für die Frage: „Wie sehe ich mich selbst?" (ebd., S. 147). Die Selbstinterpretation des Individuums aus der eigenen und privaten Sicht ist hierbei wesentlich. Für Frey ist das Private Selbst das „Sediment transsituationaler Erfahrungen" (Frey 1983, S. 70). In ihm werden sozusagen alle Interaktionserfahrungen des Individuums aus der Vergangenheit und der Gegenwart (an)gesammelt. Das Private Selbst nimmt eine Bewertung des Sozia-

---

[16] Hierzu siehe Abbildung A.4 „Modifiziertes Identitätsmodell nach Frey" auf S. 171.

len Selbst vor; entweder übernimmt es Inhalte des Sozialen Selbst oder lehnt sie ab. Dadurch entsteht das Selbstbild, „ein privates Bild von sich selbst" (Markowetz 2008, S. 259).

Bei dem **Integrations- und Balanceaspekt** geht Frey von einer diskrepanten Selbsterfahrung aus. Diese muss das Individuum durch Verarbeitung von Informationen und nach außen gerichteten Handlungsstrategien austarieren. Dieser Prozess wird als „Prozess intrapersonaler Integration" bezeichnet (ebd., S. 260), in ihm werden „divergierende Elemente externer und/oder interner Zuschreibungen aufgelöst oder ausbalanciert" (Frey 1983, S. 15). Dies erfolgt durch Informationsverarbeitung und Handlungsstrategien, welche nach außen gerichtet sind (vgl. Cloerkes 2001, S. 147). Der intrapersonale Prozess endet in einer Selbstdarstellung des Individuums, welche durchaus vom Privaten Selbst abweichen kann (vgl. Markowetz 2008, S. 260).

Frey bezeichnet ausschließlich den Integrations- und Balanceaspekt als **Identität**. Das Selbst soll seiner Meinung nach als Innenaspekt fungieren. Cloerkes fasst die Aufgabe der Identität nach Frey wie folgt zusammen: *„Identität integriert Privates und Soziales Selbst, berücksichtigt auch andere Rahmeninformationen, leitet das Handeln an und bestimmt die Identitätsdarstellung."* (Cloerkes 2001, S. 147; Hervorhebung im Original). Die externe Darstellung der Identität des Individuums basiert auf dessen Balance- und Integrationsleistung (ebd., S. 148).

3.2.3 Bedeutung von Freys Modell für die Persönlichkeitsentwicklung

Frey hat mit seinem Modell eine soziologisch-interaktionistische Sichtweise auf Identität dargelegt. Der von ihm genannte interne Aspekt bezieht sich auf interne und „intraindividuelle Prozesse" des Individuums und stellt somit eine Verbindung zwischen psychologischen und soziologischen Sichtweisen her (vgl. Schuppener 2005, S. 38). Kritisch zu bewerten ist, dass Freys Handlungsmodell lediglich einen Teil der realen Möglichkeiten ausschöpft, der Fokus liegt auf der Verarbeitung von Fremdwahrnehmungen. Hierbei konzentriert er sich auf die Erfassung von Rationalität und Organisation im Handeln des Individuums und lässt subtile Zeichen beispielsweise in Form von Körpersprache und affektiven Handlungen außer Acht (vgl. Markowetz 2008, S. 260). Die Stärke dieses Modells liegt in der Erklärung der sozialen Realität. Besonders bedeutsam für Menschen mit einer geistigen Behinderung (beziehungsweise für Menschen, denen Stigmatisierungen entgegengebracht werden) ist Freys Erkenntnis, „dass Stigmatisierung keineswegs als Automatismus verstanden werden muss, dem der

Betroffene ohne Option und Entscheidungsmöglichkeiten ausgeliefert ist" (Markowetz 2008, S. 260).

Cloerkes fasst zwei Optionen, die Frey dem Individuum zur Begegnung von Stigmatisierungen rät, wie folgt zusammen: Auf der Ebene des **Sozialen Selbst** hat das Individuum die Möglichkeit, den Bewertungen von Anderen zu widersprechen, ihnen auszuweichen oder sie zu leugnen. Somit erfährt das Individuum Stigmatisierungen nur partiell, da der für das Individuum wichtige Teil seiner Umgebung ihm weiterhin positive Bewertungen entgegenbringt. Im **Privaten Selbst** werden die Stigmatisierungen zwar vom Individuum wahrgenommen, aber dennoch als unwichtig angesehen. Zeigen die Identitätsstrategien beider Ebenen keinerlei Wirkung, so können positive Erfahrungen des Selbst nicht mehr registriert werden, und das Private Selbst passt sich an die negativen Zuschreibungen des Umfeldes an (vgl. Cloerkes 2001, S. 153).

Bezugnehmend auf die in Kapitel 3.2.1 vorgestellte Stigma-Identitätsthese verdeutlicht das Modell von Frey, dass die Folgen von Stigmatisierungen weder einheitlich sind noch sich zwangsläufig ergeben müssen (ebd., S. 154). Für den Personenkreis von Menschen mit einer sogenannten geistigen Behinderung kann die Annahme einer sich stets negativ auswirkenden Stigma-Identitätsthese auf die Entwicklung der Identität nicht aufrechterhalten werden (vgl. Schuppener 2005, S. 59, Cloerkes 2001, S. 156). In diesem Zusammenhang betont Markowetz die Wichtigkeit einer ganzheitlichen Sicht von Identität und relativiert die Bedeutung des Geistes, wenn er sagt:

> Identitätsarbeit, verstanden als Integrations- und Balanceleistung zwischen internen und externen Identitätsaspekten sowie umwelt- und anlagebedingten Identitätsaspekten ist demnach keineswegs ein auschließlich kognitiv gesteuerter, reflexiver Prozess, der nahe legt, dass er nur von Nichtbehinderten geleistet werden könnte. (Markowetz 2008, S. 262)

Hiermit macht Markowetz deutlich, dass es sich bei der kognitiv-reflexiven Komponente lediglich um eine relative Größe handelt (ebd., S. 265). Unter Berücksichtigung der von Goleman (1997) herausgearbeiteten Dimension der „emotionalen Intelligenz" geht er davon aus, dass „grundsätzlich jeder Mensch, also auch eine geistig behinderte Person mit ihren ihr individuell zur Verfügung stehenden Wahrnehmungs-, Denk- und Handlungskompetenzen, ihre Identität findet und herstellt, indem sie ihr Selbstbild, ihr vermutetes Fremdbild und das Fremdbild trianguliert" (Markowetz 2008, S. 262).

Diese Annahme schließt ohne Einschränkung alle Menschen mit ein und bezeichnet auch Menschen mit einer sogenannten geistigen Behinderung und Menschen mit schweren Mehrfachbehinderung als das, was sie sind (und auch schon immer waren): kompetente, handlungsfähige und dialogfähige Subjekte (vgl. Markowetz 2008, S. 262). Im Anschluss dieses Kapitels möchte ich auf den Prozess der Dialogischen Validierung eingehen, da dieser durch die Integration stigmatisierter Menschen entscheidend zu einem Entstigmatisierungsprozess beiträgt. Zudem möchte ich aufzeigen, wie somit auch eine Entstigmatisierung der Sexualität von Menschen mit einer geistigen Behinderung erreicht werden kann.

3.2.4 Entstigmatisierungstechniken und Stigmamangement

Die Soziologie der Behinderten hat die Frage gestellt, wie Menschen mit Stigmatisierungen beziehungsweise mit den Erfahrungen, die aus diesem Prozess resultieren, umgehen. Aus einer interaktionistischen Sichtweise heraus hat sie das Konzept der „Dialogischen Validierung identitätsrelevanter Erfahrungen" entwickelt. Es stellt ein interaktionistisches, beziehungsförderndes und identitätsstiftendes Konzept zur Entstigmatisierung dar (vgl. Markowetz 2008, S. 267). Das Modell der Dialogischen Validierung wird als zentraler Moment im Prozess der Integration gesehen (vgl. Biewer 2004, S. 297). Hiermit ist „jener Prozess gemeint, der insbesondere bereits internalisierte Handlungen, Bewertungen, Zuschreibungen, Einstellungen, Vorurteile und Stigmata gegenüber einem sozialen Objekt auf deren Richtigkeit und damit auf ihre Haltbarkeit und Langlebigkeit hin zu überprüfen hat" (Markowetz 2008, S. 268f.). Im Dialog zwischen „Stigmatisiertem" und „Stigmatisierer" gilt es, die bisherigen Zuschreibungen, Kategorisierungen, Bewertungen etc. zu hinterfragen und auf ihre Glaubwürdigkeit zu überprüfen. Das besondere an diesem Modell ist, dass Sprache und Schrift nicht notwendig sind, sondern auch nonverbale Dialoge stattfinden können (vgl. Cloerkes 2001, S. 164; Markowetz 2008, S. 274). Markowetz verweist diesbezüglich auf den „somatischen Dialog" (vgl. Markowetz 2008, S. 274; Fröhlich 1982), welcher das ganze Kommunikationsrepertoire des Körpers (Streicheln, Drücken, Fühlen) miteinbezieht. Das Ergebnis der Dialogischen Validierung soll es sein, neue Ideen, Differenzierungen und Diskursregeln zu entwickeln. Zudem sammelt das Individuum weitere identitätsbedeutende Erfahrungen, die es möglich machen, seine Identität weiter auszugestalten.

Es ist also wichtig, dass Menschen mit einer sogenannten geistigen Behinderung, besonders in der Zeit der Identitätsbildung im Kinder- und Jugendalter, möglichst positive Erfahrungen mit anderen Menschen erleben können. Gleichzeitig bedeutet dies, dass negative Selbstzuschreibungen aufgrund früherer Interaktionen durch neue, positive Erfahrungen erweitert oder revidiert werden können. Identität stellt also auch bei Menschen mit einer sogenannten geistigen Behinderung einen Aushandlungsprozess dar, der durch die Formen der Interaktion mit ihren Mitmenschen geprägt wird. Der Prozess der dialogischen Validierung liefert ein Modell, wie dieser Aushandlungsprozess in Richtung einer Entstigmatisierung geleitet werden kann.

Ein Vorteil dieses Modells ist die innovative und methodische Art und Weise der Identitätsfindung. So sind nicht mehr ausschließlich kognitiv-reflexive Kompetenzen von Bedeutung, sondern auch emotionale, affektive und motivationale Komponenten bezüglich der Selbstwahrnehmung sind ausschlaggebend (vgl. Cloerkes 2001, S. 165; Markowetz 2008, S. 271). Markowetz beschreibt sieben dynamisch verlaufende Phasen der Dialogischen Validierung:

1. **Contacting** (zueinander kommen): Hier handelt es sich um die Konfrontation innerhalb eines verlässlichen Handlungs- und Erfahrungsraumes wie Kindergarten, Schule, Familie und Freizeit.

2. **Discovering** (sich selbst und gegenseitig entdecken): Umfasst die Selbst- als auch die Fremderforschung, es handelt sich um authentische Begegnungen von Menschen.

3. **Storming** (aneinander geraten): Eine intensive Stufe der Begegnung; es werden Gegensätze, Abweichungen und Schwächen ausgemacht. Ebenso wird Verschiedenartiges, Bedürftigkeit und Hilflosigkeit festgestellt. Diese Phase ist gekennzeichnet durch innere und äußere empfundene Abstoßung und schmerzhaftes, unangenehmes Austragen sowie Durchstehen von Turbulenzen. Es wird gestritten, verletzt, diskreditiert und stigmatisiert. Angeeignete kognitive und emotionale Selbst- und Fremdwahrnehmungen werden ausgelebt.

4. **Grounding** (nachspüren): Phase der Nachbearbeitung. Von Bedeutung sind hierbei die jeweiligen Beweisführungen, Begründungen und Rechtfertigungen. Der Dialog wandelt sich von einer Verschlossenheit zu einer dialogischen Partnerbezogenheit. Es vollzieht sich ein angemessener Umgang mit den Selbst- und Fremdbildern.

5. **Equalizing** (balancieren und feinabstimmen): Nähe und Distanz werden entdeckt. Es wird nicht mehr polarisiert sondern balanciert. Gewollt ist auch keine symbiotische Verschmelzung, sondern die Erstellung einer vorläufigen Zufriedenheit. Es soll eine differenzierte Sichtweise von sich und anderen erzeugt werden, die es ermöglicht, positive wie negative Eigenschaften von sich selbst als auch von seinem Gegenüber wahrzunehmen. Die produktive Deutung der Selbst- und Fremdbilder ist wesentlich.

6. **Living** (gemeinsam leben – gemeinsam handeln): umfasst den qualitativen Ausbau der Kontakte. Kooperative Tätigkeiten werden intensiviert. Es geht um das Bestehen im Miteinander und Gegeneinander. Bevormundungen, Lenkungen, Gängelungen, Direktiven, verbale und nonverbale Stigmatisierungen sind aufzugeben/zu reduzieren. Freiräume für selbstbestimmte Initiativen müssen geschaffen und gewährt werden. Abbau von Herrschafts- und Machtinteressen. Ein produktiver Umgang mit den Selbst- und Fremdbildern erreicht werden. Danach soll gelebt und gehandelt werden.

7. **Questioning** (zweifeln – in Frage stellen): Aufkommen neuer Krisen, Probleme und Konflikte. Neue Unklarheiten über die eigene Rolle und die Rollenbeziehungen gilt es nicht beiseite zu räumen, sondern die Beziehungen müssen aktualisiert werden, um die Wahrheiten entdecken zu können. Der Kontakt soll aufrechterhalten werden. Ein Wir-Gefühl als Ausdruck eines besseren Bewusstseins von sich selbst und den anderen soll etabliert werden, welches sich in neuen Fähigkeiten zur Empathie, Fürsorge für sich und den anderen, sowie Kooperation und sozialer Bindung ausdrückt. Am Ende dieser Phase steht die impulsive Entfaltung und Gestaltung einer solidarischen Kultur. (vgl. Markowetz 2008, S. 273f.)

Dieser Prozess des Treffen, Aushandelns und Erkennens kann also dabei helfen, das negative Selbstbild, dass sich als Stigmatisierung festgesetzt hat, zu durchbrechen und sich in einer positiven Interaktion neu zu entdecken. Das Modell der Dialogischen Validität nach Markowetz dient „der Identitätsfindung, der Identitätspolitik und dem StigmaManagement" (Cloerkes 2001, S. 165). Schuppener macht darauf aufmerksam, dass eine gelingende Entstigmatisierung von der Qualität der Begegnung abhängt (vgl. Schuppener 2005, S. 62). Markowetz verortet in seinem Modell Integration als Mittel zur Entstigmatisierung. Er erwartet langfristig von diesem Konzept, dass es „im Handlungs- und Erfahrungsfeld Integration" ein höheres Maß an Toleranz für andere Menschen zur Folge hat. Markowetz sieht hierin die Chance, dass die Menschen von ihrer Angst befreit werden und weniger identitätsstabilisierende Stigmatisierungsmaßnahmen erforderlich sind. Der Prozess der Dialogischen Validierung ist ein „wertegeleiteter humaner und zwischenmenschlicher Prozess" (Markowetz 2008, S. 275). Anzumerken sei an dieser Stelle, dass Menschen mit sogenannter geistiger Behinderung in gleichem Maße ihrer emotionalen Intelligenz folgen wie Menschen ohne Behinderungen. Dies hat zur Folge, dass beide Parteien am Prozess und Phasenverlauf der Dialogischen Validierung gleichberechtigt teilnehmen können (ebd., S. 275). Dieses Modell zeigt den Zusammenhang zwischen sozialer Integration und Identitätsentwicklung auf (vgl. Cloerkes 2001, S. 169; Markowetz 2008, S. 282). Markowetz betont in diesem Zusammenhang:

> Eine wohlverstandene integrative oder inklusive Pädagogik für Menschen mit geistiger Behinderung ist zugleich eine identitätsstiftende Pädagogik, von der eine entstigmatisierende Kraft ausgeht. (Markowetz 2008, S. 282)

3.2.5 Zwischenfazit

Im Folgenden möchte ich betrachten, welche Bedeutung dieses Konzept für den zweiten Teil meiner Fragestellung, **„Welche Bedeutung hat Sexualität** für die menschliche Entwicklung und **für die Persönlichkeitsentwicklung von Menschen mit einer sogenannten geistigen Behinderung insbesondere?"**, hat. Es wurde aufgezeigt, dass Menschen, die als geistig behindert bezeichnet werden, gravierenden Stigmatisierungsprozessen ausgesetzt sind. Ein wichtiger Aspekt ist hierbei die Stigmatisierung der Sexualität – Menschen mit einer sogenannten geistigen Behinderung werden beispielsweise als asexuelle, geschlechtslose Wesen bezeichnet[17] (vgl. Krenner 2003, S. 61). Ihre Sexualität ist in hohem Maße das Ziel negativer Zuschreibungen. Das Menschen mit einer sogenannten geistigen Behinderung unter anderem ein Sexualleben abgesprochen wird, führt zu einer Verstärkung des Vorurteils diese Menschen seien identitätslos (vgl. Cloerkes 2001, S. 156; Schuppener 2005, S. 32). Schließlich ist die sexuelle Identität eines Menschen ein grundlegender Bestandteil der Identität eines Menschen. Somit wird Menschen, die von der Gesellschaft als geistig behindert bezeichnet werden, sozusagen im doppelten Maße ihr Menschsein abgesprochen.

---

[17] In Kapitel 5.5 werde ich noch explizit auf Vorurteile bezüglich Menschen mit geistiger Behinderung und Sexualität eingehen.

Für die Persönlichkeitsentwicklung von Menschen mit einer sogenannten geisti-
gen Behinderung bedeutet dies, dass auch ihre Sexualität entstigmatisiert werden
muss, da Sexualität und Identität untrennbar miteinander verbunden sind. Eine
Anerkennung der Sexualität dieses Personenkreises würde zum Entstigmatisierungsprozess der Identität beitragen und wäre ein weiterer Schritt in Richtung
Integration. Hierfür kann meiner Meinung nach der Prozess der Dialogischen
Validierung einen wesentlichen Beitrag leisten, da er nicht an Sprache und
Schrift gebunden ist und somit jedem Individuum eine Chance bietet, „Mitei-
nander-in-Beziehung" zu treten (vgl. Markowetz 2008, S. 274). So ist es die di-
rekte Begegnung von „Stigmatisierer" und „Stigmatisiertem", die eine große
Chance in sich birgt, Barrieren abzubauen und Integration zu ermöglichen, vo-
rausgesetzt beide Parteien sind gewillt, sich auf diesen Kontakt einzulassen.

Eine Integration der Sexualität von Menschen mit einer sogenannten geistigen
Behinderung könnte sich beispielsweise durch gemeindenahe Wohnformen
vollziehen. So wäre es möglich, soziale Kontakte zu Menschen ohne Behinderungen zu intensivieren. Zudem würde man die Sexualität der Menschen mehr in
das öffentliche Bewusstsein rücken, was zur Folge hätte, dass beispielsweise
auch Nachbarn mitbekämen, dass Menschen mit einer geistigen Behinderung
ebenfalls Beziehungen haben, Zärtlichkeiten austauschen und über das gleiche
Sexualverhaltensrepertoire verfügen wie nicht behinderte Menschen (vgl. Biewer 2004, S. 291). Im Folgenden möchte ich aufzeigen, wie sich die Sexualität
eines Menschen in seiner Identität verortet.

3.3 Sexuelle Identität

Jeder Mensch verfügt über eine individuelle sexuelle Identität, welcher in der
heutigen Zeit ein hohes Maß an Bedeutung eingeräumt wird. So schreibt Weeks,
dass heutzutage „wie wir uns selbst sexuell sehen, wichtiger sei als alle Klassen-
, Rassen- oder Berufsloyalitäten" (Weeks 2000, S. 163). Es ist ein unbestreitba-
res Faktum, dass Sexualität bei der Entwicklung der Identität eines Menschen
eine grundlegende Rolle spielt. Die sexuelle Identität setzt sich aus unterschiedlichen Teilkomponenten zusammen: Geschlechtsidentität, Geschlechterrolle und
sexuelle Orientierung (vgl. Müller & Martin 2005, S. 34). Selbstverständlich
zählen auch die individuellen sexuellen Vorlieben eines Menschen dazu, wie
zum Beispiel gewünschte Formen von Erotik, Erregung und Befriedigung (ebd.,
S. 34). Im Folgenden sollen die einzelnen Komponenten der sexuellen Identität
näher ausgeführt werden, da sie die existenzielle Grundlage des sexuellen Erlebens des Individuums darstellt.

3.3.1 Geschlechtsidentität

Die Geschlechtsidentität eines Menschen setzt sich aus mehreren Komponenten zusammen. Relevant sind hierfür biologische, psychologische und soziokulturelle Aspekte (vgl. BlankMathieu 2006[18]). Diese haben bereits von Geburt eines Menschen an einen wesentlichen Einfluss auf dessen Geschlechtsidentität. Im „Sexologischen Wörterbuch" ist die Geschlechtsidentität folgendermaßen definiert:

> **Geschlechtsidentität**: die Auffassung, die man von der eigenen Person in Bezug auf die Zugehörigkeit zu dem einen oder anderen Geschlecht hat, unabhängig davon, welcher Geschlechtsrolle man nach außen hin, freiwillig oder unfreiwillig, anzugehören oder sich anzupassen versucht. Die Geschlechtsidentität ist fundamentaler als die Geschlechtsrolle.[19] (Hertoft 1993, S. 72; Hervorhebung im Original)

Wichtig ist hierbei also die Bewertung des Individuums von sich selbst im Vergleich zu den Bewertungen von außen. Hierbei muss auch die Geschlechtszugehörigkeit mit einbezogen werden. Denn nur, wer sich im eigenen Körper wohlfühlt, kann eine gelungene Geschlechtsidentität erreichen. Dies ist allerdings kein einmaliges Unterfangen, sondern stellt einen lebenslangen Prozess dar. Die Geschlechtsidentität muss vom Individuum in unterschiedlichen Lebensphasen immer wieder neu überprüft werden, wie beispielsweise in der Pubertät, „in der das Selbstbild auch in Bezug auf die Geschlechtszugehörigkeit neu gefunden werden muss" (Blank-Mathieu 2006). Auch im Erwachsenenalter gilt es, die eigene Identität, die untrennbar mit der Geschlechtszugehörigkeit verbunden ist, immer wieder zu überprüfen und für sich neu zu definieren (ebd., 2006).

Die Geschlechtsidentität ist fundamentaler als die Geschlechterrolle, da sie die „Selbigkeit, Einheit und Fortdauer jemandes Individualität als Mann, Frau oder Ambivalent [...] wie sie in Selbstbild und Verhalten erfahren wird" beschreibt (John Money 1986, zit. n. Hertoft 1993, S. 70). Im Anschluss an die Erläuterung der Geschlechtsidentität möchte ich auf die Komponenten eingehen, aus denen sich diese zusammensetzt. Beginnen werde ich mit dem biologischen Geschlecht.

---

[18] Internetquelle ohne Seitennummerierung.

[19] In dieser Definition wird zwischen Geschlechtsidentität und Geschlechterrolle unterschieden, dennoch sind beide untrennbar miteinander verwoben. Dies wird in Kapitel 3.3.1.3 herausgestellt.

3.3.1.1 Biologisches Geschlecht

Das biologische Geschlecht eines Menschen spielt bereits vor seiner Geburt eine wichtige Rolle. Auf die Frage „Was wird es denn?", verweisen die werdenden Eltern nicht selten auf das verräterische Ultraschallbild und erteilen somit Auskunft über das Geschlecht des Kindes. Noch bevor das Kind auf der Welt ist und einen Namen erhalten hat, der es als Individuum in dieser Welt verortet, wurde es „dichotom klassifiziert" (vgl. Deutsch 2000, S. 22). Das biologische Geschlecht enthält somit Informationen über die „Weiblichkeit" oder „Männlichkeit" eines Menschen (vgl. Haeberle 2005, S. 8). Anhand von fünf körperlichen Kriterien wird bestimmt, ob es sich um ein Mädchen oder einen Jungen handelt. Hierzu zählen das chromosomale Geschlecht, das gonadale Geschlecht, das hormonale Geschlecht, sowie die inneren und die äußeren Geschlechtsorgane. Bei diesen fünf Kriterien handelt es sich jedoch keineswegs um eindeutige Kategorien, da es hier zu unterschiedlichen Variationen kommen kann. Auch wenn sich die Mehrheit der Menschen eindeutig zu einem biologischen Geschlecht zuordnen lässt, gibt es immer noch einige Menschen die sowohl über weibliche als auch männliche Merkmale (Intersexualität) verfügen (ebd., S. 8). Diese Tatsache macht deutlich, dass das biologische Geschlecht keine eindeutige Kategorie darstellen kann, sondern es sich vielmehr um graduelle Ausprägungen handelt. Neben dem biologischen Geschlecht sind für die Geschlechtsidentität des Menschen noch psychologische und soziokulturelle Dimensionen relevant.

3.3.1.2 Psychologische Aspekte der Geschlechtsidentität

Hiermit sind insbesondere die Einstellungen der Eltern bezüglich des Geschlechtes des eigenen Kindes gemeint (vgl. Blank-Mathieu 2006). Da Eltern in der heutigen Zeit schon relativ früh über das biologische Geschlecht des eigenen Kindes Bescheid wissen, haben sie bereits im Vorfeld der Geburt genügend Zeit, sich damit auseinanderzusetzen. Noch im Mutterleib spürt das Kind, ob es mit Freuden erwartet wird oder ob man seiner Ankunft mit Angst entgegen sieht. Insbesondere die Einstellungen der Mütter übertragen sich auf das Ungeborene. Es ist somit von äußerster Wichtigkeit, dass die Eltern ihre Einstellungen gegenüber dem ungeborenen Kind beziehungsweise dessen Geschlecht rechtzeitig überprüfen. Geschieht dies nicht, so besteht die Gefahr einer negativen Übertragung. Haben werdende Mütter beispielsweise schlechte Erfahrungen mit Männern gemacht, könnten diese negativen Gefühle auf den ungeborenen Sohn projiziert werden. Ebenso fatal könnte sich ein negatives Selbstbild der Mutter bezogen auf ihre eigene Geschlechtsidentität auf die erwartete Tochter auswirken.

Eine Konfrontation mit der eigenen Geschlechtszugehörigkeit ist somit für Eltern unausweichlich, denn:

> Viele unbewusste Erlebnisse mit Männern und Frauen spielen bei der Erwartung, in Bezug auf Jungen oder Mädchen, eine nicht unerhebliche Rolle und müssen, so es möglich ist, aufgedeckt und bearbeitet werden. (Blank-Mathieu 2006)

Diese Aufgabe bezieht sich allerdings nicht nur auf die Phase der Schwangerschaft, sondern auf die ganze Zeit, die man mit seinem Kind verbringt. Dieses Kapitel zeigt auf, dass, neben der dichotomen Klassifizierung durch das biologische Geschlecht, die psychologischen Aspekte der Geschlechtsidentität sich ebenfalls durch dichotome Zuschreibungen auszeichnen können – im positiven wie im negativen Sinne.

3.3.1.3 Soziokulturelle Aspekte der Geschlechtsidentität und Geschlechterrolle

Der dritte wesentliche Faktor bei der Herausbildung der Geschlechtsidentität ist der soziokulturelle Aspekt. Im „Sexologischen Wörterbuch" wird die Geschlechterrolle folgendermaßen definiert:

> Verhalten, Erscheinung und Haltungen, mit denen die Tatsache markiert wird, daß es sich um einen Knaben/Mann oder ein Mädchen/eine Frau handelt. Geschlechtsrollen verändern sich im Laufe der Zeit entsprechend den kulturellen und subkulturellen Strömungen. Sie sind angelernt und nicht naturgegeben. (Hertoft 1993, S. 72)

Dass Geschlechtsidentität und Geschlechterrolle untrennbar miteinander verbunden sind, verdeutlicht Money, der die Geschlechtsidentität als „private Erfahrung der Geschlechterrolle" und die Geschlechterrolle als „öffentliche Darstellung der Geschlechtsidentität" bezeichnet (John Money 1986, zit. n. Hertoft 1993, S. 70). Der Unterschied besteht hierbei zwischen von außen übernommenen weiblichen und männlichen Geschlechterrollen und der Selbstidentifikation als weiblich oder männlich. Haeberle bestätigt, dass eine kulturelle Prägung der Geschlechterrolle nicht zu bestreiten ist und verweist in diesem Kontext auf die tertiären Geschlechtsmerkmale. Unter ihnen versteht man die psychischen Qualitäten der Geschlechter und deren Verstärkung durch die Kultur. Sie bilden die Femininität der Frau oder die Maskulinität des Mannes ab (vgl. Haeberle 2005, S. 13).

Das Individuum muss sich täglich mit Zuschreibungen bezüglich seines Geschlechts auseinandersetzen. Treibel führt in Anlehnung an Kessler und

McKenna die Begriffe Geschlechtszuschreibung und Geschlechtszuweisung an (vgl. Treibel 2006, S. 110). Die Geschlechtszuweisung ist einmalig und erfolgt bei der Geburt durch das Klinikpersonal aufgrund der primären Geschlechtsmerkmale. Die Geschlechtszuschreibung erfolgt im Anschluss an die Geburt. Sogenannte „Baby-X-Versuche" zeigen auf, dass die Zuschreibungen beziehungsweise Wahrnehmungen bezüglich des Geschlechts eines Säuglings, der einmal als Mädchen und einmal als Junge ausgegeben wurde, stark voneinander abweichen. So wurde dasselbe Baby als Mädchen als „kleiner, leichter, zarter, empfindsamer und ängstlicher" wahrgenommen, als Junge wurde es als „robuster und aktiver" erlebt (vgl. Rendtorff 2003, S. 57). So sind Individuen bereits seit dem Zeitpunkt ihrer Geburt Geschlechtszuschreibungen ausgesetzt. Bei der Geschlechtszuschreibung handelt es sich um einen interaktiven lebenslangen Prozess, in den die Geschlechterrolle und die Geschlechtsidentität verwoben sind (vgl. Treibel 2006, S. 110f.). Für Haeberle ist es nicht die Anatomie des Menschen, die über sein Geschlecht entscheidet, sondern es ist die Psychologie, die das „wahre" Geschlecht bestimmt. Wesentlich ist die Selbstidentifizierung des Individuums als männlich oder weiblich. Die äußeren körperlichen Attribute und die Geschlechterrolle sind zweitrangig (Haeberle 2005, S. 63).

3.3.2 Sexuelle Orientierung

Die sexuelle Orientierung eines Menschen umfasst das erotische Interesse an weiblichen oder männlichen Körpern. Laut dem Sexualwissenschaftler Haeberle unterliegt dieses Interesse keiner eindeutigen Entscheidung, sondern vollzieht sich in Graden (vgl. Haeberle 2005, S. 71). Unter die sexuelle Orientierung fallen heterosexuelle, bisexuelle oder homosexuelle Neigungen. Die Übergänge sind fließend. Die sexuelle Orientierung eines Menschen ist keineswegs beständig, sondern kann sich über die Jahre verändern, manchmal auch mehrfach (ebd., S. 71). Bezugnehmend auf die sexuelle Identität eines Menschen bedeutet dies, dass diese aufgrund der häufig wechselnden möglichen sexuellen Orientierungen ebenfalls keine stabile Größe darstellt, sondern Veränderungen unterliegt. Dennoch können die „künstlichen Kategorisierungen" in hetero-, homo- und bisexuell eine Hilfe für Individuen darstellen, eine Facette von sich selbst besser zu begreifen und sich innerhalb des eigenen Umfeldes zu verorten (vgl. Watzlawik 2003, S. 127; Watzlawik & Kobs 2009, S. 18).

Problematisch kann es für das Individuum sein, wenn es seine Gefühle und sexuellen Erfahrungen nicht mehr in diese Strukturen einordnen kann (vgl. Watzlawik 2003, S. 35).

3.3.3 Zwischenfazit zur sexuellen Identität

Die sexuelle Identität eines Menschen setzt sich aus vielen unterschiedlichen Komponenten zusammen. Diese beschriebenen Grundaspekte zeichnen sich durch zahlreiche Variationsmöglichkeiten aus. Sie machen die menschliche Sexualität besonders, im Positiven wie im Negativen. Sexualität „ermöglicht das unverwechselbare, ganz individuelle Sexualprofil jedes Einzelnen" (Haeberle 2005, S. 11). Die sexuelle Identität ist also auf vielfältige Weise (er-) lebbar und ausgestaltbar. Dies gilt selbstverständlich für alle Menschen. Dennoch wird Menschen mit einer sogenannten geistigen Behinderung das Ausleben und die Ausbildung ihrer sexuellen Identität erschwert. Hierbei können unter anderem die psychologischen Aspekte der Geschlechtsidentität eine wichtige Rolle spielen. So ist es häufig ihre Umwelt, die die Kinder in diesem Fall nicht dichotomen Zuschreibungen aussetzt, sondern sie als Neutren betrachten und erzieht. Das biologische Geschlecht tritt in den Hintergrund, und die Behinderung wird fokussiert. Durch diese Verhinderung von außen wird es diesen Menschen erschwert, sich als „Mann" oder „Frau" zu fühlen und eine Geschlechtsidentität auszubilden (vgl. Müller und Martin 2005, S. 33). Insgesamt können Menschen mit einer sogenannten geistigen Behinderung diesen Teil ihrer Identität nur eingeschränkt ausbilden. Dass ihnen dieser für ihre Persönlichkeitsentwicklung wichtige Bestandteil aufgrund äußerer Rahmenbedingungen erschwert wird, soll im weiteren Verlauf dieser Arbeit aufgezeigt werden.

4. Sexualität allgemein

Sexualität ist insbesondere seit den siebziger Jahren des 20. Jahrhunderts ein viel diskutiertes Thema. Unterschiedliche wissenschaftliche Disziplinen wie beispielsweise Psychologie und Sexologie setzen sich mit dieser Thematik auseinander (vgl. Leue-Käding 2004, S. 29). Wie bereits in Kapitel 2.1 dargestellt gibt es keine eindeutige Definition von Sexualität. Zudem wird das Konzept von Sexualität entschieden von den in der Gesellschaft existierenden Norm- und Wertevorstellungen geprägt:

> Eine von Geschichts- und Gesellschaftstheorie getrennte Theorie der Sexualität des Menschen ist keine. Wer über Sexualität ernsthaft nachdenkt, hat die ganze Gattungsgeschichte des Menschen und mehr am Hals. (Sigusch 2005, S. 240)

Mein Anliegen in dieser Arbeit ist es nicht, die Historie der Sexualität wiederzugeben oder auf alle existierenden Sexualtheorien einzugehen. Dennoch soll zunächst ein kurzer Abriss von Sexualtheorien erfolgen, um zu verdeutlichen, warum es so kompliziert ist einen einheitlichen Begriff für Sexualität zu finden. Zudem zeigen die unterschiedlichen Theorien auf, dass Sexualität schon immer kontrovers diskutiert wurde und aus unterschiedlichen Blickwinkeln betrachtet werden kann. Für die Bedeutung der menschlichen Sexualität, ist es weiterhin wesentlich, die Sexualentwicklung von Kindern und Jugendlichen zu betrachten und aufzuzeigen, wie sich diese im Regelfall in der Familie vollzieht. Im Anschluss daran wird darauf eingegangen, inwieweit Sexualität ein Grundrecht für jedes Individuum darstellt. Abschließend wird die Bedeutung der Sexualität für Erwachsene betrachtet werden.

4.1 Sexualtheorien

Um die Bedeutung von Sexualität für die Persönlichkeitsentwicklung darstellen zu können muss zunächst das Konzept der Sexualität betrachtet werden. Dabei können verschiedene Theorien als Grundlage dieser Arbeit erachtet werden. Sexualtheorien zeichnen sich durch ihre Fülle aus und behandeln unterschiedliche Aspekte, unter anderem biologische, soziale, physiologische und psychologische (vgl. Walter & Hoyler-Herrmann 1987, S. 99). In diesem Zusammenhang sollen die Modelle von Freud, Kinsey, Foucault und Kentler genauer dargestellt werden, da sie mit ihren wissenschaftlichen Erkenntnissen den Terminus Sexualität entscheidend mitgeprägt haben.

4.1.1 Freud

Der österreichische Psychiater Sigmund Freud (1856–1939) gilt als der Begründer der Psychoanalyse. Seine Sexualtheorie wandte sich von der damaligen Meinung, Sexualität diene nur dem Zweck der Fortpflanzung, ab und wurde zur einflussreichsten Sexualtheorie des 20. Jahrhunderts (vgl. Sigusch 2008, S. 261). Freud stellt in seinem Werk „Abriß der Psychoanalyse" drei wichtige Erkenntnisse heraus: das Sexualleben des Menschen beginnt nicht erst in der Pubertät, sondern bereits im Säuglingsalter, der Begriff „sexuell" ist nicht gleichzusetzen mit „genital", da er viel mehr umfasst und das Sexualleben eines Menschen dient primär der „Lustgewinnung aus Körperzonen" (Freud 1994, S. 48). In einer Zeit, in der man Sexualität und Identität als zwei getrennt voneinander zu betrachtende Begriffe ansah, war er es, der beide miteinander verknüpfte[20] (vgl. Giddens 1993, S. 41f.). Freuds Modell kann als triebdeterminiert bezeichnet werden, da es seiner Meinung nach der Sexualtrieb ist, der die maßgebende menschliche Antriebskraft darstellt (vgl. Sigusch 2008, S. 59). Die Energie des Sexualtriebes bezeichnet Freud als Libido (vgl. Reiche in Freud 2009, S. 15; Freud 2009, S. 37).

Die frühe Kindheit bildet den Ursprungsort des Sexualtriebes. Es sind im Kind die Partialtriebe (orale, anale und phallische Strebungen, siehe Kapitel 4.2.1), welche getrennt voneinander nach Lustbefriedigung streben (vgl. Busche 1989, S. 61). Verantwortlich hierfür ist das „Es", neben dem „Ich" und dem „Über-Ich" ein Bestandteil Freuds „Psychischem Apparats". Im „Es" entspringen nach Freud „die aus der Körperorganisation stammenden Triebe" (Freud 1994, S. 42). In der Pubertät verändern sich diese Triebe und führen zum (Er-)Leben einer erwachsenen Sexualität, die sich dadurch kennzeichnet, dass „der Lusterwerb in den Dienst der Fortpflanzungsfunktion getreten ist und die Partialtriebe unter dem Primat einer einzigen erogenen Zone eine feste Organisation zur Erreichung des Sexualzieles an einem fremdem Sexualobjekt gebildet haben" (Freud zit. n. Busche 1989, S. 61).

4.1.2 Kinsey

Der US-amerikanische Zoologe und Sexualforscher Alfred Charles Kinsey (1894–1956) leistete auf dem Gebiet der empirischen Sexualforschung einen bedeutenden wissenschaftlichen Beitrag zur Sexualität (vgl. Busche 1989, S.

---

[20] Zur Kritik an den Theorien Grundeinstellungen Freuds siehe beispielsweise (Dittli 1994, S. 29).

58). Er begann im Jahre 1938 eine Befragung über das menschliche Sexualverhalten. Kinsey beschrieb die sexuelle Entwicklung von der Geburt bis ins hohe Alter und die Vielfalt des Sexualverhaltens. So untersuchte er beispielsweise das Sexualverhalten bei Mann und Frau, das Sexualverhalten unterschiedlicher Bevölkerungsgruppen und die Verbreitung der Homosexualität (vgl. Kentler 1988, S. 74). Seinen hohen Bekanntheitsgrad erreichte er dadurch, dass er bisher intime sexuelle Details an die Öffentlichkeit brachte. Kinsey zeigte damals auf, welche große Kluft im Sexualverhalten der Menschen zwischen – nach außen propagierten – Verhaltensnormen und dem tatsächlichen Verhalten besteht. Durch das Zählen von Orgasmen und der Erforschung der Quellen, die zum sexuellen Höhepunkt des Menschen führen, brach der Sexualforscher in der Gesellschaft ein Tabu (vgl. Kentler 1988, S. 75). Zum einen bedingte dieses Vorgehen, dass man Kinsey zugestand, dass er den Lustaspekt des Sexuellen ernst nahm, zum anderen führte es dazu, dass man die Gleichstellung von sexuellem Verhalten und Orgasmus als diskussionswürdig einstufte (vgl. Busche 1989, S. 59). Er konstruierte so einen Triebbegriff, der die Sexualität, im deutlichen Unterschied zu Freud auf physiologische Abläufe reduziert (vgl. Kentler 1988, S. 75; Busche 1989, S. 59). Busche merkt hierzu an:

> Zwar ermöglicht die Einschränkung auf Sexualverhalten mit dem spannungslösenden Orgasmus eine eindeutige, operable Meßeinheit, doch geht dadurch gleichzeitig ein beträchtlicher Bereich menschlicher Sexualität, der nicht am physiologischen Reaktionszyklus ablesbar ist, verloren. (Busche 1989, S. 59f.)

Aller Kritik zum Trotz war es Kinsey, der durch seine Forschungen aufzeigte, dass bereits Kinder Sexualwesen sind, da sie orgasmusfähige Menschen sind (vgl. Kentler 1988, S. 74).

4.1.3 Focault

Der französische Psychologe und Philosoph Michel Foucault (1926–1984) richtete sein Hauptaugenmerk nicht auf sexuelle Verhaltensweisen, sondern auf Diskurse des Sexuellen (vgl. Kammler, Parr & Schneider 2008, S. 85). Ihm ging es nicht um sexuelle Praktiken, sondern darum, wie mit Sexualität umgegangen wurde (vgl. Foucault 1983, S. 7f.). Er brachte den Begriff der „Dispositiven Sexualität" auf, was bedeutet, dass es sich um ein Regelwerk oder Verfahren handelt, welches von gesellschaftlich Handelnden häufig unbewusst angewandt wird (vgl. Treibel 2006, S. 68). Foucault beschrieb vier große strategische Komplexe, die sich für ihn seit dem 18. Jahrhundert hervorgetan haben und die aufzeigen, wie es möglich ist, Macht über Sexualität auszuüben: Die Hysterisierung des weiblichen Körpers, die Pädagogisierung des kindlichen Sexes, die Sozialisierung des Fortpflanzungsverhaltens und die Psychiatrisierung der perversen Lust (vgl. Foucault 1983, S. 126f.)

Der weibliche Körper galt in dieser Zeit als von Sexualität besessen. Dies wurde als Ursache für **Hysterie** und andere „nervöse Störungen" aufgefasst; der weibliche Körper wurde **pathologisiert** (vgl. Giddens 1993, S. 31). Die **Pädagogisierung** des kindlichen Sexes war der Versuch von Erziehungsanstalten, insbesondere die Masturbation des Kindes zu unterbinden. Unter der Sozialisierung des Fortpflanzungsverhaltens verstand man gesellschaftliche Diskussionen um die Entwicklung der Bevölkerung, Eugenik und Geburtenkontrolle (vgl. Caplan 2000, S. 49). Dennoch war Schwangerschaftsverhütung ein Tabu, die Geburtenrate sollte aufgrund eines „disziplinierten Umgangs mit der Lust" eingedämmt werden (vgl. Giddens 1993, S. 32). Die Psychiatrisierung des Perversen war laut Foucault die Aufgabe der Psychoanalyse. Seiner Meinung nach sei die Sexualität geradezu prädisponiert dafür, dass eine politische Macht sich die Sexualleben aller zunutze macht. Er beschäftigt sich mit der Frage, welche Bedingungen dafür nötig sind und wie diese entstehen (vgl. Kentler 1988, S. 45). Focault distanziert sich von der Theorie Freuds und spricht nicht von der Sexualität als Triebkraft. Im Gegenteil, er kritisiert unter anderem die Psychoanalyse und die Repressionshypothese. Die Psychoanalyse würde die Bindung des Subjektes an sein Triebschicksal und seine Libido erst konstruieren (vgl. Kammler et al. 2008, S. 85). Auch hier handele es sich um ein Machtverhältnis, da die Psychoanalyse die Notwendigkeit einer „permanenten Behandlungsnot" heraufbeschwören würde, um davon profitieren zu können (ebd., S. 85). Foucault widerspricht bezüglich der Repressionshypothese nicht, dass Sexualität auch tabuisiert werden würde (vgl. Foucault 1983, S. 8). Dennoch setzt er sich intensiv mit der Frage auseinander, wieso man darauf bestünde, dass die Sexualität unterdrückt werden würde und die Diskussion um Sexualität beziehungsweise deren Analyse vermittels der Triade von Macht, Wissen und Sex anhand der Repressionsthese führen müsse. Er ist der Meinung, dass die Analyse um Sexualität in einen globaleren Kontext eingeordnet werden müsste, welcher nicht auf „Verdrängung als Haupt- und Grundziel gerichtet ist" (ebd., S. 8). In seinen Augen zeichnen sich moderne Gesellschaften nicht dadurch aus, dass sie den Sex verbannen würden, „sondern daß sie unablässig von ihm sprechen und ihn als das Geheimnis geltend machen" (ebd., S. 49; Hervorhebung im Original). Foucaults „Leuchtbombe" (ebd., S. 8) hat aufgezeigt, wie die Repression der Sexualität dafür gesorgt hat, dass ein breiter Diskurs über Sexualität entstanden ist, in dem ständig über „das zu tabuisierende Unanständige geredet, geforscht, publiziert und per Verwaltungsakt gerechtet wurde" (Walter & Hoyler-Herrmann 1987, S. 97).

4.1.4 Kentler

Der deutsche Psychologe, Philosoph und Pädagoge Helmut Kentler (1928–2008) erweitert die Diskussion über Sexualität um den sozialen Aspekt, indem er den Begriff der „SozioSexualität" einführt (vgl. Busche 1989, S. 63). Sexualität ist hierbei kein Erzeugnis der Natur und dient nicht der Fortpflanzung, sondern ist „kulturell überformt" (vgl. Busche 1989, S. 62). Diese gesellschaftliche „Überformung" wird durch soziale Gruppierungen und Menschen bedingt, deren Handlungsweisen und Einstellungen selbst bestimmten Direktiven unterliegen (vgl. Leue-Käding 2004, S. 34). Dies bedeutet, dass Sexualität zur Entwicklung immer ein soziales Umfeld benötigt. In der Wechselbeziehung mit dem Umfeld kann sich die Sexualität entfalten. Hieran wird deutlich, dass Sexualität ein wichtiger Bestandteil des Sozialisationsprozesses des Individuums ist, in welchem es sexuell sozialisiert wird. Eine weitere wichtige Komponente hierbei ist der Kommunikationsaspekt. Über sexuelles Verhalten treten die Menschen miteinander in Kontakt und es entstehen soziale Beziehungen (vgl. Busche 1989, S. 63ff.). Das Sexualverhalten dient im Kontext der „Sozio-Sexualität" in erster Linie sozialen Bindungen (vgl. Kentler 1973, S. 28). Voraussetzung hierfür ist laut Kentler „daß der Mensch erst als Sexualwesen auch ein soziales, zu sozialen Beziehungen fähiges Wesen ist" (ebd., S. 28; Hervorhebung A.N.). Sexualität kann also dazu führen, dass Menschen aus einer bestehenden Isolierung herausgeholt werden können. Leue-Käding merkt hierzu an, dass dieser „Funktion von Sexualität [...] gegenwärtig immer mehr Bedeutung beigemessen [wird]" (Leue-Käding 2004, S. 34).

Die hier dargestellten unterschiedlichen Theorieansätze zur Sexualität machen deutlich, wie kontrovers dieses Thema diskutiert wird. Diese Modelle zeigen auf, unter wie vielen unterschiedlichen Blickwinkeln die Sexualität eines Menschen betrachtet werden kann. Insbesondere für die Sexualität von Menschen, die als geistig behindert bezeichnet werden, ist dies von besonderer Wichtigkeit, da je nach sexualtheoretischer Perspektive auch ihre Sexualität anders beurteilt wird (vgl. Walter & Hoyler-Herrmann 1987, S. 98). In der Konsequenz wird auch der Umgang mit der Sexualität von Menschen mit einer sogenannten geistigen Behinderung, vor allem auch in Wohnheimsituationen beeinflusst, wie sich im Laufe der Analyse zeigen wird Diese unterschiedlichen Zugänge müssen daher in der pädagogischen Arbeit Beachtung finden.

4.2 Sexualentwicklung

Die bisherigen Kapitel haben aufgezeigt, dass Sexualität ein wesentlicher Bestandteil des Menschseins ist. Jeder Mensch durchläuft eine sexuelle Entwicklung. Im Folgenden wird die Sexualentwicklung im Kindes- und Jugendalter betrachtet, da diese sehr bedeutsame Entwicklungsphasen des Menschen darstellen (vgl. Raithel 2009, S. 46). Die Kindheit ist die Basis für alle noch folgenden Entwicklungen (vgl. Rauh 2008, S. 224) und somit auch die Grundlage für das „sexuelle Erleben" im Jugend- und Erwachsenenalter (vgl. Gnielka 2008a, S. 8). Das Jugendalter umfasst unter anderem die Zeit der puberalen Prozesse, in welcher sich der Körper gravierend verändert und sich die Geschlechtsreife vollzieht (vgl. Ortland 2006, S. 179). Eine Auseinandersetzung mit der Entwicklung der Sexualität im Leben eines Menschen ist sozusagen in der Betrachtung der Persönlichkeitsentwicklung unausweichlich.

Bei der Betrachtung der sexuellen Entwicklung im Kindesalter empfiehlt sich eine Einteilung nach Lebensjahren[21]. Hierbei werde ich die psychosexuelle Sexualität nach Freud und die entsprechenden psychosozialen Dimensionen nach Erikson als Ausgangsbasis nehmen und diese um neuere wissenschaftliche Erkenntnisse erweitern, so dass eine möglichst ganzheitliche Darstellung der sexuellen Entwicklung des Kindes erreicht werden kann. Freud hat sich intensiv mit der Sexualität von Kindern und Jugendlichen auseinandergesetzt. Er entwickelte ein psychoanalytisches Phasenmodell, welches Körper und Geist als Gesamtes betrachtet und die komplette Lebensspanne eines Menschen umfasst (vgl. Reiche in Freud 2009, S. 20). Das von ihm entworfene Phasenmodell wurde später von Erikson aufgegriffen und um eine psychosoziale Dimension erweitert. Bei Erikson steht die Identität des Menschen im Mittelpunkt. Das Individuum durchläuft acht psychosoziale Phasen, die ersten vier sollen im Hinblick auf die sexuelle Entwicklung des Kindes im nachstehenden Kapitel erwähnt werden. Da das Einsetzen der Pubertät in einer Zeitspanne von bis zu sechs Jahren stattfinden kann (vgl. Fend 2003), empfiehlt sich bei der Betrachtung der sexuellen Entwicklung im Jugendalter eine Darstellung anhand unterschiedlichen Entwick-

---

[21] Die folgenden Einteilungen nach Lebensjahren können nur als grober Bezugsrahmen gesehen werden, da die Entwicklung eines Kindes immer individuell verläuft. So kann es in den unterschiedlichen Lebensjahren durchaus zu Überschneidungen einzelner Entwicklungsstufen kommen (vgl. hierzu Sielert 2005; Wanzeck-Sielert 2008; Ortland 2008).

lungsaufgaben (vgl. Ortland 2008, S. 35). Kowoll stellt die bedeutenden Komponenten der Sexualentwicklung des Menschen heraus:

Die sexuelle Entwicklung eines jeden Menschen erstreckt sich [...] nicht nur auf die Reifung und Übung der Sexualfunktionen. Sie umfasst auch die Ausbildung der Geschlechtsidentität, der Integration sexueller Impulse und Einstellungen in die Gesamtpersönlichkeit, sowie die Entwicklung einer ganzheitlichen Beziehungsfähigkeit. (Kowoll, 2007, S. 15)

Diese Gesichtspunkte sollen bei der folgenden Darstellung der sexuellen Entwicklung des Menschen berücksichtigt werden.

4.2.1 Kindheit

Die sexuelle Entwicklung des Menschen beginnt bereits vor der Geburt. Gefühlsregungen der Mutter wie etwa Angst oder Freude am eigenen Körper und an Sexualität wirken sich direkt auf das Angstempfinden und die „sexuelle Vitalität" des Kindes aus (vgl. Wanzeck-Sielert 2008, S. 363). Der Körper ist der Bezugspunkt des Säuglings, Erfahrungen werden vom „Körpergedächtnis" gespeichert und existieren ein Leben lang. Gewonnene Eindrücke gehen nicht verloren. Kinder sammeln also früh sexuelle Erfahrungen, welche die Persönlichkeitsentwicklung entscheidend prägen und auch im Erwachsenenalter nicht an Bedeutung verlieren (ebd. S. 363f.). Im Folgenden soll die sexuelle Entwicklung des Kindes vom ersten bis zum zwölften Lebensjahr betrachtet werden.

4.2.1.1 Orale Phase und Ur-Vertrauen gegen Ur-Misstrauen: 1. Lebensjahr

In dieser Phase ist der Mund das Lustorgan des Säuglings. Mit dem Mund erforscht er seine Umwelt. Das Saugen und Lutschen beispielsweise an der Mutterbrust, am Daumen oder an anderen Hautstellen empfindet er als lustvoll (vgl. Freud 2009, S. 82ff.). Die Haut als Tast-Fühl-Organ spielt bei Berührungen ebenfalls eine zentrale Rolle. So nimmt der Säugling jede taktile Berührung intensiv wahr (vgl. Ortland 2008, S. 36). Freud stellte bereits fest, dass sich die orale Psychosexualität über den ganzen Körper ausdehnt, wobei die Haut das präferierte Organ darstellt (vgl. Freud 2009, S. 82). Im Laufe der Zeit kommen tiefensensorisch wahrgenommene Empfindungen, die das Kind beispielsweise beim Geschaukelt- und Gewiegtwerden spürt, hinzu (vgl. Mertens 1997, S. 57). Je mehr die Kinder sich körperlich bewegen können, desto mehr entdecken sie ihren Körper durch Betasten und Berühren (Ortland 2008, S. 36). Der Grundstein für die psychosexuelle Entwicklung des Kindes wird bereits im Säuglings-alter gelegt:

> Im leiblichen Dialog und in den Momenten körperlicher Kommunika-tion realisiert sich beim Säugling der Beginn psychosexueller Entwick-lung. Das Kind lebt, liebt durch die Erfahrung mit dem Anderen, durch eine Art Ineinanderaufgehen, Mitschwingen, wie es sich in den Situa-tionen des Haltens und Widerspiegelns ausdrückt. Es ist eine zentrale Kraft, die hier am Werke ist – es ist die Libido oder innerseelische Kraft. (Stinkes 2006, S. 3)

Bereits in diesem Alter sammeln Kinder ihre ersten lustvollen Erfahrungen, so kann es beim Mädchen zu einem Feuchtwerden der Scheide und beim Jungen zum Steifwerden des Penis kommen[22]. Diese sind in diesem Alter noch unkon-trollierbare Vorgänge und Anzeichen des Sich- Wohlfühlens des Säuglings (vgl. Gnielka 2008b, S. 6).

Die Sexualität wird ganzheitlich, was bedeutet, dass körperliche Stimulation und Erregung bereits mit einer emotionalen Ebene verknüpft sind. Es geht bereits hier um ein körperliches, emotionales und soziales Sich-Wohlfühlen. Laut Erikson sind es die positiven Bindungserfahrungen, die es dem Kind ermögli-chen das Ur-Vertrauen in sich und andere auszubilden (vgl. Erikson 2003, S. 70). Hierbei betont er neben der „Quantität an Nahrung und Liebe" (ebd., S. 72) insbesondere die Qualität der Beziehung. Ein Ur- Misstrauen könnte durch das Abstillen der Mutter und dem daraus resultierenden verringerten Hautkontakt entstehen (ebd., S. 68f.).

4.2.1.2 Anale Phase und Autonomie gegen Scham und Zweifel: 2. Lebensjahr

Im zweiten Lebensjahr ist bei Freud der After das zentrale Lustorgan des Kin-des, es befindet sich in der analen Phase (vgl. Freud 2009, S. 87f.). Das Kind entwickelt ein Bewusstsein für seinen Analbereich und seine Ausscheidungen. Die Kinder experimentieren und spielen damit:

> Kinder, welche die erogene Reizbarkeit der Afterzone ausnützen, ver-raten sich dadurch, daß sie die Stuhlmassen zurückhalten, bis diesel-ben durch ihre Anhäufung heftige Muskelkontraktionen anregen und beim Durchgang durch den After einen starken Reiz auf die Schleim-

---

[22] Hierbei handelt es sich um „trockene Orgasmen" (vgl. Sigusch 2005, S. 188 ; Kluge 2008b, S. 76).

haut ausüben können. Dabei muss wohl neben der schmerzhaften die Wollustempfindung zustande kommen." (Freud 2009, S. 88)

Neben dem von Freud beschriebenen Lustempfinden durch das Ausscheiden von Stuhl, kann es beispielsweise für das Mädchen auch lustvoll sein, wenn es seine Blase bis zum Rand mit Urin füllt und erst wenn das Urin fast gar nicht mehr behalten werden kann, zur Toilette geht (vgl. Wanzeck-Sielert 2008, S. 365). In dieser Phase ist das „Festhalten und Loslassen" das zentrale Thema. Erikson verweist hierbei auf die beginnende Autonomie des Kindes, so fängt es an „mit Willen fallenzulassen und wegzuwerfen und das Festhalten und Loslassen abwechselnd zu üben" (Erikson 2003, S. 76). Ein drastischer Eingriff seitens der Eltern in diese Entwicklungsphase (etwa durch eine strenge Sauberkeitserziehung) könnten im Kind Scham und Zweifel entstehen lassen (ebd., S. 79). Aus psychosexueller Hinsicht ist es für die Kinder äußerst wichtig, was ihre Körperöffnungen produzieren (vgl. Rendtorff 2003, S. 65). Rendtorff macht in diesem Zusammenhang auf die Lage der Genitalien von Mädchen und Jungen aufmerksam. Sie führt an, dass Mädchen aufgrund ihrer Anatomie hinsichtlich des lustvollen Umgangs mit ihren Genitalien benachteiligt seien:

> Die nur schwer einsichtige Lage der Vaginaöffnung direkt neben dem Anus, die vielgestaltigere weichere Form der Vulva und die etwas ‚versteckte' Lage der Klitoris lassen bei der Körperexploration des Mädchens ein eher uneindeutiges Bild entstehen und machen die Unterscheidung zwischen genital-erotischen Gefühlen und solchen, die mit Darm und Defäzieren zu tun haben, schwierig. (Rendtorff 2003, S. 65)

Rendtorff betont, dass es deswegen für die sexuelle Erziehung des Mädchens besonders wichtig sei, bei der Betrachtung und Pflege dieser Körperteile explizit darauf zu verweisen, um welche Region es sich gerade handelt. So bekommt das Mädchen die Chance „diese verschiedenen Gefühle und ihre Körperursachen auseinander zu halten und als unterschiedliche im Körperbild zu verankern" (Rendtorff 2003, S. 65f.).

In diesem Alter hat das Entdecken der eigenen und der Genitalien der Eltern einen hohen Stellenwert, sowohl die eigenen als auch die elterlichen müssen erforscht werden (vgl. Ortland 2008, S. 38). Die Kinder möchten ihre Genitalien benennen, sie zeigen, damit spielen und sich lustvolle Gefühle verschaffen. Kinder können im Alter von zwei bis drei Jahren damit beginnen, sich gezielt selbst zu befriedigen, um zum Orgasmus zu kommen (vgl. Sielert 2005, S. 103). Fragen der Kinder beziehen sich in diesem Alter auf Geschlechtsunterschiede und es wird der Grundstein für die Kern-Geschlechtsidentität[23]gelegt (vgl. Mertens 1997, S. 84). Ein Bewusstsein für ihre Geschlechtsidentität entsteht erst später (Wanzeck-Sielert 2008, S. 366).

4.2.1.3 Phallisch-genitale Phase und Initiative gegen Schuldgefühle: 3. bis 5. Lebensjahr

Zwischen dem dritten und dem fünften Lebensjahr befindet sich das Kind laut Freud in der phallisch-genitalen[24] Phase. In diesem Lebensabschnitt wendet sich das Interesse des Kindes verstärkt seinen Genitalien zu (vgl. Freud 1994, S. 50; Glöckner 1998, S. 71). Diese Phase kann laut Wanzeck-Sielert auch „kleine Pubertät" genannt werden, da sich in dieser Zeit enorme körperliche und kognitive Entwicklungsschritte vollziehen (vgl. Wanzeck-Sielert 2008, S. 366). Kinder zeigen großes Interesse an der Vielfalt des Sexuellen: „Sie gehen auf Entdeckungsreise und erleben ganz bewußt und strategisch eingesetzt, dass Berührungen an der Scheide oder am Penis lustvoll sein können." (Wanzeck-Sielert 2008, S. 366; Hervorhebung A.N.). Rendtorff verweist in diesem Kontext auf eine „anatomische Spezifität" von Junge und Mädchen. Während der Junge mit seinem Penis sichtbar experimentiert, dies von Erwachsenen auch eher wahrgenommen wird und sie darauf eingehen, vollzieht sich die Sexualität des Mädchens im Verborgenen. Doch sieht sie keineswegs eine eindeutige Vernachlässigung der Genitalien der Mädchen, da Jungen ihrer Ansicht nach ebenso in Unklarheit bezüglich ihrer Genitale gelassen werden:

> So wie das Genitale des Mädchens auf die Vagina reduziert wird und die Vulva in ihrer Vielgestaltigkeit [...] meist unerwähnt bleibt [...], so wird das Genitale des Jungen auf den Penis reduziert, während Hoden und Skrotum ebenso wenig erwähnt werden. (Rendtorff 2003, S. 67)

Ab drei Jahren haben die Kinder die Kompetenz entwickelt, ihr eigenes Geschlecht zu benennen, sie erkennen sich selbst als Junge oder Mädchen (vgl.

---

[23] Kern-Geschlechtsidentität bedeutet laut Mertens, dass die Kinder „primordial" , also unbewusst und bewußt ihr eigenes biologisches Geschlecht erleben, also ein Junge oder Mädchen zu sein. Mertens führt weiter an, dass sich die Kern-Geschlechtsidentität durch das Zusammenwirken von biologischen und psychischen Einflüssen entwickelt und dies ab dem Zeitpunkt der Geburt (vgl. Mertens 1997, S. 24).

[24] Bei Freud nur „phallische Phase". Zur Kritik an dieser Bezeichnung siehe (Dittli 1994, S. 32).

Steins 2008, S. 40; Maccoby 2000, S. 202). Zunehmend werden die Kinder eigenständiger, sie sagen „Ich" und achten darauf, wie mit ihren Bedürfnissen umgegangen wird. Dazu gehört auch das „Nein sagen", was einen wichtigen Schritt zur Prävention von sexualisierter Gewalt darstellt (vgl. Ortland 2008, S. 39; Sielert 2005, S. 105). Gemeinsam mit anderen Kindern spielen sie Rollenspiele beispielsweise Eltern-Kind und malen sich aus, wie es ist eine erwachsene Frau oder ein erwachsener Mann zu sein (vgl. Ortland 2008, S. 41; Wanzeck-Sielert 2008, S. 366). Hinzu kommen Fragen bezüglich Zeugung, Schwangerschaft und Geburt (vgl. Ortland 2008, S. 39).

In diese Zeit fällt auch der Ödipuskomplex Freuds, welcher für die Persönlichkeitsbildung des Kindes von Bedeutung sein soll (vgl. Glöckner 1998, S. 72). Freud hat sich auch hier an der Entwicklung des Jungen orientiert. Erst später kam der sogenannte „Elektrakomplex" auf, welcher die Entwicklung des weiblichen Geschlechts beschreibt (vgl. Bischof-Köhler 2006, S. 46f.). Hierbei fühlt sich das Kind zunächst zum gegengeschlechtlichen Elternteil hingezogen und möchte diesen besitzen. Das gleichgeschlechtliche Elternteil wird als Rivale gesehen. Durch diesen Konflikt, die an ihn anschließende Identifikation mit dem gleichgeschlechtlichen Elternteil und der Distanzierung vom gegengeschlechtlichen Elternteil erwirbt das Kind männliche beziehungsweise weibliche Attribute, was zur Ausbildung der Geschlechtsidentität beiträgt (vgl. Glöckner 1998, S. 72). Ebenfalls charakteristisch für diese Lebensphase ist laut Freud der Penisneid. So schreibt Freud das Mädchen „unterliegt dem Penisneide, der in dem für die Folge wichtigen Wunsch, auch ein Bub zu sein, gipfelt" (Freud 2009, S. 97). Doch auch diese Auffassung Freuds ist vielfach kritisiert worden und man spricht sich heute dafür aus, dass sowohl Mädchen als auch Jungen gleichermaßen verunsichert sein können, wenn sie auf die anatomische Verschiedenheit des anderen Geschlechts stoßen (vgl. Rendtorff 2003, S. 78; Bischof-Köhler 2006, S. 49).

Die Auseinandersetzung mit dem eigenen Geschlecht ist also für Mädchen und Jungen ein sensibles Thema. In diesem Zusammenhang sei Eriksons psychosoziale Dimension „Initiative gegen Schuldgefühle" (vgl. Erikson 2003, S. 87ff.) angeführt, bei der die Eltern eine äußerst wichtige Rolle spielen. Schließlich liegt es an ihnen, wie sie auf die Initiativen ihre Kindes reagieren, so können etwa negative Rückmeldungen bezüglich der Identifikation mit dem gleichgeschlechtlichen Elternteil in Schuldgefühlen enden (vgl. Wanzeck-Sielert 2008, S. 366f.). So kann der Ödipuskomplex im Kind „zu geheimen Vorstellungen von erschreckenden Ausmaßen [...] führen. Die Folge ist ein tiefes Schuldgefühl [...]." (Erikson 2003, S. 93).

Die „Doktorspiele" sind in diesem Lebensabschnitt ein geeignetes Mittel, um die anatomischen Unterschiede zwischen Jungen und Mädchen genauer zu erforschen. Die Kinder untersuchen untereinander ihre Geschlechtsteile, stimulieren diese gelegentlich oder imitieren einen Geschlechtsverkehr (vgl. Sielert 2005, S. 109; Wanzeck-Sielert 2008, S. 366). Ebenfalls ist es für Kinder im Alter von ca. vier Jahren keineswegs ungewöhnlich, dass Schamgefühle aufkommen (vgl. Ortland 2008, S. 41; Sielert, 2005, S. 106). Diese können sich sowohl auf den eigenen Körper und die eigene Person beziehen oder stellvertretend für andere Menschen empfunden werden, die die kindlichen Grenzen nicht wahren (beispielsweise Fremdscham in Bezug auf die Eltern, die nackt durch die Wohnung laufen). Gnielka bezeichnet dies als „natürliche Kontrollinstanz", die Kinder lernen allmählich, dass es eine Intimsphäre gibt und das Nacktheit und sexuelle Aktivitäten nicht für die Öffentlichkeit bestimmt sind (vgl. Gnielka 2008a, S. 7).

Im fünften Lebensjahr kommt es zu einer verstärkten Hinwendung zu Gleichaltrigen. Es kommt zu den ersten Liebeleien und Liebeskonflikten. Die Kinder halten Händchen, umarmen, küssen und trennen sich. Freundschaften in diesem Alter können sowohl gleichals auch gegengeschlechtlich sein. (vgl. Ortland 2008, S. 43; Sielert 2005, S. 110). Die Erprobung von geschlechterrollentypischem Verhalten durch Rollenspiele hat auch in diesem Lebensjahr einen hohen Stellenwert (vgl. Ortland 2008, S. 42).

4.2.1.4 Latenzzeit und Werksinn gegen Minderwertigkeitsgefühl: 6. Bis 12. Lebensjahr

Erikson beschreibt diese Phase aus psychosozialer Sicht mit dem Satz „Ich bin, was ich lerne." (Erikson 2003, S. 98). Freud bezeichnete diese Stufe als Latenzzeit[25], für ihn stellte sie eine „Ruhepause" im Leben des Kindes dar, welche etwa gegen Ende des fünften Lebensjahres eintritt. Erst danach, also mit Beginn der Pubertät setzt sich seiner Meinung nach das Sexualleben wieder fort (vgl. Freud 1994, S. 49). Mittlerweile wurde festgestellt, dass das Kind in dieser Zeit keinen Stillstand seiner Sexualentwicklung erlebt (vgl. Gnielka 2008a, S. 18; Sielert 2005, S. 111; Wanzeck-Sielert 2008, S. 367), da der Körper des Kindes

---

[25] Auch hier sind in der Literatur wieder erhebliche Differenzen bezüglich der Lebensjahre zu finden, welche die Latenzzeit umfassen soll. Das angegebene Alter darf aufgrund dessen nur als grobe Richtlinie verstanden werden.

bereits während der Grundschulzeit beginnt, eine „Vorform" weiblicher und männlicher Geschlechtshormone zu produzieren, die später der Auslöser für die Geschlechtsreife in der Pubertät sind (vgl. Gnielka 2008 a, S. 18). Zwar gehen „sexuelle Triebenergien" zurück, doch vollzieht sich die Sexualität im Verborgenen (vgl. Wanzeck-Sielert 2008, S. 367) und nicht vor den Augen der Eltern. Im Kind erwacht das Bedürfnis nach „Intimität und Eigensinn" (ebd., S. 367).

Am Anfang dieser Lebensphase (mit ca. sechs/sieben Jahren) schließen die Kinder hauptsächlich gleichgeschlechtliche Freundschaften und es kann sogar zur „öffentlichen" Abwertung des anderen Geschlechts kommen (vgl. Sielert 2005, S. 111). Die gleichgeschlechtlichen Beziehungen ermöglichen es dem Kind sich in seiner Geschlechterrolle auszuprobieren und den weiblichen beziehungsweise männlichen Körper zu erforschen und kennenzulernen. Bezüglich der Geschlechterunterschiede hebt Milhoffer hervor, dass Mädchen diese Phase ihrer sexuellen Entwicklung wesentlich ruhiger erleben. So sind es die Jungen, die in dieser Zeit durch eine sexuell gefärbte „Gassensprache" auffallen. Lautstark gebrauchen sie Schimpfworte, um ihre Heterosexualität zu unterstreichen. In diesem Alter gilt es unter anderem als verpönt homosexuell zu sein (vgl. Milhoffer 2002, S. 117).

Mädchen sind in dieser Phase insgesamt kontrollierter und passiver, was Milhoffer auf die Erziehung zurückführt. Auf den Jungenkörper gehen Erwachsene positiver und humorvoller ein, die Aktivität des männlichen Geschlechts wird bejaht. Mädchen dagegen werden passiver erzogen, da bei ihnen bereits in jungen Jahren „die Bedrohung durch körperlich/sexuelle Gewalt befürchtet" wird. Sie werden regelmäßig darauf hingewiesen, sich nicht vor anderen Menschen „zu entblößen", nicht mit fremden Menschen mitzugehen und sich in der Nähe des Elternhauses aufzuhalten (ebd., S. 118f.). Hierzu passt auch das geschlechtsspezifische Informationsbedürfnis bezüglich Sexualität. Die Fragen der Mädchen beziehen sich auf Themen wie etwa Vergewaltigung, Aids, Schwangerschaft und Verhütung, während die Jungen mehr über Sex, Orgasmen und Geschlechtsverkehr wissen möchten (vgl. Milhoffer 1998, S. 15). Bei Jungen dominiert die Begeisterung für den lustvollen Aspekt der Sexualität, während Mädchen deutlich mehr Interesse an den ernsteren Themen zeigen. Gleichzeitig keimt in dieser Zeit durchaus Interesse am Gegengeschlecht auf, doch werden die erotischen Gefühle zunächst geheimgehalten (vgl. Wanzeck-Sielert 2008, S. 367f.), was unter anderem aus einer Angst vor Ablehnung resultiert (vgl. Maccoby 2000, S. 94).

Kinder sammeln in diesem Alter ihre ersten Erfahrungen mit der Liebe und lernen hier bereits für ihr späteres Beziehungsleben, etwa wie kompliziert es ist, sich zur Liebe zu bekennen und das Beziehungen jederzeit enden können (vgl. Gnielka 2008a, S. 19). In diesem Alter verlieben sich Kinder nicht nur in gleichaltrige Kinder, sondern auch in Erwachsene. Das sexuelle Erleben ruht in dieser Altersphase nicht, es kommt zu Küssen und gegenseitigen körperlichen Erforschungen. Zum Vollzug des Geschlechtsaktes mit dem Freund oder der Freundin kommt es selten, die Selbstbefriedigung ist in diesem Alter die meist angewandte Form der „Lustgewinnung" (vgl. Wanzeck- Sielert 2008, S. 368; Ortland 2008, S. 45). Zentrale Themen sind in diesem Lebensabschnitt „Schamgefühle, sexuelle Phantasien, mediale Einflüsse und Interesse an sexuellem Wissen" (Wanzeck-Sielert 2008, S. 368). Wesentlich für die Ausbildung der sexuellen Identität ist die Entwicklung von Schamgefühlen, da es hierbei um Grenzen der Intimität geht – um die eigenen und die von anderen. Kinder zeigen in der Grundschulzeit ein hohes Maß an Aufgeschlossenheit bezüglich Medien. Durch Jugendzeitschriften, Serien etc. erweitern sie ihre Kenntnisse bezüglich Sexualität (ebd., 368). Eltern sind insbesondere was die Aufklärung hinsichtlich des Lustfaktors von Sexualität angeht deutlich zurückhaltender und reduzieren den Geschlechtsakt auf den Aspekt der Fortpflanzung (vgl. Gnielka 2008a, S. 25). Gegen Ende der Kindheit zeigt sich laut Wanzeck-Sielert verstärkt, dass Kinder nun beginnen „ihr biologisches Geschlecht mit der vorgegebenen Geschlechterrolle in eins zu setzen und eine heterosexuelle Entwicklung als Mann oder Frau einzuschlagen" (Wanzeck-Sielert 2008, S. 369). Sie führt in diesem Kontext den Begriff der „Zwangsheterosexualität" ein. Diese ‚Zwangsheterosexualität' diene der Festigung der Geschlechtsidentität und ermögliche den Kindern einen stabileren Eintritt in die Pubertät (ebd, S. 369f.).

4.2.2 Jugendalter

Der Übergang von der ausgehenden Kindheit zum Jugendalter[26] kann als fließend bezeichnet werden, da die Geschlechtsreife sehr früh einsetzen kann und diese den Wandel vom Kind zum Jugendlichen kennzeichnet (vgl. Martin & Walter 2007, S. 283; Oerter & Dreher 2008, S. 272). Hinsichtlich der sexuellen Entwicklung des Jugendalters möchte ich zunächst auf die puberalen Veränderungen von Mädchen und Jungen eingehen, da es die biologischen Veränderungen sind, die den Eintritt in diese Lebensphase markieren. Im Anschluss daran

---

[26] Zum Problem der Definition und Bestimmung der „Jugendphase" siehe (Zimmermann 2006, S. 155).

möchte ich auf entwicklungspsychologische Aufgaben der Entwicklung eingehen, da diese zum einen aufzeigen, wie sich die sexuelle Reifung im Umgang
mit dem eigenen Körper niederschlägt und zum anderen verdeutlichen, wie Jugendliche lernen mit Sexualität umzugehen und wie sie diese erleben.

4.2.2.1 Pubertät

Der Begriff Pubertät wird vom lateinischen „pubertas" abgeleitet und bedeutet
„Geschlechtsreife" (vgl. Martin & Walter 2007, S. 283). Ihr Beginn wird zwischen dem 8. Und 16. Lebensjahr angesetzt. Sowohl bei Mädchen als auch bei
Jungen hat sich der Eintritt in die Pubertät im Vergleich zu früheren Generatio-
nen beträchtlich nach vorne verlagert (ebd., S. 283).

Bei Mädchen beginnt die Pubertät etwa zwischen dem 8. und dem 14. Lebensjahr. Jungen dagegen treten zwischen dem 10. und dem 16. Lebensjahr in die
Pubertät ein (vgl. Kluge 2006, S. 1). Dieser biologische Reifungsprozess kann
ungefähr vier Jahre dauern (vgl. Fend 2003, S. 103). Folglich kann es über 10
Jahre dauern bis ein Altersjahrgang diesen Reifungsprozess abgeschlossen hat.
Somit gibt es Jugendliche bei denen die Pubertät deutlich früher oder später als
bei gleichaltrigen Freunden einsetzt, was „eine größere innere Belastung" und
eher „ungünstigere Ausgangsbedingungen" zur Folge haben kann (vgl. Ortland
2008, S. 50). Dabei ist die Pubertät ohnehin für Mädchen und Jungen eine kom-
plizierte Zeit, da sich parallel „biologische, physiologische, psychische, geistige,
emotionale und soziale Veränderungen" vollziehen (Kluge & Jansen 1996, S.
12). Hieran wird deutlich, dass dieser Reifungsprozess des Menschen äußerst
komplex ist und in dieser Arbeit nicht in aller Ausführlichkeit dargestellt werden
kann. Auslöser für die puberalen Entwicklungen des menschlichen Körpers sind
die Sexualhormone (ebd., S. 27).

Generalisierend wird die Pubertät durch folgende Entwicklungen gekennzeichnet:

- Wachstum von Größe, Gewicht und Körperproportionen

- Ausbildung sekundärer Geschlechtsmerkmale (beispielsweise Entwicklung
  der Brust, Schambehaarung, Veränderung der Stimme, Wachstum des Bar-
  tes, Körperbehaarung)

- Ausbildung der primären Geschlechtsmerkmale (beispielsweise Penis, Ho-
  den, Eierstöcke, Scheide, Schamlippen, Kitzler) (vgl. Fend 2003, S. 102;
  Kluge & Jansen 1996, S. 10)

Die Wachstumsprozesse in dieser Lebensphase verlaufen asynchron, was bedeutet, dass die einzelnen Körperteile und Organe sich zu verschiedenen Zeitpunkten unterschiedlich schnell ausbilden. Folglich müssen sich die Jugendlichen mit Disproportionen ihres Körpers auseinandersetzen (vgl. Fend 2003, S. 102; Bischof-Köhler 2006, S. 210f.). Hierbei sind Geschlechterunterschiede zu beobachten. Bei Mädchen liegt der Anfang des Wachstumsschubes zwischen 9,5 und 13 Jahren. Er endet ungefähr im Alter von 18 Jahren. Jungen erfahren den stärksten Schub zwischen 12 und 15 Jahren. Sie sind mit ungefähr 20 Jahren ausgewachsen (vgl. Bischof-Köhler 2006, S. 210). Hinsichtlich des maximalen Längenwachstums sind ebenso Unterschiede bei den Geschlechtern zu verzeichnen. Mädchen können pro Jahr 8 cm und Jungen 9,5 cm wachsen (vgl. Fend 2003, S. 103). Die Ausbildung der Körperproportionen erfolgt geschlechtsspezifisch, so werden beispielsweise beim Jungen die Schultern breiter, während Mädchen breitere Hüften bekommen (ebd., S. 104). Mit den Wachstumsprozessen geht eine immense Gewichtszunahme beider Geschlechter einher, die sich bei den Mädchen mit einem deutlich höheren Fettanteil vollzieht (vgl. Fend 2003, S. 104; Bischof-Köhler 2006, S. 212). Auch bei dieser pubertären Entwicklung haben die Mädchen eine „Vorreiterposition", da die Gewichtszunahme bei ihnen ungefähr im Alter von 10 Jahren einsetzt und es bei Jungen etwa das 12. Lebensjahr ist (vgl. Leue-Käding 2004, S. 79). Zur sexuellen Reifung gehört ebenso die Ausbildung der primären und sekundären Geschlechtsmerkmale bei den Geschlechtern. Die Entfaltung derselbigen kann der Längenwachstumsgeschwindigkeit einerseits vorausgehen und andererseits dieser direkt folgen (vgl. Kluge & Jansen 1996, S. 23). Klimax des Entwicklungsvorgangs ist beim Mädchen die Menarche und beim Jungen die Ejakularche. Die Entwicklung der primären Geschlechtsmerkmale hat den Effekt, dass die Jugendlichen sich nun fortpflanzen können. Sie sind in der Lage Leben zu zeugen beziehungsweise zu gebären. Die körperlichen Veränderungen dienen laut Kluge und Jansen aber nicht nur der Fortpflanzungsfunktion:

> Über die Möglichkeit der Fortpflanzungsfunktion hinaus sind sie jedoch auch zunehmend in die Lage versetzt, ein Sexualleben zu beginnen, das ihnen u.U. zeit ihres Lebens höchste Lust zu bereiten und sie zwischenmenschlich zu beglücken vermag. (Kluge & Jansen 1996, S. 23)

Eine besondere Herausforderung für die Jugendlichen ist das Wachstum der sekundären Geschlechtsmerkmale, da diese vom Umfeld wahrgenommen werden. Leue-Käding streicht in diesem Zusammenhang die Bedeutsamkeit der Entstehung dieser körperlichen Merkmale heraus, indem sie ihnen eine „Schlüsselrolle" bei der Bildung des Körperkonzeptes und Selbstkonzeptes zuweist (vgl. Leue-Käding 2004, S. 80).

Es bleibt festzuhalten, dass die Jugendlichen in dieser Zeit gravierende körperliche Veränderungen des eigenen Körpers erleben, die wiederum psychisch verarbeitet werden müssen. So kann es bei Mädchen und Jungen in dieser Phase zu Auffälligkeiten im Verhalten kommen, was sich unter anderem durch schnell umschlagende Stimmungsschwankungen, Schwankungen zwischen aktivem und passivem Verhalten (Rückzugstendenzen bis hin zur Lethargie), einem übersteigerten Selbstwertgefühl oder ausgeprägten Minderwertigkeitsgefühl (oft im Wechsel), narzisstischer Beschäftigung mit dem eigenen Körper oder dem Ablehnen aller Werte und Anschauungen der Erwachsenen äußern kann (vgl. Walter 2005a, S. 162 ff.).

4.2.2.2 Sexuelle Entwicklungsaufgaben im Jugendalter

Im Folgenden möchte ich hinsichtlich der sexuellen Entwicklung Jugendlicher auf zwei bedeutende entwicklungspsychologische Aufgaben eingehen, die Fend unter die Bereiche **„den Körper bewohnen lernen"** und **„Umgang mit Sexualität"** fasst (vgl. Fend 2003, S. 222ff.). Unter diese beiden Teilbereiche fallen die für die sexuelle Entwicklung Jugendlicher relevanten Aufgaben: Übernahme der weiblichen oder männlichen Geschlechterrolle, Akzeptanz des eigenen Körpers und die effektive Nutzung desselben sowie der Aufbau von Beziehungen zu Gleichaltrigen beiderlei Geschlechts (vgl. Ortland 2008, S. 47f.).

Es gibt zwei Faktoren die die Entwicklungsaufgabe **„den Körper bewohnen lernen"** laut Fend beeinflussen. Zum einem sind es „kontextuelle Vorgaben" in Form von Schönheitsidealen, die von der Gesellschaft vorgegeben werden, zum anderen sind es die bereits erwähnten geschlechtsspezifischen körperlichen Veränderungen während der Pubertät (vgl. Fend 2003, S. 222f.). Für Mädchen ist die Zeit des körperlichen Wandels und der sexuellen Reifung mit Unsicherheiten verbunden, die Gewichtszunahme macht ihnen zu schaffen, sie empfinden sich häufig als zu dick. Keineswegs ungewöhnlich sind Essstörungen bei den Mädchen, sie gehören zu „den wichtigsten altersspezifischen Belastungen" (vgl. Fend 2003, S. 233ff.). Insgesamt beurteilen sie ihr Aussehen kritischer als die Jungen (vgl. Fend 2003, S. 237; BZgA 2006, S. 67f.). Eine negative Einstellung zum Körper geht bei Mädchen (häufig) mit Depressionen und einem niedrigen Selbstwertgefühl einher (vgl. Möller 2005, S. 181). Ebenso ist die Menarche ein einschneidendes und aufwühlendes Erlebnis. Auch im weiteren Verlauf ihres

Lebens empfinden viele junge Frauen ihre Menstruation als notwendiges Übel, dem sie ausgeliefert sind. Bei dem Versuch die Regelblutung in ihr körperliches Selbstkonzept zu integrieren sind sie weitgehend auf sich allein gestellt (ebd., S. 178f.). Für Jungen ist es ebenfalls nicht einfach, sich im eigenen Körper wohlzufühlen. So empfinden auch sie ihren Körper als disproportioniert (vgl. Fend 2003, S. 242) und machen sich Gedanken über ihre Körpergröße (vgl. Steins 2008, S. 45f.). Auch sie unterliegen Stimmungsschwankungen, doch statt darüber zu reden, macht sich das innere Ungleichgewicht durch auffälliges Verhalten bemerkbar (vgl. Fend 2003, S. 251). Ihre Ejakularche erleben viele Jungen oftmals unvorbereitet; was die Aufklärung darüber angeht, befinden sie sich gegenüber den Mädchen und ihrem Wissen bezüglich der ersten Menarche deutlich im Nachteil (vgl. BZgA 2006, S. 24). Festzuhalten bleibt, dass es für beide Geschlechter schwierig ist, mit ihrer sexuellen Reifung und den damit verbundenen körperlichen Veränderungen umzugehen. Die Entwicklungsaufgabe „den Körper bewohnen lernen" ist untrennbar mit der Gestaltung des eigenen Körpers verbunden, was sich bei den Mädchen und Jungen durch verstärkte Körperpflege, Kontrolle des Gewichtes (in Form von Diäten oder Sport) und Kleidung zeigt. Dies ist der Versuch, das eigene Aussehen an die von der Gesellschaft vorgegebenen Schönheitsideale und die eigenen Idealvorstellungen anzupassen (vgl. Ortland 2008, S. 50).

Die zweite Entwicklungsaufgabe „**Umgang mit Sexualität lernen**" wird für die Jugendlichen mit der in der Pubertät erlangten Reproduktionsreife eingeläutet. Sie bedingt, dass die Mädchen und Jungen mit ihrer genitalen Sexualität auseinandersetzen müssen und ist mit äußeren Rahmenbedingungen in Form von „herrschenden sexuellen Normen und Werten" und inneren Vorgängen verknüpft (vgl. Ortland 2008, S. 51). Fend stellt bezüglich der sich im Laufe der Zeit verändernden externen Rahmenbedingungen heraus, dass sich im Vergleich zu früher, heute insbesondere das Verhältnis unter den Geschlechtern gewandelt habe. Jungen unterstehen nicht mehr dem traditionellen Männerbild, sie fangen an Sexualität zu „romantisieren". Auffälliger ist Fends Ansicht nach die Wandlung der Mädchen, die heutzutage mehr auf ihre sexuelle Selbstbestimmung pochen (vgl. Fend 2003, S. 257). Insgesamt erlebt er die Sexualität der Geschlechter als verhandelbarer und sieht sie als wesentliches Element des Selbstverständnisses bei Jungen und Mädchen. Für ihn bildet sich dadurch eine neue Moral, welche er durch folgende Rahmenbedingungen konkretisiert: Sexualität muss authentisch sein, sie „muß in das eingebettet sein, was eine Person für sich als gut und ihr gemäß empfinden kann" und Sexualität soll mit „sozialen Verpflichtungen und sozialen Bindungen verbunden sein" (ebd., S. 257). Dies bedeutet unter anderem sich gegenseitig zu respektieren und verantwortungsvoll miteinander umzugehen.

Die Entscheidung für einen Beziehungspartners/eine Beziehungspartnerin mit dem/der sexuelle Erfahrungen gesammelt werden sollen, wird von den Mädchen und Jungen unter bestimmten Gesichtspunkten getroffen. Dazu gehören die persönliche Neigung, die „gewisse" Anziehungskraft und Attraktivität. Ortland führt in diesem Zusammenhang an, dass Sexualität für die gesamte Entwicklung der Persönlichkeit bedeutsam ist, da sie zugleich mit dem „Bedürfnis nach Akzeptanz und Selbstwert (der Entwicklung der Personalität) und dem Bedürfnis nach Bindungen, in denen Erotik und Sexualität erfahren werden kann (Entwicklung der Soziabilität)" verbunden ist (Ortland 2008, S. 51). Fend kommt diesbezüglich zu dem Entschluss, dass das Eingehen von Liebesbeziehungen im Jugendalter eine zentrale Aufgabe ist und dass der Umgang mit Sexualität als Kernaspekt der sozialen Entwicklung von Mädchen und Jungen gesehen werden kann (vgl. Fend 2003, S. 259).

Anhand von Auszügen aus der qualitativen Studie „Sexuelle Erfahrungen im Jugendalter" von Dannenberg und Stich (2005) und der repräsentativen Wiederholungsbefragung der BZgA möchte ich im Folgenden skizzieren, wie Jugendliche Sexualität erleben und welche Anforderungen für sie damit verbunden sind. Betrachtet man die sexuellen Erfahrungsund Lernprozesse Jugendlicher, so lassen sich folgende Charakteristika herausstellen: die ersten Liebesbeziehungen sind selten von Dauer, sie gelten für die Jugendlichen als „Lernund Experimentierfeld". Petting ist ein wesentlicher Bestandteil von partnerorientierter Sexualität und anfängliche Probleme beim ersten Geschlechtsverkehr sind kein Hinweis auf weitere Schwierigkeiten im sexuellen Entwicklungsverlauf. Selbstbefriedigung ist ebenfalls ein Bestandteil jugendlicher Sexualität. Interessant ist, dass sie von Mädchen und Jungen unterschiedlich gelebt wird. Für männliche Jugendliche ist Onanie ein selbstverständliches Element ihrer sexuellen Entwicklung, während weibliche Jugendliche das Bedürfnis nach Masturbation erst nach und nach in ihrem Entwicklungsprozess verspüren. Dannenberg und Stich vertreten die Meinung, dass dies wahrscheinlich nicht auf innere Verbote zurückzuführen sei, sondern Mädchen einfach weniger selbstverständlich das Bedürfnis nach Selbstbefriedigung entwickeln würden (vgl. Dannenberg & Stich 2005, S. 109ff.). Hingegen führen andere Autoren Scham als Grund für die Passivität an (vgl. Möller 2005, S. 187). Eine weitere Möglichkeit des sexuellen Erlebens bieten in diesem Alter die partnerschaftlichen Beziehungen. So können die Zärtlichkeiten zwischen jungen Männern und jungen Frauen laut Ortland als „Grundlage für die ‚Verankerung der Sexualität im Selbstverständnis'" gesehen werden (Ortland 2008, S. 54). Häufigste Form des Austauschs von Zärtlichkeiten ist bei den 14–17jährigen das Küssen, gefolgt von Brust- und Genitalpetting und Geschlechtsverkehr (vgl. BZgA 2006, S. 75ff.). Die Verhütung ist ein wichtiges Element hinsichtlich des verantwortungsvollen Umgangs mit Sexualität. Kondome sind für Jugendliche das meist angewandte Verhütungsmittel beim ersten Mal, mit großem Abstand folgt die Pille als zweithäufigst benutztes Kontrazeptivum (vgl. BZgA 2006, S. 102). Allerdings ist unter den Jugendlichen ebenfalls der „Koitus interruptus" als Verhütungsmethode bekannt. Doch woher bekommen Jugendliche ihre Informationen bezüglich Verhütung, sexuellen Praktiken und anderen sexuellen Themenbereichen? Dannenberg und Stich fanden in ihrer Studie heraus, dass sich Jugendliche verschiedene Informationsquellen für unterschiedliche Zwecke suchen. Sachinformationen bezüglich Sexualität fordern sie von der Mutter, der Schule und den Printmedien ein. Auskünfte über sexuelle Praktiken und spielerischen Sex erhalten sie aus nicht jugendfreien Fernsehsendungen. Die Peergroup ist bedeutsam für die Meinungsbildung, bei privaten emotionalen Angelegenheiten hinsichtlich Sexualität sprechen sie mit dem besten Freund oder der besten Freundin (vgl. Dannenberg & Stich 2005, S. 150). Die Studie zeigt ebenfalls auf, dass die Peergroup für die Jugendlichen einen hohen Stellenwert hat, da sie „Gelegenheitsräume für Paarbildungen" bietet (ebd., S. 129). Somit stellt die Peergroup eine wichtige soziale Ressource für die sexuelle Entwicklung von Jugendlichen dar. Als signifikant zu verzeichnen ist hierbei, dass „defizitäre Peer-Beziehungen mit misslingenden sexuellen Beziehungen" korrespondieren. Jugendliche die ihre sexuellen Erlebnisse als traumatisierende Ereignisse beschrieben haben, waren laut Dannenberg und Stich sozial desintegriert. Eine fehlende Peergroup im Jugendalter hat zur Folge, dass es schwieriger ist sexuelle Erfahrungen zu sammeln und Partnerschaften zu bilden. Zudem entwickeln die weiblichen und männlichen Adoleszenten auf emotionaler und sozialer Ebene Defizite (ebd., S. 143).

4.3 Familie als Ort der Sozialisation

Die Sexualentwicklung von Kindern und Jugendlichen unterliegt unterschiedlichen Einflussbereichen wie etwa Freunden, Medien und institutionellen Einrichtungen. In diesem Kapitel wird auf die Bedeutung der Familie[27] hinsichtlich der

---

[27] Sofern nicht anders vermerkt, beziehen sich die folgenden Ausführungen hinsichtlich der Familie auf das traditionelle Gefüge Vater, Mutter und Kind. Die Bedeutung beispielsweise

sexuellen Sozialisation von Kindern und Jugendlichen eingegangen werden, da sie für die gesamte Entwicklung eines Individuums von enormer Wichtigkeit ist. Seit Jahrhunderten gilt sie als „zentrale Instanz der Sozialisation" (Hurrelmann 2006, S. 127). Hurrelmann definiert Sozialisation als: natürlichen Anlagen, insbesondere den körperlichen und psychischen Grundmerkmalen (der ‚inneren Realität') und mit der sozialen und physikalischen Umwelt (der ‚äußeren Realität')." (Hurrelmann 2006, S. 7) Der Mensch wird nach dieser Definition von seiner Umwelt beeinflusst, kann sie aber gleichzeitig aktiv mitgestalten. Anhand des ökologischen Ansatzes von Bronfenbrenner und von Ausführungen des Sozialisationsforschers Hurrelmann soll skizziert werden, warum die Familie eine bedeutsame Sozialisationsinstanz im Leben eines Menschen ist. Im Anschluss daran werde ich den Begriff der sexuellen Sozialisation vorstellen und beschreiben, wie sich diese idealtypisch in der Familie vollziehen kann.

4.3.1 Die Familie als ökologisches System nach Bronfenbrenner

Der Entwicklungspsychologe Urie Bronfenbrenner (1917–2005) versuchte die Entwicklung des Menschen in ökologischen Systemen zu beschreiben, die miteinander in Beziehung stehen. Die Ökosysteme sind wichtig für die biologische und psychosoziale Entwicklung, schließlich sind sie es, die diese gewährleisten (vgl. Oerter 2008, S. 85). Ein ökologisches System zeichnet sich dadurch aus, dass sich alle Elemente in einer Wechselbeziehung befinden, was bedeutet, dass die Veränderung eines Elementes zur Veränderung des ganzen System beitragen kann[28]. Die Entwicklung eines Menschen ist somit das Resultat einer dauerhaften Wechselbeziehung zwischen dem Individuum und seiner Umwelt (vgl. Bronfenbrenner 1981, S. 19). Sie ist nach Bronfenbrenner ein aktiver Prozess, das heißt, der Mensch kann seine Umwelt erforschen, sie erhalten oder verändern. Umgekehrt übt die Umwelt Einfluss auf das Individuum aus, und es muss laut Bronfenbrenner zu einem „Prozess ‚gegenseitiger Anpassung'" kommen (ebd., S. 38).

Die ökologischen Systeme bei Bronfenbrenner umfassen das Mikrosystem, das Mesosystem, das Exosystem und das Makrosystem (ebd., S. 23ff.). Diese Systeme muss man sich laut Bronfenbrenner als ineinandergeschachtelte und kon-

---

von Geschwistern oder den Großeltern im sexuellen Sozialisationsprozess ist bis jetzt kaum systematisch erfasst worden (vgl. Schuhrke 2008, S. 529).

[28] Oerter führt als Beispiele für Systemveränderungen die Geburt eines Kindes, das Ausziehen des erwachsenen Kindes aus der Familie oder den Tod eines Elternteils an (vgl. Oerter 2008, S. 88).

zentrisch (von innen nach außen) angeordnete Strukturen vorstellen (ebd., S. 38). Das Mikrosystem umfasst den engen Familienkreis eines Menschen. Das Mesosystem bezieht sich auf die Wechselbeziehungen zwischen verschiedenen Lebensbereichen, an denen das Individuum aktiv beteiligt ist (für ein Kind wären das beispielsweise die Beziehungen zwischen Familie, Schule und Freunden). Unter dem Exosystem fasst man alle Lebensbereiche zusammen, an denen sich das entwickelnde Individuum nicht selbst beteiligt. Dennoch haben diese Lebensbereiche Einfluss auf das Mikrosystem (zum Beispiel könnten dies bei einem Kind die Arbeitsstelle der Eltern oder deren Bekanntenkreis sein). Als letztes System folgt das Makrosystem, welches sich auf das ganze gesellschaftliche System bezieht. Somit umfasst es kulturelle und subkulturelle Normen und Werte, „einschließlich der ihnen zugrunde liegenden Weltanschauungen und Ideologien" (ebd., S. 38ff.). Bezieht man dieses System auf die Familie, so könnten hiermit Rahmenbedingungen wie zum Beispiel familienergänzende Betreuung oder Halbtagsarbeit gemeint sein (vgl. Zimmermann 2006, S. 93).

Die Darstellung aller Systeme verdeutlicht, dass ein Mensch nicht nur durch seine unmittelbare Umgebung sozialisiert wird, sondern auch externe Faktoren auf diesen Prozess einwirken. Für die sexuelle Sozialisation in der Familie ist für uns insbesondere das Mikrosystem interessant. Es stellt sozusagen die erste Stufe der Sozialisation des Individuums dar. Bronfenbrenner definiert dieses System folgendermaßen:

> Ein Mikrosystem ist ein Muster von Tätigkeiten und Aktivitäten, Rollen und zwischenmenschlichen Beziehungen, die die in Entwicklung begriffene Person in einem gegebenen Lebensbereich mit den ihm eigentümlichen physischen und materiellen Merkmalen erlebt. (Bronfenbrenner 1981, S. 38).

Das Individuum wird innerhalb des Mikrosystems durch „konkrete Interaktionsbeziehungen im engen Familienkreis" sozialisiert (Zimmermann 2006, S. 46). Der Lebensbereich eines Menschen ist insbesondere in den ersten Lebensjahren auf Personen in seiner unmittelbaren Umgebung begrenzt. Für die sexuelle Entwicklung in dieser Zeit bedeutet dies, dass sie primär von der Familie begleitet wird und sich in Wechselwirkung mit dieser ausbildet. Hierbei spielen insbesondere die innerfamiliären Sozialisationsprozesse eine Rolle. Je älter die Kinder werden, desto mehr nehmen die anderen Ökosysteme an Relevanz zu.

4.3.2 Sozialisation in der Familie nach Hurrelmann

Der Sozial-, Bildungs- und Gesundheitswissenschaftler Klaus Hurrelmann bezeichnet die Familie als „primäre Sozialisation", da sie die erste Sozialisationsinstanz im Leben eines Säuglings darstellt und sie die „nachhaltigste Prägung der Persönlichkeit eines neu geborenen Gesellschaftsmitgliedes" vornimmt (Hurrelmann 2006, S. 127). Die Familie in ihrer heutigen Form orientiert sich stark an ihren „Mitgliedern", deren Bedürfnisse in Form von „Liebe, Nähe, Emotionalität, Entspannung und Rückzug" es zu erfüllen gilt. Intimität ist zu einem wesentlichen Bestandteil des Familienlebens geworden (ebd., S. 129). Die Entwicklung der Persönlichkeit eines Kindes wird in der Familie durch bewusste Erziehungsarten seitens der Eltern und durch deren Verhalten beeinflusst. Hiermit sind Einstellungen und Gesten gemeint, welche die Eltern sich in Interaktion mit Nachbarn, Arbeitskollegen und Freunden angeeignet haben und die die aus dem Familienleben entstandenen Einstellungen ergänzen (ebd., S. 156).

Hurrelmann stellt in diesem Zusammenhang heraus, dass eine gelungene Eltern-Kind-Beziehung wesentlich für die Persönlichkeitsentwicklung des Kindes ist, da sie die Direktive für alle folgenden Beziehungen des Individuums bildet (ebd., S. 137). Ebenso wie Bronfenbrenner fokussiert Hurrelmann die sexuelle Sozialisation in der Familie nicht in seinen Ausführungen. Er erwähnt jedoch die Pubertät als eine „Übergangsphase im Familienleben" und betont hierbei die psychische Ablöse von den Eltern (ebd., S. 139). Zudem macht er auf die Einübung der Geschlechterrollen aufmerksam. So kann seines Erachtens „von der Tochter spielerisch die Rolle der Frau gegenüber dem Vater oder vom Sohn spielerisch die Rolle des Mannes gegenüber der Mutter eingenommen werden" (ebd., S. 132). Nachdem ich anhand beider Theorien herausgestellt habe, wie bedeutsam die Familie für die Persönlichkeitsentwicklung und den Sozialisationsprozess eines Menschen ist, möchte ich im Folgenden aufzeigen, wie eine sexuelle Sozialisation in der Familie idealtypisch verlaufen kann.

4.3.3 Sexuelle Sozialisation in der Familie

Der Begriff sexuelle Sozialisation kann synonym mit dem neu in die sexualpädagogische Fachsprache eingeführten Begriff „Sexualisation" verwendet werden. Hierunter ist „die Eingliederung des menschlichen Individuums aufgrund sexueller Lernprozesse in das soziale System, dem es mittel- oder langfristig angehört" (Kluge 2008a, S. 120) zu verstehen. Diese Lernvorgänge können unbeabsichtigt, nicht-intentional und funktional ablaufen oder umgekehrt, absichtlich, intentional und kontrolliert organisiert.

Wird Sexualisation als sexualpädagogischer Komplementärbegriff verstanden, so kann er weiter gefasst werden und als Geschehensbegriff Anwendung finden. In diesem Fall sind darunter zum Beispiel der Erwerb sexueller Verhaltensmuster und eines bestimmten Sexualwissens (in Form von Print- und elektronischen Medien), sowie die Aneignung positiver und negativer Einstellungen zum Thema Sexualität zu verstehen (vgl. Kluge 2008a, S. 120). Hier möchte ich die wissenschaftliche Definition von sexueller Sozialisation um die Begriffsbestimmung von Milhoffer anführen:

> Sexuelle Sozialisation vollzieht sich in Abhängigkeit von der Grundhaltung, mit welcher die mit dem Kind in Kontakt tretenden Personen auf seine Bedürfnisse nach Wärme, Hautberührung und zärtlicher Zuwendung eingehen, von der Reinlichkeitserziehung, davon, welcher Umgang den Genitalien gestattet wird und wie Sexualität in der Erwachsenenwelt dargestellt und vorgelebt wird. (Milhoffer 2002, S. 115)

Milhoffers Definition von sexueller Sozialisation stellt die Interaktion zwischen erwachsener Person und Kind als zentrales Moment heraus. Die Darstellung der sexuellen Sozialisation in der Familie soll sich insbesondere auf diese Begriffsbestimmung beziehen. Neben der sich unbewusst vollziehenden sexuellen Sozialisation werden auch bewusste sexualerzieherische Maßnahmen der Eltern berücksichtigt. Die Interaktionen mit Mutter und Vater sind ein wesentlicher Bestandteil der sexuellen Entwicklung des Kindes. Pränatale Forschungsergebnisse zeigen auf, dass das Baby bereits im Mutterleib aktiv an äußeren Geschehnissen teilnimmt. Dies vollzieht sich in erster Linie durch den Hörsinn und durch Berührungen. Das Kind nimmt schon im Bauch der Mutter die Stimmen seiner Eltern war und erkennt diese nach der Geburt wieder (vgl. Steins 2008, S. 31f). Bereits Erikson hat herausgefunden, dass sich eine vertrauensvolle Fürsorge positiv auf die affektiven, kognitiven und psychomotorischen Bereiche des Kindes auswirken. Durch eine liebevolle Zuwendung werden das soziale Wohlbefinden und das Urvertrauen gestärkt (vgl. Erikson 2003, S. 72). Das sexuelle Verhaltensmuster des Kindes wird durch die Art und Weise, wie seine Eltern mit ihm umgehen, geprägt (vgl. Walter & Hoyler-Herrmann 1987, S. 109). Säuglinge speichern ihre gesammelten Erfahrungen im „Körpergedächtnis" ab (vgl. Wanzeck- Sielert 2008, S. 364). Das bedeutet, dass das Baby bereits registriert, wie Mutter und Vater beispielsweise beim Baden mit seinem Körper umgehen. Der Säugling genießt den Körperkontakt und spürt die zufälligen Berührungen seiner Geschlechtsorgane. Wird mit ihm liebevoll und sanft umgegangen, nimmt er dies wahr (ebd., S. 365). Positive und negative Einstellungen der Eltern prägen das sexuelle körperliche Bewusstsein des Säuglings (ebd. S. 2008). In der frühen Kindheit wird durch eine zärtliche und gefühlsbetonte Beziehung zu den Eltern das Fundament für spätere „tiefe emotionale und erotische Partnerbindungen" gebildet (vgl. Weller 2009[29]). Somit ist bereits von der frühkindlichen Phase an „ein positiver affektiver Erlebnisreichtum, eine von Liebe und Zuneigung geprägte Eltern-Kind-Beziehung für die Bejahung von Geschlechtlichkeit wichtig" (Schmetz 2001, S. 386). Die Entwicklung der Geschlechtsidentität wird also in den ersten Lebensjahren besonders durch die Beziehung zu den Eltern geprägt (vgl. Schon 1995, S. 91). Weller macht darauf aufmerksam, dass die Eltern ihre eigenen weiblichen und männlichen Verhaltensweisen reflektieren sollen, da ihre Geschlechterrollen dem Kind als Beispiel dienen (vgl. Weller 2009). Außerdem tendieren Eltern immer noch dazu, ihre Kinder geschlechtsspezifisch zu erziehen, wichtiger ist es jedoch auf die Bedürfnisse des Kindes einzugehen (ebd., 2009). Wie prägend elterliche Erziehung sein kann, lässt sich beispielsweise an einer rigiden Sauberkeitserziehung des Kindes erkennen. Reagieren Eltern mit Ekel auf die Ausscheidungen des Kindes, kann daraus folgen, dass das Kind alles was mit seiner unteren Körperregion zu tun hat, als verabscheuungswürdig empfindet, was zu einem lebenslangen Schamgefühl führen kann (vgl. Mertens 1997, S. 87; Wanzeck-Sielert 2008, S. 365f.). Positiv und autonomiefördernd würde sich dagegen die Unterstützung des Kindes bezüglich seiner Selbstwirksamkeit auswirken (vgl. Wanzeck-Sielert 2008, S. 364). Die Frage, ob Eltern für oder gegen eine sexualfreundliche Erziehung sind, müssen sie sich spätestens dann stellen, wenn die Kinder im Alter von zwei bis drei Jahren damit beginnen sich selbst zu befriedigen (vgl. Sielert 2005, S. 103). Beim Erforschen der Genitalien der Erwachsenen macht Sielert darauf aufmerksam, dass es wichtig ist, die eigene Intimsgrenze zu wahren und der Neugier des Kindes Grenzen zu setzen. So lernt das Kind bereits von klein auf, dass jeder Mensch solch eine Grenze und auch das Recht hat, diese zu wahren (ebd., S. 104). Da es sich hierbei um ein natürliches Bedürfnis des Kindes handelt, ist es äußerst wichtig, angemessen zu reagieren. Das Kind muss begreifen, dass Selbstbefriedigung natürlich und normal ist, es aber angemessener ist, dies im eigenen Zimmer zu tun (ebd., S. 108). Wesentlich für das zweite Le-

---

[29] Internetquelle ohne Seitennummerierung.

bensjahr ist der Spracherwerb des Kindes. Dieser ermöglicht es, dass Sexuelles – beispielsweise Worte für Genitalien oder angenehme und unangenehme Berührungen – benannt werden kann (ebd., S. 104). Je älter die Kinder werden, desto mehr nehmen die Fragen hinsichtlich Sexualität zu. Hierbei wirkt es sich positiv aus, wenn die Eltern möglichst unbefangen auf die gestellten Fragen reagieren und ihre Kinder altersgerecht über Sexualität aufklären (vgl. Weller 2009).

An dieser Stelle muss angemerkt werden, dass die Sexualerziehung des Kindes nicht zu einer bloßen Gefahrenabwehr und Kontrolle werden darf. Aufgabe der Eltern sollte es sein, das lustvolle sexuelle Erleben der Kinder zu unterstützen. So gilt es die ersten Liebesbeziehungen unter Gleichaltrigen ernst zu nehmen und zu stärken. Ist dies nicht der Fall, kann es passieren, dass das Kind im weiteren Verlauf seines Lebens diese Gefühle für sich behält. Ein „sich darüber lustig machen" könnte somit eine Gefährdung der seelischen Entwicklung des Kindes nach sich ziehen (vgl. Sielert 2005, S. 110). Auch die Doktorspiele sollten von den Erwachsenen nicht verboten werden, da sie der natürlichen gesunden sexuellen Entwicklung des Kindes entsprechen (vgl. Gnielka 2008a, S. 8). Selbstverständlich sollte in Fällen von Grenzüberschreitungen eingeschritten werden. Die Lustkomponente von Sexualität bei der Sexualerziehung des Kindes stärker zu fokussieren, scheint für viele Eltern kompliziert zu sein und endet meist in einer „allgemeinen Erziehung zur Liebes- und Beziehungsfähigkeit" (Schuhrke 2008, S. 528).

Je älter die Kinder werden, desto selbstbestimmter verläuft ihre sexuelle Entwicklung. Weller merkt an, dass bis zum Beginn der Pubertät des Kindes die grundlegenden Gesichtspunkte in Bezug auf Sexualität besprochen sein sollten (vgl. Weller 2009). Eltern sollten sich hinsichtlich der verbalen Aufklärung aber nicht aufdrängen, sondern Signale ihrer Kinder beispielsweise in Form von Neugierde wahrnehmen (vgl. Dannenberg & Stich 2005, S. 190). Im Jugendalter sind es jedoch weniger die Informationen seitens der Eltern, die die sexuelle Sozialisation beeinflussen, sondern soziale Basiskompetenzen und die Emotionalität im Elternhaus, welche sich direkt auf die sexuelle Entwicklung der Töchter und Söhne auswirken:

> Die Gesprächs- und Streitkultur im Elternhaus und die familialen Vorbilder für Geschlechterverhältnisse sind die wichtigsten Indikatoren für das Gelingen sexueller Beziehungen. [...] Darin liegt die wichtigste Bedeutung, die Eltern im sexuellen Sozialisationsprozess ihrer Kinder zukommt. (Dannenberg & Stich 2005, S. 190)

Dannenberg und Stich kamen ebenfalls zu dem Ergebnis, dass viele Eltern der Sexualität ihres Kindes mit einer offeneren Haltung entgegentreten, was zur Folge hat, dass Jugendliche ihr Sexualleben nicht mehr verstecken müssen (vgl. Dannenberg & Stich 2005, S. 190). Weller empfiehlt den Aufbau „dauerhafter Partnerbeziehungen" zu stärken, da sie langfristig „förderliche Aspekte für alle Bereiche der Persönlichkeitsentwicklung" mit sich bringen (Weller 2009).

4.4 Bedeutung der Sexualität für erwachsene Menschen

Ab wann ein Mensch erwachsen ist, lässt sich schwer definieren. So bildet „die Jugend" die Anfangsphase dieser Lebensspanne und „das Alter" die Endphase (vgl. Starke 2008, S. 399). Die folgenden Ausführungen lehnen sich insbesondere an Starke an, der sich ausführlich mit der Sexualität im Erwachsenenalter auseinandergesetzt hat. Fokussiert wird die Sexualität von Menschen ab ca. 20 Jahren bis ca. 60 Jahren. Für erwachsene Menschen ist Sexualität zwar bedeutsam, doch steht sie keineswegs an erster Stelle. Werden erwachsene Menschen danach gefragt, was sie mit Sexualität verbinden, so wird am häufigsten die Liebe genannt. Darauf folgen Nennungen wie Zärtlichkeit, Vertrauen, Nähe, Spaß, Leidenschaft und Partnerschaft (ebd., S. 401). Starke zeigt hinsichtlich der Sexualität erwachsener Frauen und Männer unterschiedliche Funktionen auf, die sich auf Emotionalitäten und auf praktische Dimensionen (beispielsweise die Fortpflanzungsfunktion) beziehen. Im Folgenden möchte ich die für diese Arbeit relevanten Funktionen vorstellen, welche sich an die oben genannten Assoziationen von Erwachsenen hinsichtlich ihrer Sexualität anlehnen. Für die meisten erwachsenen Menschen ist die **Bestätigungsfunktion** der Sexualität äußerst wichtig, da sie das Individuum in seinen weiblichen und/oder männlichen Attributen bestätigt[30]. Wesentlich hierbei, ist das Wohlfühlen im eigenen Körper gepaart mit der Empfindung begehrenswert zu sein.

Motivationen für sexuelle Aktivitäten sind bei Erwachsenen Spaß und Lust. So wird insbesondere bei jüngeren Erwachsenen die **Spaßfunktion** der Sexualität genannt. Sex wird in diesem Kontext zwar als Amüsement verstanden, was der Unterhaltung dient, doch verkommt er dadurch keineswegs zum inflationären Ereignis, sondern behält bei dem Großteil der Individuen seinen bedeutungsvollen Charakter (ebd., S. 402). Ebenso selbstverständlich wird von Frauen und Männern die **Lustfunktion** von Sexualität genannt. Hierbei steht nicht zwingend

---

[30] Ich habe bewusst die Formulierung „weiblich und/oder männlich" gewählt, da sie darauf aufmerksam machen soll, dass es auch Personen gibt, die sowohl männliche als auch weibliche Seiten an sich herausstreichen wollen.

der Koitus im Fokus der Betrachtung, sondern das lustvolle Erleben in Form von Verlangen und Ekstase.

Viele Erwachsene betonen die **Relations- oder Beziehungsfunktion** von Sexualität. Sexualität stellt in diesem Kontext einen Beweis der Liebe dar. Sie ist konstitutives Element der Beziehung zweier Menschen, sie kräftigt und fördert diese Verbindung. Insbesondere bei Liebespaaren tritt die **Kommunikationsfunktion** von Sexualität immer mehr in den Vordergrund. Sie zeichnet sich durch ihre Vielfalt an Möglichkeiten auf verbaler und non-verbaler Ebene aus. Ihr Fundament ist das Vertrauen zwischen zwei Menschen: „Schranken fallen, habitualisiertes Misstrauen verflüchtigt sich, das wird als beglückend empfunden." (ebd., S. 403). An erster Stelle steht für die meisten Frauen und Männer jedoch die **Nähefunktion** der Sexualität. Isolation wird durch den gemeinsamen Sex aufgehoben, es geht darum, einander möglichst nahe zu sein, sich zärtlich zu vereinen (ebd., S. 403). Die hier aufgeführten Funktionen machen deutlich, dass partnerschaftlicher Sex für erwachsene Menschen wichtig ist. Eine Beziehung hat den positiven Effekt, neben (mehr oder weniger) regelmäßigem Geschlechtsverkehr, geliebt zu werden. Beide Geschlechter bewerten den Sex in einer Beziehung als äußerst positiv.

Männer und Frauen erleben Sexualität auf vielfältige Weise, so gehören neben dem vaginalen Verkehr beispielsweise auch orale und manuelle Techniken, sowie Selbstbefriedigung und andere non-koitale Praktiken dazu (ebd., S. 403f.). Zwar konnte die Masturbation sich als selbstständige Sexvariante etablieren und wird in den meisten Partnerschaften akzeptiert, doch wird sie hauptsächlich als Ersatzbefriedigung für mangelnden partnerschaftlichen Sex gesehen (vgl. Starke 2008, S. 406f.). Mangelnde Kommunikation über Masturbation wird von Starke auf ein Gefühl der Scham zurückgeführt. Fakt ist, dass Masturbation sich in Zeiten der „Entintimisierung" ihren Intimcharakter bewahrt hat (ebd., S. 406). Ebenfalls ein wichtiges Thema hinsichtlich der Sexualität erwachsener Menschen ist die sexuelle Treue, die meisten Paare halten sich daran (ebd., S. 407). Paargruppen müssen im Erwachsenenalter keineswegs heterosexuell determiniert sein, ebenso können homosexuelle Paarungen darunter fallen. Das Erwachsenenalter ist bezüglich der sexuellen Orientierung des Menschen die Zeit des „Coming-out". Viele Menschen bekennen sich in dieser Phase dazu homosexuell zu sein.

Im Großen und Ganzen ist die Sexualität von Erwachsenen jedoch keine „Leidensgeschichte – von pathologischen oder sonstigen Ausnahmen abgesehen", sondern „Sexuelles ist vielmehr ein Faktor des eigenen Lebensglücks wie auch das der Paargruppe, in der die meisten Menschen immer noch die meiste Zeit ihres erwachsenen Lebens verbringen." (ebd., S. 408).

Neben der sexuellen Orientierung hat ebenso das Geschlecht Auswirkungen auf das Sexualleben im Erwachsenenalter. So scheint es bei den Männern eine Vorliebe für genitale Sexualität und bei Frauen den verstärkten Wunsch nach ganzheitlichen Zärtlichkeiten zu geben (vgl. Lenz 2005, S. 145). Starke nennt neben diesen Phänomenen noch weitere Faktoren, welche die Sexualität von Erwachsenen beeinflussen können. Er verweist beispielsweise auf die Intersexualität, den Partner und Familienstand, den Kinderstand, die Gesundheit, die Bildung und die Weltanschauung (vgl. Starke 2008, S. 409 ff.). In diesem Zusammenhang kommt er zu dem Schluss: „Letztlich ist es die gesellschaftlich determinierte Gesamtpersönlichkeit eines Menschen, die Sexualität lebt." (ebd., S. 413).

Bedeutsam ist, dass die Sexualität im Erwachsenenalter sich noch entwickeln und verändern kann. Dennoch hört die Entwicklung der sexuellen Identität auch mit dieser Lebensphase nicht auf, sondern dauert an bis ins hohe Alter. Sexualität ist durchaus noch bei über 60-jährigen Frauen und Männern ein Thema (vgl. von Sydow 2008, S. 415). Die Darstellung der Sexualität von Kindern, Jugendlichen und Erwachsenen ohne Behinderung bietet die Grundlage zur Untersuchung der Sexualität von Personen mit einer sogenannten geistigen Behinderung. Mit einem Grundverständnis der Wahrnehmung der Sexualität im regulären gesellschaftlichen Zusammenhang, kann die Unterscheidung im Hinblick auf die zu betrachtende Personengruppe vorgenommen werden. Zunächst soll jedoch auf die Sexualität als Grundrecht im Leben jedes Menschen ein eingegangen werden.

4.5 Sexualität – ein Grundrecht

Sexualität ist ein Grundbedürfnis des Menschen, welches sich durch alle Lebensphasen zieht (siehe Kapitel4.2). Doch ist dieses existenzielle Bedürfnis des Menschen auch gesetzlich verankert? Gibt es Gesetze, die einem Menschen das Recht auf Sexualität zusprechen? Nimmt man das deutsche Gesetzbuch zur Hand, so wird selbstbestimmte Sexualität bis jetzt nur im Strafrecht (StGB) als zusammenhängender Term aufgelistet. In Abschnitt 13 des StGB in den Paragraphen 174–184c werden „Straftaten gegen die sexuelle Selbstbestimmung" aufgeführt. Hinsichtlich selbstbestimmter Sexualität und dem Recht auf sexuelle Entwicklung gilt es Artikel 1 und 2 des Grundgesetzes zu beachten, da sie diese beinhalten. In diesem Zusammenhang muss zunächst auf das Grundgesetz, Artikel 1, Absatz 1 verwiesen werden, in dem es heißt:

Dieser Artikel wird in der Bundesrepublik Deutschland als höchstes Gut des Menschen gewertet, da es den „sozialen Wert- und Achtungsanspruch einer Person sichert (vgl. Krenner 2003, S. 58). Ebenso impliziert die „Menschenwürde" die Selbstbestimmung des Menschen. Hinsichtlich der Sexualität des Menschen gibt Artikel 2 des Grundgesetzes mehr Aufschluss:

(1) Jeder Mensch hat das Recht auf die freie Entfaltung seiner Persönlichkeit, soweit er nicht die Rechte anderer verletzt und nicht gegen die verfassungsmäßige Ordnung oder das Sittengesetz verstößt. (2) Jeder hat das Recht auf Leben und körperliche Unversehrtheit. Die Freiheit der Person ist unverletzlich. In diese Rechte darf nur auf Grund eines Gesetzes eingegriffen werden.

Zur genannten freien Entfaltung der Persönlichkeit des Menschen muss auch die Sexualität gehören, da unter anderem durch sie eine gesunde und freie Persönlichkeitsentwicklung gewährleistet wird. Schließlich trägt Sexualität entscheidend zur Gesundheit und somit zur körperlichen Unversehrtheit des Menschen bei. Die Sexualwissenschaft unterstützt dieses Faktum und führt an, dass eine unterdrückte Sexualität der Grund für zahlreiche psychosomatische Störungen und Erkrankungen ist (vgl. Mösler 2002, S. 49).

Artikel 1 und 2 des Grundgesetzes implizieren folgende allgemeine Persönlichkeitsrechte:

- „das Recht auf eine selbstbestimmte, freie und eigenverantwortliche Entwicklung seiner Persönlichkeit

- das Recht auf informationelle Selbstbestimmung (dem Schutz persönlicher Daten)

- das Recht auf eine Privat- und Intimsphäre sowie auf eine Gestaltung dieser

- das Recht auf sexuelle Selbstbestimmung

- das Recht auf eine freie Wahl der Lebensform, ob alleine, in einer Partnerschaft, mit oder ohne Kinder

- das Recht auf die Freiheit zur eigenen Fortpflanzung" (Erb 2005, S. 49)

Dass diese Rechte auch für Menschen mit einer sogenannten geistigen Behinderung gelten, besagt der Gleichheitsgrundsatz in Art. 3, Absatz 3 des Grundgesetzes, in dem unter anderem steht, dass niemand wegen seiner Behinderung benachteiligt werden darf. Frey verweist zusätzlich zu Artikel 2 des Grundgesetzes auf Paragraph 1 des Kinder- und Jugendhilfegesetzes (KJHG), in dem steht:

> (1) Jeder junge Mensch hat ein Recht auf Förderung seiner Entwicklung und auf Erziehung zu einer eigenverantwortlichen und gemeinschaftsfähigen Persönlichkeit.

Somit hat laut Frey nicht nur jeder Mensch ein Recht auf sexuelle Entwicklung, sondern auch auf eine Begleitung der Sexualentwicklung (vgl. Frey 2002, S. 103). Neben den hier aufgeführten bedeutenden nationalen Gesetzen hinsichtlich des Grundrechtes auf Sexualität, gibt es auch auf internationaler Ebene wichtige Meilensteine bezüglich der Sexualität als Menschenrecht zu verzeichnen. Eine Arbeitsgruppe der WHO hat 2002 auf dem „Technical Consultation on Sexual Health" in Genf eine neue Definition in Bezug auf sexuelle Rechte erarbeitet. Die von der WHO 2006 veröffentlichte Version umfasst folgendes:

> Sexuelle Rechte umfassen Menschenrechte, die bereits in nationalen Rechtsvorschriften, völkerrechtlichen Menschenrechtsdokumenten und Konsenserklärungen anerkannt sind. Sie beinhalten das Recht aller Menschen frei von Zwang, Diskriminierung und Gewalt auf
>
> - höchstmöglichen Standard sexueller Gesundheit und den Zugang zu sexuellen und reproduktiven Gesundheitsdiensten,
> - Zugang zu Erhalt und Vermittlung von Informationen über Sexualität,
> - Sexualaufklärung,
> - Respekt der körperlichen Unversehrtheit,
> - freie PartnerInnen-Wahl,
> - Entscheidungsfreiheit in Bezug auf sexuelle Aktivität oder Inaktivität,
> - einverständliche sexuelle Beziehungen,
> - einverständliche Eheschließung,
> - freie Entscheidung für oder gegen Kinder und den Zeitpunkt ihrer Geburt und

- ein befriedigendes, sicheres und vergnügliches Sexualleben.
  (Thoss 2008, S. 510; siehe hierzu das Original in englischer Sprache WHO 2006, S. 5)

Diese von der WHO erarbeitete Definition geht über den Aspekt der sexuellen und reproduktiven Gesundheit hinaus und stellt heraus, dass Sexualität fundamental im Leben eines Menschen verankert ist. Es wird deutlich, dass Sexualität beziehungsweise ihr Erleben, sowie der Zugang zu einer lustorientierten Sexualität ein Grundrecht im Leben eines Menschen darstellen sollte. Definitionen wie diese sind es, die dazu beitragen, dass sich die Chancen zur Durchsetzung sexueller Rechte weltweit erhöhen. Bezugnehmend auf die menschliche Entwicklung im Allgemeinen und die Persönlichkeitsentwicklung eines Menschen im Speziellen bedeutet dies dass sich diese und somit auch die Sexualität unbeschwerter und freier entfalten kann.

5. Sexualität von Menschen mit einer sogenannten geistigen Behinderung

Die folgenden Ausführungen beziehen sich auf die Sexualität von Menschen die man als geistig behindert bezeichnet. Zunächst wird das „Drei-Stufen-Schema der Sexualität" von Sporken vorgestellt werden, da es in Bezug auf die Sexualität des genannten Personenkreises einen hohen Bekanntheitsgrad aufweist. Im Anschluss daran zeige ich im Vergleich zur Sexualentwicklung von Menschen ohne Behinderung Unterschiede und Problematiken auf, welche in der Sexualentwicklung von Menschen mit einer sogenannten geistigen Behinderung entstehen können. Hierbei wird das Hauptaugenmerk auf Kindheit und

Jugend gelegt, unter gleichzeitiger Berücksichtigung der familiären Sexualisation. Darauf folgt eine Betrachtung der Sexualität im Erwachsenenalter. Das Kapitel schließt mit einer Betrachtung der Vorurteile und Mythen ab, die in unserer Gesellschaft hinsichtlich der Sexualität von Menschen, die als geistig behindert bezeichnet werden, existieren.

5.1 Sexualität und sogenannte geistige Behinderung nach Sporken

In der Fachliteratur trifft man hinsichtlich der Sexualität von Menschen mit sogenannter geistiger Behinderung auf den flämischen Moraltheologen Paul Sporken. Spätestens seit den drei Symposien 1974/75 in Deutschland über „Geistige Behinderung" und Sexualität (es wurden dort unter anderem Themen wie Geschlechtserziehung und Partnerschaft angesprochen) ist sein „Drei- Stufen-Schema der Sexualität" ein weit verbreiteter Begriff (vgl. Walter 2004b, S. 18). Für Sporken umfasst Sexualität

> alle Aspekte der menschlichen Existenzweise, in denen die Tatsache des Mann- oder Frauseins eine Rolle spielt. Er [der Begriff Sexualität A.N.] umfaßt daher das ganze Gebiet von Verhaltensweisen in den allgemein-menschlichen Beziehungen, im Mittelbereich von Zärtlichkeit, Sensualität, Erotik und in der Genitalsexualität. (Sporken 1974, S. 159)

An diesem Zitat wird die dreifache Ausprägung des Begriffes Sexualität deutlich. Die erste Ebene bezieht sich auf die geschlechtsbezogene Selbstdarstellung des Individuums, wobei hier auch die Gefühlsebene (sich als Mann oder Frau zu fühlen) gemeint ist (vgl. Kowoll 2007, S. 9). Auf der zweiten Ebene (beziehungsweise dem Mittelbereich nach Sporken) steht das Erleben von nicht-koitalen Zärtlichkeiten innerhalb von Beziehungen im Mittelpunkt. Mit der letzten Ebene wird die genitale Lust zweier Menschen angesprochen, hierbei geht es um den Geschlechtsakt (vgl. Achilles et al. 2009, S. 10). Sporkens Definition folgt keiner hierarchischen Ordnung, alle drei Bereiche sind als gleichwertig anzusehen (vgl. Kowoll 2007, S. 10). Dieses Kriterium wurde lange Zeit außer Acht gelassen, und es kam in der Literatur zu der Fehlinterpretation, dass sich die Sexualität von Menschen mit einer sogenannten geistigen Behinderung hauptsächlich im Mittelbereich abspielen würde (vgl. Krenner 2003, S. 25; Walter 2004b, S. 18). Genitalsex wurde ihnen abgesprochen und somit auch der Erwachsenenstatus. Krenner merkt diesbezüglich an, dass auch Menschen ohne sogenannte Behinderung keineswegs immer Lust auf Genitalsex verspüren und „dass grundsätzlich davon ausgegangen werden sollte dass Menschen mit geistiger Behinderung eine Genitalsexualität ‚besitzen' – auch im tatsächlichen Leben und nicht nur in einer theoretischen Abhandlung" (Krenner 2003, S. 25).

5.2 Unterschiede und mögliche Problematiken in der Sexualentwicklung

Die Sexualentwicklung von Kindern und Jugendlichen mit einer sogenannten geistigen Behinderung, muss aufgrund der Unterschiede in der Bezugsgruppe und deren Herkunftsfamilien als heterogen bezeichnet werden. So sind die im Folgenden aufgeführten möglichen Problematiken und Unterschiede in der Sexualentwicklung keineswegs als allgemeingültige Aussage zu werten. Herausgestellt werden muss jedoch, dass die körperlich-sexuelle Entwicklung von Menschen mit sogenannter geistiger Behinderung (meistens) analog zu der nicht behinderter Menschen verläuft[31] (vgl. Kowoll 2007, S. 19; Specht 2008, S. 298). Diskrepanzen ergeben sich aufgrund psychischer und kognitiver Einschränkungen, so kann es zu einer zeitlichen Verzögerung der psychosexuellen Entwicklung kommen (vgl. Beier 2005, S. 24; Achilles et al. 2009, S. 11). Die Hauptursache für ein mangelndes oder defizitäres sexuelles Erleben liegt allerdings weniger an kognitiven Unterschieden als an äußerst ungünstigen Rahmenbedingungen, die die Sexualität von Menschen, die als geistig behindert bezeichnet werden, verhindern.

---

[31] Ausnahmen gibt es jedoch, so kann es aufgrund genetisch-organischer Determinanten zu „weitreichenden Beeinflussungen" der sexuellen Entwicklung (insbesondere der körperlichen) kommen. Dies ist beispielsweise bei dem Klinefelter-, dem Turner- und dem Langdon-Down-Syndrom der Fall. Autistische Syndrome können laut Schmetz eine sexuelle Bindung und partnerschaftliche Beziehung ebenfalls erschweren oder gar unmöglich machen (vgl. Schmetz 2001, S. 387).

5.2.1 Kindheit

Bereits die Geburt eines Kindes mit einer sogenannten geistigen Behinderung kann ein Schock für die Eltern darstellen, Gefühle wie Wut, Enttäuschung und Trauer können die Folge sein (vgl. Cloerkes 2001, S. 238; Seifert 2003, S. 43f.). Säuglinge können auf Unsicherheiten und Ablehnung seitens der Eltern stoßen. Dies führt dazu, dass die Kinder nicht die benötigte emotionale Zuwendung bekommen, die sie ursprünglich brauchen. Mangelnde affektive Zuwendung kann dazu beitragen, dass die Persönlichkeitsentwicklung des Kindes defizitär bleibt und die gefühlsmäßige Entwicklung verzögert ist (vgl. Schmetz 2001, S. 386).

Bei schwerwiegender emotionaler Vernachlässigung ist eine Störung der psychosozialen Sexualität äußerst wahrscheinlich. Ein Beziehungsaufbau von Eltern und Kind ist unter anderem dadurch erschwert, dass Säuglinge mit einer sogenannten geistigen Behinderung ein eher atypisches Beziehungsverhalten aufweisen. Ihnen ist es nicht möglich, deutliche und verständliche Signale an die Eltern zu senden (vgl. Rauh 2008, S. 207). Somit sind die Eltern irritiert, sie können die Signale ihres Babys nicht richtig verstehen und agieren aufgrund dessen nicht unbedingt entwicklungsfördernd (vgl. Senckel 2003, S. 85). Diese Probleme in der Kommunikation beeinträchtigen die Interaktion von Eltern und Kind und können dazu führen, dass die Eltern versuchen krampfhaft Kontaktsituationen herzustellen oder sich resigniert zurückziehen (vgl. Senckel 2003, S. 85). Die Folge kann eine „elementare Beziehungsstörung" sein, welche die Bildung des „Urvertrauens" erschwert, woraus wiederum eine negative Beeinflussung des Selbstwertgefühls und der Beziehungsfähigkeit des Kindes resultieren kann. Bis ins Erwachsenenalter können die emotionalen Bedürfnisse des Babys nach Befriedigung streben (ebd., S. 85f.).

Senckel weist daraufhin, dass der anfängliche Schock über die Geburt eines Kindes mit einer sogenannten geistigen Behinderung von den Eltern in unterschiedlichen Zeitabständen bewältigt wird. Manche Eltern brauchen nur wenige Monate, andere ein paar Jahre, und manchmal kann es zu einer lebenslangen Ablehnung des Kindes kommen. Die Eltern tendieren bezüglich ihrer Kinder zu extremen Erziehungsstilen. Nicht selten treten Überbehütung und Reglementierungen parallel auf und verhindern beispielsweise im zweiten Lebensjahr die Entwicklung der Autonomie des Kindes (ebd., S. 87). Somit ist die Wahrscheinlichkeit sehr hoch, dass sich die psychosozialen Phasen nach Erikson bei diesen Kindern nicht vollständig entwickeln können, da sie restriktiven Erziehungsmaßnahmen unterliegen. Das Kind spürt immer mehr Abhängigkeit von den Eltern, dadurch gerät sein Selbstwertgefühl noch mehr ins Wanken (ebd., S. 86).

Vielen Müttern gelingt es nach einer anfänglichen problematischen Anfangsphase eine gute Beziehung zu ihrem Kind zu entwickeln (vgl. Seifert 2003, S. 46). Dennoch berichten die meisten Autoren über eine eher defizitäre Beziehung zwischen Eltern und Kind: „Positive Grunderfahrungen von Liebe und Geborgenheit erfahren viele geistige behinderte Menschen in ihrer frühkindlichen Phase kaum." (Hennies, Mittendorf & Sasse 2001, S. 258).

Ein weiterer wichtiger Aspekt bei der psychosexuellen Entwicklung ist die Ausbildung der Geschlechtsidentität in der Kindheit. Doch auch hier erfahren die Kinder wenig Unterstützung, da sie oftmals nicht als Junge oder Mädchen, sondern als behindert wahrgenommen werden (vgl. Müller & Martin 2005, S. 33). Dies hat zur Folge, dass Kinder und Jugendliche mit einer sogenannten geistigen Behinderung bezugnehmend auf ihre „gender-role" und „sex-role" im Vergleich zu nicht behinderten einen Rückstand von mehreren Jahren aufweisen können (vgl. Schmetz 2001, S. 386). Schmetz führt hierzu aus, dass insbesondere Mädchen mit einer sogenannten geistigen Behinderung bereits von früher Kindheit an, fernab von jeglicher Sexualität erzogen werden:

> Der Sozialisationsmodus bei geistigbehinderten Mädchen zeichnet sich gerade in diesem Punkt durch Unterdrückung von Selbständigkeit in der Erziehung aus, perpetuiert sich in aktiver Selbstunterdrückung und Unterwerfung und produziert so passive Verhaltensstrategien bei behinderten Mädchen und Frauen. (Schmetz 2001, S. 386f.)

Paradoxerweise ist bei dieser Form der Erziehung meist die „sexuelle Unversehrtheit" das oberste Ziel (vgl. Schmetz 2001, S. 386). An dieser Stelle muss nochmal darauf hingewiesen werden, dass passive Verhaltensstrategien in der Realität keineswegs zu einem Schutz vor sexueller Gewalt führen, sondern eine aktive Sexualerziehung angemessen wäre, die das Selbstbewusstsein des Kindes stärkt, die ihm unangenehmen Annäherungsversuche beispielsweise mit einem „Nein" oder anderen deutlichen Signalen abzuwehren (siehe Kapitel 4.3.3). Dass Eltern die Sexualität ihres Kindes leugnen, beschreibt auch Elbing. Er führt das unter anderem darauf zurück, dass die Eltern durch die Geburt eines Kindes mit einer sogenannten geistigen Behinderung selbst in ihrer eigenen sexuellen Identität erschüttert sind:

> Für eine Frau ist es furchtbar, ein Leben mit Makel getragen und geboren zu haben. Ebenso ist es für einen Mann eine schlimme Erfahrung, ein behindertes Leben gezeugt zu haben. (Elbing 2003, S. 54)

Die Eltern sind hinsichtlich ihres Frau- und Mannseins verunsichert, sie fühlen sich so als hätten sie einen „Defekt". An ihre Kinder geben sie die Botschaft weiter: „Sei nicht sexy!" (vgl. Elbing 2003, S. 54). Bei einem Mädchen mit einer geistigen Behinderung kommt mit zunehmendem Alter bei den Eltern die immense Angst vor einer Schwangerschaft ihres Kindes hinzu (ebd., S. 54). Hinsichtlich der psychosexuellen Entwicklung merkt Ortland an, dass es durchaus vorkommen kann, dass sich sexuelle Entwicklungsstufen bei Kindern mit einer sogenannten geistigen Behinderung in höheren Altersstufen vollziehen als bei nicht behinderten Kindern (vgl. Ortland 2008, S. 76). So werden zum Beispiel für das frühe Kindesalter typische Fragen bezüglich Sexualität und Geschlechtlichkeit erst in einem späteren Lebensalter gestellt (vgl. Beier 2005 S. 24f.), oder das Entdecken der eigenen Genitalien erfolgt erst in der Schulzeit (vgl. Ortland 2008, S. 76). Gleiches gilt auch für das Einsetzen des Schamgefühls, hier kann es ebenso zu einer zeitlichen Verzögerung kommen (ebd., S. 76).

In diesem Kontext muss allerdings darauf hingewiesen werden, dass Kindern mit einer sogenannten geistigen Behinderung schlichtweg die Lern- und Erfahrungsräume zum sexuellen Experimentieren fehlen, da sie nur selten ohne Beaufsichtigung sind (vgl. Specht 2008, S. 299). Somit können die zeitlichen Verschiebungen der psychosexuellen Entwicklung keineswegs nur auf kognitive Unterschiede zurückgeführt werden, sondern auch auf äußere Barrieren. Insgesamt weiß man über das Sexualwissen und die sexuelle Entwicklung von Kindern mit einer sogenannten geistigen Behinderung nur sehr wenig (vgl. Beier 2005, S. 25; Ortland 2008, S. 76), was sich aber mit Eintritt in die Pubertät ändert. Ortland führt für die mangelnden Ausführungen zur sexuellen Entwicklung in der Kindheit als Begründung an, dass „vor allem die spätere Zeit der Pubertät als individuell, sozial und gesellschaftlich schwierig erlebt wird" (Ortland 2008, S. 76).

5.2.2 Jugendalter

Für Jugendliche mit einer sogenannten geistigen Behinderung stellt das Jugendalter ebenso wie für nicht behinderte Gleichaltrige eine aufregende Zeit dar, in der sich viele Entwicklungsschritte vollziehen. Mädchen und Jungen die als geistig behindert bezeichnet werden, „erleben in der Regel dieselben Umstrukturierungs- und Sexualentwicklungsprozesse" wie nicht behinderte Jugendliche (vgl. Hennies, Mittendorf & Sasse. 2001, S. 258; Walter 2005a, S. 164). Vergleicht man die beiden Personengruppen hinsichtlich der geschlechtsbiologischen Reifungsprozesse (siehe Kapitel 4.2.2.1), so wird deutlich, dass diese größtenteils analog verlaufen (vgl Leue- Käding 2004, S. 80; Ortland 2008, S. 76f.). Auch die mit der Geschlechtsreife einhergehenden „Stimmungsschwankungen" werden durchlebt (vgl. Leue-Käding 2004, S. 81). Leue-Käding merkt hinsichtlich der beiden Gruppierungen an, dass sie jeweils individuellen Entwicklungsverläufen unterliegen, die sich jedoch bei Jugendlichen mit einer sogenannten geistigen Behinderung unter bestimmten Prämissen vollziehen (ebd., S. 85).

Neben der Integration der Sexualität in die eigene Identität, stellt sich für Jugendliche mit einer sogenannten geistigen Behinderung die Aufgabe, die eigene Behinderung in die Persönlichkeit zu integrieren (vgl. Walter 2005a, S. 166f.). Die Jugendlichen setzen sich nicht nur mit der Veränderung ihres Körpers auseinander, sondern beginnen ihre kognitiven Fähigkeiten mit denen von Gleichaltrigen zu vergleichen (vgl. Plaute 2006, S. 503). Häufig nehmen sie die Intelligenzunterschiede wahr, was eine Herausforderung für das eigene Selbstwertgefühl darstellt (vgl. Plaute 2006, S. 503). Dies ist ein Prozess, der zu einer Identitätskrise führen kann. Ob die Integration der Behinderung in die eigene Persönlichkeit gelingt, hängt laut Leue-Käding von unterschiedlichen Faktoren ab. Hierbei spielen unter anderem kognitive und kommunikative Bedingungen, der Zeitpunkt der Entstehung der sogenannten geistigen Behinderung und die Lebenswelt eine Rolle (vgl. Leue-Käding 2004, S. 83). Fakt ist, dass die Integration der Behinderung für die Entwicklung eines positiven Selbstkonzeptes von hoher Bedeutung ist (vgl. Pro Familia 2001, S. 10). Hierbei ist in besonderem Maß die Unterstützung der Eltern gefragt (vgl. Pro Familia 2001, S. 10; Walter 2005a, S. 167). Die Hilfe seitens der Eltern hinsichtlich der Akzeptanz der Behinderung ihres Kindes kann ebenso defizitär ausfallen wie die Unterstützung bei der Ausbildung der sexuellen Identität (vgl. Pro Familia 2001, S. 11). Somit lassen sich für Jugendliche mit einer sogenannten geistigen Behinderung sowohl intrapersonelle als auch interpersonellen Bedingungen festmachen, welche sich auf die sexuelle Entwicklung auswirken.

Intrapersonelle Faktoren sind beispielsweise die Diskrepanz zwischen Sexual- und Intelligenzalter, fehlende verbale Kommunikationsformen und eine erhöhte Abhängigkeit von Bezugspersonen. Als interpersonelle Faktoren können zum Beispiel alle erzieherischen Einflüsse der Familie gezählt werden (vgl. Leue-Käding 2004, S. 85). Das Zusammenspiel dieser Dimensionen kann drastische Auswirkungen auf die sexuelle Entwicklung des Jugendlichen haben. Die in der Pubertät auftretenden körperlichen Veränderungen können von den Jugendlichen oftmals nur schwer auf kognitiver Ebene eingeordnet werden und eine emotionale Verarbeitung dieser Vorgänge gestaltet sich schwierig (vgl. Ortland 2008, S. 77). Als noch folgenreicher ist hierbei der Erziehungseinfluss der Familie einzustufen, so neigen Eltern häufig dazu, die Sexualität ihrer Kinder zu tabuisieren (vgl. Plaute 2006, S. 502). Aufgrund einer nicht vorhandenen Sexualaufklärung werden die Mädchen und Jungen von ihrer Pubertät regelrecht überrascht (vgl. Ortland 2008, S. 77). Das Resultat sind große Unsicherheiten und unangenehme Gefühle wie etwa Scham und Angst – bei der zum ersten Mal auftretenden Blutung kann es beim Mädchen bedingt durch seine Unwissenheit zu heftigen Reaktionen kommen; so hat es beispielsweise Angst davor krank zu sein oder sterben zu müssen (vgl. Walter 2005a, S. 168; Ortland 2008, S. 77). Somit stellt sich für Jugendliche mit und ohne sogenannte geistige Behinderung die entwicklungspsychologische Aufgabe **„den Körper bewohnen lernen"** (siehe Kapitel 4.2.2.2).

In diesem Zusammenhang merkt Leue-Käding an, dass Mädchen und Jungen, die als geistig behindert bezeichnet werden, in einem höheren Maß dem Einfluss des von den Medien propagierten Schönheitsideals erliegen (vgl. Leue-Käding 2004, S. 82). Sie geht davon aus, dass die Jugendlichen aufgrund ihres „äußeren Andersseins" vom sozialen Umfeld ausgegrenzt werden und dass dies das Selbstbild der Jugendlichen wesentlich beeinflusst (ebd., S. 82f.). Die Folge sind übertriebene Vorstellungen darüber, wie ein perfekter Körper auszusehen hat (vgl. Leue-Käding 2004, S. 82; Walter 2005a, S. 167). Die Mädchen und Jungen nehmen sich als „anders" wahr. Dies bereitet ihnen Probleme und „führt nicht selten zu einer blockierenden Fixierung an das Stigma der Behinderung" (Walter 2005a, S. 167). Unter großer Anstrengung versuchen sie, die negativen Beurteilungen hinsichtlich des eigenen Körpers zu kompensieren. Sie entwickeln diverse Schutzmechanismen, welche sich teilweise bewusst, teilweise unbewusst vollziehen. Hierzu gehört zum Beispiel die Negation der eigenen Körperlichkeit (vgl. Leue-Käding 2004, S. 83). Eine weitere Strategie zur Lösung dieses Konfliktes, ist der Versuch der Jugendlichen wieder in kindliche Erlebens- und Verhaltensweisen zu verfallen. Der Rückfall in die frühkindliche Phase lässt die Jugendlichen nochmals alle negativen Begleitumstände der damaligen Zeit durchleben. Diese Form der Bewältigung kann negative Folgen haben, wie beispielsweise das Infrage-Stellen des eigenen Körpers und Bedenken hinsichtlich der Identität (ebd., S. 83).

Ebenso kompliziert ist für Mädchen und Jungen mit sogenannter geistiger Behinderung die entwicklungspsychologische Aufgabe „Umgang mit Sexualität lernen" (siehe Kapitel 4.2.2.2). Neben einer Überbehütung und inadäquater Sexualerziehung seitens der Eltern (vgl. Plaute 2006, S. 503), kommt erschwerend hinzu, dass Jugendliche mit einer sogenannten geistigen Behinderung sich nicht einfach selbstständig Informationen bezüglich Sexualität holen können (vgl. Mattke 2004, S. 52). Dies liegt zum einen daran, dass sie ihnen von Dritten vorenthalten werden (ebd., S. 52), zum anderen, dass nur „wenige Informations- und Aufklärungsmaterialien [...] auf Mädchen und Jungen mit unterschiedlichen Formen von Behinderung zugeschnitten [sind]" (Frey 2002, S. 106). Auch hier fehlen also die zur Entfaltung von Sexualität benötigten Lern- und Erfahrungsräume. Das Zusammenspiel der hier aufgeführten Faktoren kann zu leidvollen Erfahrungen mit der eigenen Sexualität führen. Dies zeigt die folgende Aussage einer Mutter bezüglich der Selbstbefriedigungsversuche ihres 17-jährigen Sohnes mit Down-Syndrom:

> Tim geht, wenn er aus der Werkstatt nach Hause kommt, stets zunächst in sein Zimmer, legt sich bäuchlings auf den Teppich und fängt an zu rütteln, zu stoßen, er macht beischlafähnliche Bewegungen. Mir ist klar, dass Tim sexuell erregt ist und sich befriedigen will, aber offensichtlich weiß er nicht, wie das geht. Schließlich bleibt er mit knallrotem Gesicht, atemlos, völlig verschwitzt erschöpft liegen. Noch eine ganze Weile danach ist er schlecht gelaunt. (Pro Familia 2001, S. 12)

An diesem Beispiel wird deutlich, wie sehr Menschen mit einer sogenannten geistigen Behinderung auf Unterstützung von anderen Menschen angewiesen sind. Die meisten Eltern oder Bezugspersonen sind hierbei jedoch überfordert (vgl. Ortland 2008, S. 77). Selbstbefriedigungen, die in jeglicher Hinsicht unerfüllt bleiben, kommen bei diesen Menschen tragischerweise häufiger vor. Dies wird als „Leerlaufmasturbation" bezeichnet und kann bei beiden Geschlechtern zu Verletzungen im Genitalbereich führen (vgl. Mattke 2004, S. 54). Der Zugang zu sexuellen Kontakten innerhalb einer Peergroup (insbesondere in Form einer Partnerschaft) oder ein Austausch über sexuelle Themen zwischen Gleichaltrigen ist den Jungen und Mädchen ebenfalls häufig durch die Überbehütung der Eltern erschwert. Senckel spricht in diesem Zusammenhang von Fremdbestimmung, die dazu führt, dass die „Autonomie-Entwicklung unter dem erreichbaren Niveau" (Senckel 1998, S. 32) bleibt. Somit ist das Risiko groß, dass die Jugendlichen in einer „Kinderrolle" verharren (vgl. Mattke 2004, S. 53), was wiederum einen Ablösungsprozess vom Elternhaus deutlich erschwert. Dass Eltern (bewusst oder unbewusst) die sexuelle Entwicklung ihres Kindes infantilisieren, kann sich laut Walter bis ins Erwachsenenalter ziehen:

> Aber auch in den Familien herrschen keineswegs sexualfreundliche Rahmenbedingungen. Nicht selten kommt es vor, dass der erwachsene geistigbehinderte Sohn schon seit Jahren im Ehebett der Eltern mit der Mutter übernachtet. Der Vater ist ins Kinderzimmer ausgezogen. (Walter 2005b, S. 10; Hervorhebung A.N.)

Das Hinweggehen der Eltern über die Sexualität ihrer Kinder hat unterschiedliche Beweggründe, oftmals ist es eine gut gemeinte Überbehütung, die das Kind vor unliebsamen Erfahrungen (wie beispielsweise Trennungsschmerz bei einer gescheiterten Partnerschaft) bewahren soll (vgl. Wilken 2003, S. 165). Ebenso spielen Einflussfaktoren wie etwa Angst und Gewohnheit eine Rolle (vgl. Speck 2005b, S. 17). Die Angst bezieht sich auf mangelnde Erfahrungen hinsichtlich der Sexualität ihres heranwachsenden Kindes. So haben sie keinerlei Erfahrungswerte und wissen nicht, wie es ist, wenn ein Jugendlicher/eine Jugendliche mit sogenannter geistiger Behinderung seine sexuelle Entwicklung durchläuft (ebd., S. 17). Zudem hat man „sich mühsam an eingespielte Abläufe gewöhnt" und muss sich nun auch noch der Sexualität des Kindes stellen (ebd., S. 19). Gewohnheiten geraten dadurch ins Wanken.

Trotz aller Kritik lassen sich neben der in der Fachliteratur gängigen Meinung, dass die Sexualität von Menschen mit einer sogenannten geistigen Behinderung in der Familie defizitär und fremdbestimmt sei (vgl. Seifert 2003, S. 49), abweichende Befunde, die über gegenteilige Tendenzen berichten, feststellen. So merkt Bosch zum Beispiel an, dass für die Eltern die Sexualität ihrer Kinder häufig ein Tabuthema sei, sich in dieser Hinsicht aber schon viel getan habe (vgl. Bosch 2006, S. 29). Diese Aussage wird unter anderem von Leue-Käding gestützt, die Interviews mit Jungen und Mädchen mit einer sogenannten geistigen Behinderung zu den Themen „sexuelle Entwicklung", „Sexualität" und „Partnerschaft" durchgeführt hat[32] (vgl. Leue-Käding 2004, S. 95f.). Ebenso wurden Interviews mit den Eltern, einem Geschwisterkind, einem Erzieher, Lehrern und Lehrerinnen durchgeführt (ebd., S. 119). Im Folgenden möchte ich Auszüge der wichtigsten Ergebnisse ihrer Studie zusammengefasst wiederge-

---

[32] Das Hauptaugenmerk der Untersuchung richtete sich auf das subjektive Empfinden der Jugendlichen bezüglich Sexualität und Partnerschaft (vgl. Leue-Käding 2004, S. 95).

ben: Eine repressive Einstellung bezüglich der Sexualität von Menschen mit einer sogenannten geistigen Behinderung ist laut Leue- Käding nicht mehr anzutreffen, allerdings sind die Grundsätze einer emanzipatorischen Sexualpädagogik noch nicht erreicht. Für den Umgang mit Sexualität in der Praxis konstatiert sie Unsicherheiten. Leue-Käding stellt in ihrer Studie weiterhin fest, dass die Ausbildung einer sexuellen Identität im Elternhaus positiver verläuft als in Wohnheimen (vgl. Leue-Käding 2004, S. 282ff.). Sie hat außerdem die Erfahrung gemacht, dass sich die Eltern hinsichtlich der Sexualität ihrer Kinder aufgeschlossen zeigten „und ihre Bereitschaft zur Unterstützung ihrer Kinder in Fragen der Sexualität und Partnerschaft signalisierten" (ebd., S. 257). Fragen der Mädchen bezüglich Sexualität und Partnerschaft beantwortet die Mutter, wobei hier kritisch angemerkt werden muss, dass die Mädchen erst nach ihrer ersten Blutung über den weiblichen Organismus aufgeklärt wurden – „wenn überhaupt" (ebd., S. 219f.).

Für alle Eltern war das Thema Empfängnisverhütung von äußerster Wichtigkeit. Hierbei konnte Leue-Käding allerdings unterschiedliche Handlungsmaßnahmen feststellen. Während Eltern von Jugendlichen mit einer leichteren Einschränkung Aufklärungsgespräche bevorzugten, entschieden Eltern von Jugendlichen (meist betrifft das die Mädchen) mit schwereren Beeinträchtigungen über die Art der Verhütung. So bekam beispielsweise ein Mädchen die Spirale eingesetzt, ohne darüber aufgeklärt worden zu sein, was mit ihr geschieht (ebd., S. 258).

Je geringer der Grad der sogenannten geistigen Behinderung ist, desto mehr verfügen die Jugendlichen über sexuelle Erfahrungen. Diese reichen von Händchen halten, Küssen und Umarmungen bis hin zum Petting. Genitalsexualität hatte noch keiner der Jugendlichen erlebt. Leue- Käding hat hierbei auch altersspezifische Unterschiede festgestellt, so wissen die meisten der 14–16-jährigen noch nichts mit Themen wie Selbstbefriedigung, Entwicklungsschritten in der Pubertät und Geschlechtsverkehr anzufangen. Hinzu kommt ein verringertes Sachwissen bezüglich Sexualität mit zunehmender kognitiver Beeinträchtigung und geringeren sprachlichen Kompetenzen (ebd., S. 217f.). Hier war laut Leue-Käding lediglich elementares Sachwissen vorhanden, was sie selbst als „erschreckend und alarmierend zugleich" (ebd., S. 218) beschreibt. Ein weiteres Ergebnis ihrer Studie war, dass insbesondere männliche Jugendliche mit einer sogenannten geistigen Behinderung, die auf dem Land leben, Kontakte zu Peergroups haben (ebd., S. 219), insgesamt aber zu wenige Jugendliche die Möglichkeit haben solche Kontakte in Anspruch nehmen zu können (ebd., S. 282). Jungen konnten im Vergleich zu Mädchen ihre Freizeit freier gestalten, dennoch sind laut den Ergebnissen von Leue-Käding bei allen Jugendlichen „Autonomiebestrebungen" festzustellen. Ein weiterer wichtiger Aspekt der Interviews waren die Fragen über Erfahrungen mit sexueller Gewalt. Hiervon waren nur die Mädchen betroffen. Als geschlechtsspezifisch wurden von ihr die Toleranz der Jugendlichen bezüglich Homosexualität gewertet. So zeigten die Mädchen hierbei eine deutlich aufgeschlossenere Haltung als die Jungen (ebd., S. 219ff.).

Unter Einbeziehung der Aussagen der Eltern kommt Leue-Käding unter anderem zu dem Ergebnis, dass alle Jugendlichen unabhängig von der Schwere ihrer sogenannten geistigen Behinderung die sexuell-biologischen Veränderungen ihres Körpers wahrnehmen (ebd., S. 220). Positiv an den von Leue-Käding durchgeführten Interviews ist, dass die Jugendlichen selbst zu Wort gekommen sind. Vereinzelt lassen sich sehr wohl leichte Veränderungen erkennen (das Sammeln von sexuellen Erfahrungen, Kontakte zur Peergroup, eine offenere Haltung der Eltern), diese können zwar Hoffnung auf einen Wandel bezüglich der Sexualität von Menschen mit einer sogenannten geistigen Behinderung geben, aber nicht mehr. Somit erfordert es noch zahlreiche weitere Interviews mit der genannten Personengruppe, um feststellen zu können, inwieweit die Verhinderung der sexuellen Entwicklung und Entfaltung tatsächlich aufgehoben ist.

Insgesamt lässt sich bei Jugendlichen und auch Kindern mit einer sogenannten geistigen Behinderung weiterhin eine von „Einschränkungen geprägte Sozialisation" feststellen (vgl. Hennies et al. 2001, S. 258). Fakt ist, dass es seitens der Eltern und anderer Bezugspersonen immer noch zu wenig Zutrauen in die Kompetenzen von Menschen, die als geistig behindert bezeichnet werden, gibt. Die Ausbildung einer positiven sexuellen Identität ist meiner Ansicht nach unter den aufgezeigten Bedingungen nur erschwert möglich. In der Folge wird nun auf die Bedeutung der Sexualität von Menschen mit einer sogenannten geistigen Behinderung im Erwachsenenalter eingegangen werden.

5.3 Sexualität im Erwachsenenalter

Die Sexualität von Menschen mit einer sogenannten geistigen Behinderung im Erwachsenenalter umfasst die gleiche sexuelle Vielfalt wie die von Erwachsenen ohne Behinderung (vgl. Bosch 2006, S. 51ff.; S. 79ff; Specht 2008, S. 297). Sie haben lustvollen Sex mit und ohne Beziehung, leben unterschiedliche sexuelle Orientierungen, hegen einen Kinderwunsch oder auch nicht, sie masturbieren – kurz gesagt: die ganze sexuelle Bandbreite findet Beachtung und kommt zur Anwendung.

Ein Unterschied zwischen den beiden genannten Erwachsenengruppen besteht jedoch darin, dass Menschen die als geistig behindert bezeichnet werden, bei der Umsetzung ihrer sexuellen Bedürfnisse auf Unterstützung von außen angewiesen sein können. Dieser Beistand kann sich sowohl auf verbale Aufklärung als auch auf praktische Hilfen beim Sexualverkehr beziehen. Es ist beispielsweise in Gesprächen über Sexualität bedeutsam seine Worte äußerst präzise zu formulieren und Mehrdeutigkeiten zu vermeiden, um Missverständnissen zu entgehen. Zum Beispiel ist der Ausdruck „Zusammen ins Bett gehen" doppeldeutig. Er kann das nebeneinander Einschlafen, aber auch den Geschlechtsverkehr meinen:

> Als ein Betreuer sich einmal nach den Erfahrungen zweier ihm anvertrauter Menschen erkundigte, erfuhr er, dass sie zusammen ins Bett gegangen seien. Die Klienten hatten es sehr schön miteinander gehabt, sie hatten herrlich miteinander geschlafen. Was er nicht erfuhr, war, dass die beiden in Wirklichkeit nebeneinander im Bett gelegen hatten, im Pyjama. (Bosch 2006, S. 121f.)

Diese Anekdote hebt hervor, dass, je unzweideutiger und deutlicher man mit Menschen mit einer sogenannten geistigen Behinderung kommuniziert, desto größer ist die Wahrscheinlichkeit Missverständnissen vorzubeugen. Bei Menschen mit einer sogenannten geistigen Behinderung zeigt sich hinsichtlich ihres sexuellen Erlebens eine Variationsbreite, die für Dritte oftmals irritierend sein kann (vgl. Plaute 2006, S. 504). Aufgrund der Diskrepanz zwischen biologisch-sexueller Reifung und kognitiv-psychosexueller Entwicklung, kann es vorkommen, dass im Erwachsenenalter die in Kapitel 4.2.1 beschriebenen kindlichen psychosexuellen Phasen als sexuelle Ausdrucksformen dienen (vgl. Senckel 2003, S. 108; Bader 2005, S. 154). Konkret bedeutet dies, dass sich das sexuelle Bedürfnis eines erwachsenen Mannes/einer erwachsenen Frau äußern kann, indem er/sie mit seinen/ihren Ausscheidungen spielt. Das Gefühl der Wärme und der weichen Konsistenz kann für ihn/sie angenehm und stimulierend sein (vgl. Specht 2008, S. 298; Bader 2005, S. 154f.).

Hieraus darf allerdings nicht die Annahme abgeleitet werden, dass diese Menschen ein geringeres sexuelles Verlangen haben. Vielmehr gilt es, aufzuzeigen, dass Sexualität von Erwachsenen auf viele Arten und Weisen erlebt werden kann. Somit können bei Menschen, die als geistig behindert bezeichnet werden, „lebenslange Phasen des Körperentdeckens oder des analen und oralen Lustempfindens im Vordergrund" (Specht 2008, S. 298) stehen. In diesem Zusammenhang ist es mir ein besonders wichtiges Anliegen, darauf hinzuweisen, dass, unabhängig davon welche Form der Sexualität gelebt wird, es sich immer um

Sexualität von Erwachsenen handelt. Ich stimme mit Plaute überein, wenn er sagt:

> Erwachsene mit geistiger Behinderung dürfen im Bereich der Sexualität [oder auch in keinem anderen Lebensbereich A.N.] niemals wie Kinder gesehen oder behandelt werden. (Plaute 2006, S. 504)

Leider sieht die Realität häufig anders aus, und die sexuellen Bedürfnisse der Erwachsenen werden von Institutionen und Familien negiert. So müssen sich Paare, um ihre sexuellen Bedürfnisse ausleben zu können, oftmals alternative Örtlichkeiten suchen. Specht führt in diesem Kontext das Beispiel eines Paares an, welches beim Geschlechtsverkehr im Lagerraum einer Werkstatt entdeckt wurde. Beide lebten noch bei ihren Eltern und wohnten 40 Kilometer voneinander entfernt. Statt sich bei dem jeweils anderen zu Hause zu treffen, mussten sie auf die Werkstatt ausweichen, um sich näher zu kommen (vgl. Specht 2008, S. 299). Die beschriebene Situation macht deutlich, dass die Sexualität von Menschen mit einer sogenannten geistigen Behinderung durch ungünstige äußere Rahmenbedingungen eingeschränkt wird. Darüber hinaus sind die Erwachsenen ebenso negativen Zuschreibungen anderer Menschen ausgesetzt (siehe Kapitel 3.2.1). Eine Möglichkeit für die betreffenden Personen ihre Sexualität selbstbestimmt ausleben zu können, stellt die Sexualassistenz oder Sexualbegleitung dar. Diese sollen in der Folge beschrieben werden.

5.4 Sexualassistenz und Sexualbegleitung als Möglichkeit sexuellen Erlebens

Zur theoretischen und praktischen Unterstützung bezüglich des Themas Sexualität gibt es für erwachsene Menschen die Möglichkeit der Sexualassistenz und Sexualbegleitung. Gegenwärtig wird in der Fachdiskussion zwischen passiver sowie aktiver Sexualassistenz und der Sexualbegleitung unterschieden (vgl. Krott & Walter 2007, S. 307).

Passive Sexualassistenz umfasst zum einen die Aufklärung und Beratung bezüglich der sexuellen Praxis, zum anderen beinhaltet sie, die Gestaltung der individuellen Sexualität zu unterstützen. Konkret bedeutet dies, sexuelle Utensilien jeglicher Art bereitzustellen (zum Beispiel Vibratoren oder Pornographie). Dazu gehört auch, den Kontakt zu sexuellen Dienstleistern und Dienstleisterinnen zu vermitteln. Es geht darum, „konkrete Voraussetzungen für die Verwirklichung selbstbestimmter Sexualität zu schaffen" (Walter 2004c, S. 12). **Aktive Sexualassistenz** bedeutet, Menschen direkt zu unterstützen. Assistenten und Assistentinnen sind hierbei in unterschiedlichen sexuellen Situationen handelnd tätig. Dies umfasst zum Beispiel manuelle Unterstützung bei der Masturbation, die praktische Anwendung eines Hilfsmittels, Paarassistenz beim Geschlechtsakt sowie erotische Massagen (ebd., S. 12). Laut Walter fällt hierunter „jegliche Form des aktiven ‚Hand-Anlegens' bis hin zum Geschlechtsverkehr" (ebd., S. 12).

Die Sexualbegleitung können Menschen mit einer geistigen Behinderung als sexuelle Dienstleistung auf Honorarbasis in Anspruch nehmen. Die Dienstleister und Dienstleisterinnen sind häufig Menschen, die bereits beruflich pädagogische oder pflegerische Erfahrungen gesammelt haben. Manche sind im Umgang mit Menschen mit einer Behinderung geschult, einige von ihnen sind ehemalige Prostituierte (vgl. Krott & Walter 2007, S. 308).

In Deutschland gibt es vorwiegend Sexualbegleiter und Sexualbegleiterinnen; diese können beispielsweise im Rahmen einer Fortbildung zum Sexualbeglei-ter/zur Sexualbegleiterin beim Institut zur Selbst-Bestimmung Behinderter (ISBB) in Trebel ausgebildet werden[33]. Auf seiner Internetseite betont das Insti-tut, dass Sexualassistenz nicht mit Sexualbegleitung gleichzusetzen ist. So be-deutet das Wort Assistenz „jemandem nach dessen Anweisung zur Hand ge-hen". Hierbei handelt es sich um ein Arbeitgeber-ArbeitnehmerVerhältnis, „in dem der behinderte Mensch sagt, was er braucht, und die Assistenz ausführt, was er aufgrund der Behinderung nicht ausführen kann". Inwieweit der/die As-sistenzgeber/-in seine/ihre eigene Einstellung, seine/ihre Ansichten und Gefühle in das Verhältnis einbringen kann, bestimmt der Assistenznehmer/die Assis-tenznehmerin. Wenn es vom Kunden oder der Kundin erwünscht ist, kann der Sexualbegleiter oder die Sexualbegleiterin die Rolle der Sexualassistenz ein-nehmen (vgl. Institut zur Selbst-Bestimmung Behinderter 2009b).

Sexualbegleiter[34] und Sexualbegleiterinnen, die vom ISBB ausgebildet werden, bieten ihren Kunden und Kundinnen in erster Linie eine „Surrogatpartner-schaft", was bedeutet, dass man sich auf einer emotionalen Ebene begegnet (ebd., 2009b). Hierbei kann es zu körperlichen und sexuellen Kontakten kom-

---

[33] Auf der Internetseite des Instituts ist folgender Link angegeben, der auf Sexualbegleiter und Sexualbegleiterinnen verweist: www.sexualbegleitung.org. (vgl. Institut zur Selbst-Bestimmung Behinderter 2009b).

[34] In diesem Zusammenhang möchte ich auf den Film „Die Heide ruft" verweisen, welcher im Internet zur freien Verfügung steht. Hier wird gezeigt, wie Sexualbegleitung im Rahmen eines Sex-Workshops in Trebel aussehen kann. Siehe (disgenderbility.de, 2007)

men: „Nachgefragt wird die ganze Palette von der anonymen über die persönliche Beratung bis hin zur erotischen Massage oder zum Geschlechtsverkehr."
(vgl. Institut zur Selbst-Bestimmung Behinderter 2009a). Betont wird hierbei jedoch der Aspekt der Persönlichkeitsentwicklung. So soll Sexualbegleitung den Menschen mit einer sogenannten geistigen Behinderung dahin führen, dass er mehr Selbstbewusstsein im Umgang mit Sexualität bekommt. Sein Körpergefühl soll gestärkt werden, und er soll die gewonnenen Erkenntnisse im Alltag umsetzen können, um so zu einer erfüllteren Sexualität und Partnerschaft zu gelangen (vgl. Institut zur SelbstBestimmung Behinderter 2009b). Menschen mit einer sogenannten geistigen Behinderung können Sexualbegleitung zu Hause oder in Räumlichkeiten der Dienstleistung in Anspruch nehmen (auch im Institut in Trebel) (ebd., 2009b). Wichtigste Voraussetzung für jegliche Form von sexueller Assistenz und Sexualbegleitung ist, dass der erwachsene Mensch mit einer sogenannten geistigen Behinderung sich selbst dafür entscheidet, es muss sichergestellt sein, dass es sich um seinen Willen handelt (vgl. Krott & Walter 2007, S. 308). Die aktive sexuelle Assistenz und die Sexualbegleitung können nicht als Ersatz für eine Partnerschaft gesehen werden. Es geht um die Befriedigung der sexuellen Bedürfnisse des Kunden beziehungsweise der Kundin (vgl. Walter 2004c, S. 12). Neben zahlreichen positiven Aspekten der sexuellen Assistenz und der Sexualbegleitung lassen sich auch negative Gesichtspunkte und Unsicherheiten verzeichnen. Da es der Rahmen dieser Arbeit nicht ermöglicht, auf alle Kritikpunkte einzugehen, werde ich mich auf die wichtigsten beschränken[35]. Ein Kritikpunkt ist zum Beispiel die schwierige Erreichbarkeit von geeigneten Anbietern dieser Dienstleistungsformen und die damit verbundenen Kosten. Schließlich bezahlt man für eine Stunde zwischen 80 und 100 Euro zuzüglich Fahrtkosten (vgl. Krenner 2003, S. 77). Die Tatsache, dass man für Sexualbegleitung Geld bezahlt, wirft auch immer wieder die Frage auf, ob es sich hierbei nicht um Prostitution[36] handele.

Hierzu äußert sich das Institut zur Selbst- Bestimmung Behinderter:

> Bezahlt wird die zwischenmenschliche Begegnung, nicht der sexuelle
> Akt. Da die Abgrenzung allerdings unscharf ist, bleibt Sexualbeglei-

---

[35] Eine ausführliche Behandlung des Themas Sexualassistenz findet sich bei Krenner 2003 und Walter 2004a.

[36] In diesem Zusammenhang möchte ich darauf hinweisen, dass seit Inkrafttreten des Gesetzes zur Regelung der Rechtsverhältnisse der Prostituierten im Januar 2002 Prostitution nicht mehr als „sittenwidrig" gilt (vgl. Achilles & Frey 2004, S. 197). Somit sind Sexualassistenz und Sexualbegleitung in jedem Fall legale Berufe.

In der gegenwärtigen Diskussion trifft man auf unterschiedliche Positionen (vgl. Krenner 2003, S. 53f.). Besonders im Wohnheim kann unter anderem aufgrund eines unklaren rechtlichen Rahmens die Sexualassistenz zu erheblichen Verunsicherungen bei den Mitarbeitern und Mitarbeiterinnen führen. Grundsätzlich wird in der aktuellen Fachdiskussion empfohlen, insbesondere aktive sexuelle Assistenz sowie Sexualbegleitung ausschließlich von externen professionellen Dienstleistern und Dienstleisterinnen ausführen zu lassen (vgl. Walter 2004b, S. 26).

Von aktiver Sexualassistenz oder Sexualbegleitung seitens Betreuungspersonal oder Eltern ist unbedingt abzuraten. Hier könnte es sein, dass diese Unterstützung von Dritten als Grenzüberschreitung gewertet wird und es zu einer Anzeige wegen Missbrauchs oder Ausnutzung eines Arbeits- oder Betreuungsverhältnisses kommt (Achilles & Frey 2004, S. 198). Krenner verweist in diesem Zusammenhang auf §174c StGB, welcher den sexuellen Missbrauch unter Ausnutzung eines Beratungs-, Behandlungs- oder Betreuungsverhältnis regelt (vgl. Krenner 2003, S. 43).

Commandeur und Krott verweisen ebenfalls explizit auf die juristischen Aspekte, die bei sexueller Assistenz in Wohneinrichtungen zu berücksichtigen sind. Sie nennen die Paragraphen §174a und §179 des StGB. In §174a des StGB wird der sexuelle Missbrauch von Gefangenen, behördlich Verwahrten oder Kranken und Hilfsbedürftigen in Einrichtungen geregelt, während sich §179 des StGB auf den sexuellen Missbrauch widerstandsunfähiger Personen bezieht. Beide Paragraphen besagen, dass „sexuelle Handlungen" unter den aufgeführten Umständen mit den genannten Personenkreisen strafbar sind. Wendet man diese Rechtslage auf die aktive Sexualassistenz an, so würde dies nach „juristischem Sach- und Fachverstand" bedeuten, dass diese „im Sinne des Gesetzes" eine „sexuelle Handlung" darstellt, die strafbar ist (Commandeur & Krott 2004, S. 213). In diesem Fall zählen die jeweiligen Absichten der assistenzleistenden oder begleitenden Person nicht. Dennoch merken Commandeur und Krott an, dass es im 13. Abschnitt des StGB um „Straftaten gegen die sexuelle Selbstbestimmung" geht und dass „der Gesetzgeber nicht an Menschen mit Behinderung gedacht hat, die, um ihre Sexualität überhaupt (er-) leben zu können, auf die Hilfe von anderen angewiesen sind" (ebd., S. 214). Es wurde nicht darauf geachtet, dass sexuelle Selbstbestimmung für Menschen mit einer sogenannten geistigen Behinderung bedeuten kann, diese Form der Assistenz für sich zu fordern und in

Anspruch zu nehmen (ebd., S. 214). In erster Linie dienen diese Paragraphen dazu Menschen mit Behinderungen vor sexueller Gewalt zu schützen.

Die rechtlichen Rahmenbedingungen hinsichtlich der Sexualassistenz und Sexualbegleitung machen deutlich, dass es keine absoluten Sicherheiten bei der Anwendung dieser Assistenzform für Personal im Wohnheim geben kann und sie immer – wie vom aktuellen Fachdiskurs empfohlen – von professionellen Dienstleistern und Dienstleistern übernommen werden sollte. Das folgende Kapitel zeigt auf, welche Vorurteile und Mythen hinsichtlich der Sexualität von Menschen, die als geistig behindert bezeichnet werden, in der Gesellschaft kursieren.

5.5 Vorurteile zur Sexualität von Menschen mit einer sogenannten geistigen Behinderung

Die Liste von Mythen und Vorurteilen mit der Menschen mit einer sogenannten geistigen Behinderung hinsichtlich ihrer Sexualität im Alltag konfrontiert werden, ist lang. Diese Vorurteile tragen entscheidend dazu bei, dass andere Personen hinsichtlich der Sexualität dieser Menschen voreingenommen sind und dazu tendieren, diese zu verhindern. Im Folgenden werden einige dieser Stereotype erläutert, um aufzuzeigen, wie Eltern und Fachpersonal gegenwärtig mit der Sexualität von Menschen, die als geistig behindert bezeichnet werden, häufig noch umgehen.

Bollag zitiert in ihrem Beitrag „Onanie – schwere Sünde?" des Kongressbandes „Behinderte Sexualität – verhinderte Lust?" unter anderem den Theologen Naude, welcher sich in seiner Publikation des Ökumenischen Rates der Kirchen über das Thema „Sexualität und Behinderung" äußert (vgl. Bollag 2002, S. 229). Er listet in seinem Artikel zehn Mythen auf, die seiner Meinung nach zurückgewiesen werden müssen. Drei davon möchte ich herausgreifen, da sie meiner Ansicht nach das gesellschaftliche Stimmungsbild bezüglich „Sexualität und geistige Behinderung" besonders gut widerspiegeln. Es sind:

1. Behinderte Menschen sind alle asexuell.

2. Behinderte Menschen sind alle sexbesessen und triebbestimmt.

3. Behinderte Menschen bleiben immer Kinder und müssen immer beschützt werden vor Enttäuschungen. (Naude 2001, zit. n. Bollag 2002, S. 230)

Diese Mythen stimmen weitgehend mit den „drei typischen Vorurteilen" welche von Walter genannt werden überein: erstens einer „Leugnung und Verdrängung", zweitens von einer „Dramatisierung und Überbetonung" und drittens von einer „Fehldeutung non-verbaler Kommunikation" (vgl. Walter 2005c, S. 32f.). Walter ergänzt die bisher aufgezählten Mythen also um die weitere Dimension der fehlinterpretierten Kommunikation. Anhand der Ausführungen von Walter möchte ich erläutern, was unter den aufgezählten Mythen und Vorurteilen zu verstehen ist.

Die Leugnung und Verdrängung, der Sexualität von Menschen, die als geistig behindert bezeichnet werden, hat zur Folge dass sie als asexuelle und geschlechtslose Wesen wahrgenommen werden. Da sich für die Gesellschaft „Sexualität und Behinderung" nicht vereinbaren lassen, wird erwartet, dass der als geistig behinderte bezeichnete Mensch „in seinem Erscheinungsbild stets das naive, unverdorbene und geschlechtslose ‚große Kind' bleibt" (ebd., S. 32). Dieser Auffassung nach haben Menschen mit einer sogenannten geistigen Behinderung keinerlei sexuelle Bedürfnisse. Walter beschreibt, dass für die betreffende Person dadurch eine „Zwangssituation" entsteht; um weiterhin die soziale Aufmerksamkeit seines Umfeldes zu bekommen, passt er sich der ihm zugeschriebenen Rolle an (ebd., S. 32) und unterdrückt somit seine eigene Sexualität.

Bei der Dramatisierung und Überbetonung der Sexualität steht die angebliche Sexbesessenheit und triebbestimmte Sexualität im Vordergrund. Das Umfeld nimmt in diesem Fall das Sexualverhalten von Menschen mit einer sogenannten geistigen Behinderung als „tierische Befriedigung rein körperlicher Bedürfnisse" wahr (ebd., S. 32). Hierbei wird ihnen unterstellt, dass sie nicht in der Lage seien, ihre sexuellen Triebimpulse zu kontrollieren und in zwischenmenschlichen Beziehungen gesellschaftskonform auszuleben (ebd., S. 32).

Das von Walter letztgenannte Vorurteil resultiert aus der Fehlinterpretation der nonverbalen Kommunikation von Menschen mit einer sogenannten geistigen Behinderung. Da diese Menschen oftmals weniger verbal, sondern mehr über Körpersprache kommunizieren, kann es zu erheblichen Missverständnissen mit dem sozialen Umfeld kommen. Häufig werden körperliche Kommunikationsversuche beispielsweise in Form von „anschmiegen" und „streicheln" fälschlicherweise als sexuelle Annäherungsversuche gedeutet. Aus dem Faktum heraus, dass die non-verbale Weise der Kommunikation in der heutigen Zeit noch nicht genug Beachtung findet, sogar fehlinterpretiert und missachtet wird, folgt eine „diagnostische Etikettierung Geistigbehinderter als ‚distanzlos', ‚unbeherrscht' oder ‚triebhaft'" (ebd., S. 33).

Dass diese Mythen und Vorurteile sich tatsächlich auf die Einstellungen des sozialen Umfeldes auswirken und zu einer selektiven Wahrnehmung führen, zeigen die Ergebnisse einer Fortbildung zum Thema „Sexualität und geistige Behinderung". Mitarbeiter und Mitarbeiterinnen aus unterschiedlichen Wohnheimen wurden aufgefordert, Eigenschaften bezüglich der Sexualität von Menschen mit einer sogenannten geistigen Behinderung aufzulisten. Folgende Merkmale wurden genannt:

- „Onanieren in allen möglichen und unmöglichen Situationen

- Sexualität oft reduziert auf eigene Triebbefriedigung

- Distanzlosigkeit

- Homosexualität aufgrund der Gruppensituation

- Sehr ‚grobe' Bewertung von Gefühlen

- Häufiger Partnerwechsel

- Orientierungslosigkeit und Unsicherheiten bei Partnerschaften

- Extreme Schamhaftigkeit sowie

- Extreme Schamlosigkeit

- Ersatzreize

- Nacktheit zeigen oder Nacktheit verstecken." (Mattke 2004, S. 47)

Die aufgelisteten Kennzeichen machen deutlich, dass die Mitarbeiter und Mitarbeiterinnen ausschließlich in Extremen über die Sexualität von Menschen, die als geistig behindert bezeichnet werden, denken. Diese Vorurteile können dazu führen, dass die betreffenden Menschen sich den Erwartungen ihres Umfeldes gemäß verhalten (vgl. Mattke 2004, S. 47). Es ist also zwingend erforderlich, diesen Teufelskreis zu durchbrechen und die Vorurteile und Mythen auszuräumen, da sie Barrieren in Bezug auf die pädagogische Praxis und in der Interaktion mit dem sozialen Umfeld und Menschen mit einer sogenannten geistigen Behinderung darstellen.

6. Synthese

Im Folgenden möchte ich darstellen, welche Bedeutung die bisherigen Kapitel für die Fragestellung dieser Arbeit nach der Bedeutung von Sexualität für die menschliche Entwicklung und die Persönlichkeitsentwicklung von Menschen mit einer geistigen Behinderung haben. Die Ausführungen in Kapitel 4 haben aufgezeigt, dass Sexualität konstituierend für die menschliche Entwicklung und für die Persönlichkeitsentwicklung ist. In Kapitel 4.2.1 wird aufgezeigt, dass der Mensch bereits vor seiner Geburt ein sexuelles Wesen ist. Er besitzt von Anfang an eine sexuelle Identität, die sich im Laufe seines Lebens immer weiter ausdifferenziert (siehe Kapitel 3.3). Kluge spricht in diesem Zusammenhang von der menschlichen Sexualität als einem Grundvermögen, „das als solches Entwicklungsbedürftigkeit und Entwicklungsfähigkeit bedingt. Wie psychische Dispositionen generell, bedarf sie der entwicklungsgemäßen und kontinuierlichen Förderung bis ans Lebensende." (Kluge 2008a, S. 121).

Hieran wird deutlich, dass Sexualität ebenso wie psychische Dispositionen zum Menschen gehört; sie ist ein Teil von ihm, das heißt, Menschsein und Sexualität sind untrennbar miteinander verbunden. Wird sie, wie im obigen Zitat angeführt, nicht kontinuierlich gefördert oder sogar unterdrückt, können daraus diverse psychosomatische Störungen und Erkrankungen folgen (vgl. Mösler 2002, S. 49). In diesem Zusammenhang merkt Glöckner an:

> Sexuelle Störungen basieren häufig auf mangelnder sexueller Erfahrung während der Kindheit, und auch viele andere Probleme, die sich oft erst im Erwachsenenalter zeigen, können eine asexuelle Form einer nur unzureichend bewältigten Entwicklungsstufe darstellen. (vgl. Glöckner 1998, S. 86)

Die Förderung und Entwicklung des Kindes obliegt insbesondere in den ersten Lebensjahren der Familie; so wurde anhand des ökologischen Systems von Bronfenbrenner und der Sozialisation in der Familie nach Hurrelmann in Kapitel 4.3 aufgezeigt, dass die Familie wesentlich für die Persönlichkeitsentwicklung eines Kindes ist. Sie ist in Kindheit und Jugend der Ort, an dem sich Sexualisation vollzieht. Hier wird der Grundstein für eine selbstbestimmte Sexualität gelegt, was nicht nur für das spätere lustvolle sexuelle Erleben bedeutend ist, sondern ebenso eine wichtige Prävention vor sexueller Gewalt darstellt[37] (vgl. Pro

---

[37] Auf diese Thematik wird in Kapitel 8.4 ausführlicher eingegangen werden.

Familia 2001, S. 22). Bis ins hohe Erwachsenenalter ist die Sexualität ein Grundbedürfnis (siehe Kapitel 4.4) und ein Grundrecht (siehe Kapitel 4.5) im Leben des Menschen. Sexualität ist für die menschliche Entwicklung äußerst bedeutsam, da es sich „um einen ganz zentralen und fundamentalen Lebensbereich handelt" (Mösler 2002, S. 37).

Leider gilt dieses meiner Ansicht nach in unserer Gesellschaft keineswegs für alle Menschen gleichermaßen. Wie in Kapitel 3.2.1 dargestellt wurde, gibt es gegenwärtig immer noch die Tendenz in der Gesellschaft, die Sexualität von Menschen mit einer sogenannten geistigen Behinderung zu stigmatisieren. Kapitel 5.5 zeigt auf, welche Vorurteile und Mythen über die Sexualität von Menschen mit einer sogenannten Behinderung gegenwärtig kursieren. Hinzu kommen restriktive Erziehungsmaßnahmen und eine inadäquate Sexualerziehung beziehungsweise Sexualaufklärung in der Kindheit und ein unangemessener Umgang seitens des Umfeldes mit der Sexualität der betreffenden Menschen im Erwachsenenalter (siehe hierzu Kapitel 5.2 und 5.3).

Dem Menschen mit einer sogenannten geistigen Behinderung wird es somit verweigert, einen wesentlichen identitätsfördernden Teil seiner natürlichen menschlichen Entwicklung auszuleben. Statt vorhandene Gemeinsamkeiten in der Sexualentwicklung von Menschen mit und ohne sogenannter Behinderung anzuerkennen und mögliche Unterschiede als Bestandteil eines individuellen Entwicklungsprozesses anzusehen, wird von der Gesellschaft eine Klassifizierung in nichtbehinderte und behinderte Sexualität vorgenommen. Durch diese Klassifizierung bekommt Sexualität für die Persönlichkeitsentwicklung eines Menschen mit einer sogenannten geistigen Behinderung einen hohen Stellenwert. Die in dieser Arbeit genannten Barrieren und Verhinderungstendenzen müssen durchbrochen werden, damit diese Menschen ihre Sexualität genauso selbstverständlich leben können wie andere Menschen auch. Die Gesellschaft muss endlich begreifen, dass es keine behinderungsspezifische Sexualität gibt. Eine Möglichkeit der Veränderung könnte hierbei das in Kapitel 3.2.4 vorgestellte Konzept der Dialogischen Validierung darstellen.

Um eine gesunde Entwicklung der Persönlichkeit zu gewährleisten, ist es Aufgabe des sozialen Umfeldes[38] von Menschen mit einer sogenannten geistigen Behinderung, sie bezüglich einer selbstbestimmten Sexualität zu unterstützen.

---

[38] Selbstverständlich ist hierbei Unterstützung für das soziale Umfeld inbegriffen. Beispielsweise sollten Eltern hinsichtlich des Umgangs mit der Sexualität ihres Kindes Hilfestellungen erfahren, zum Beispiel durch spezielle Elternkurse.

Neben einer adäquaten theoretischen Sexualerziehung gehören hier Lern- und Experimentierräume für praktische sexuelle Erfahrungen (mit Anderen und in Auseinandersetzung mit dem eigenen Körper) in jedem Lebensalter dazu, ebenso auch die Möglichkeit aktive Sexualassistenz und Sexualbegleitung im Erwachsenenalter in Anspruch nehmen zu können. Sexualität ist für die menschliche Entwicklung und für die Persönlichkeitsentwicklung eines jeden Menschen wichtig, sie selbstbestimmt zu leben ist das Recht von allen Menschen. Wie sich das Recht auf eine selbstbestimmte Sexualität mit Unterstützung der Pädagogik bei Menschen mit einer sogenannten geistigen Behinderung entfalten kann, zeigt das folgende Kapitel.

7. Leitkonzepte der Rehabilitationspädagogik

Als Leitkonzepte der Rehabilitationspädagogik bei Menschen mit einer sogenannten geistigen Behinderung gelten unter anderem Normalisierung, Selbstbestimmung und Empowerment. Auf diese drei Prinzipien soll im Folgenden eingegangen werden, da sie hinsichtlich der Thematik dieser Arbeit von wesentlicher Bedeutung sind – ohne sie ist eine selbstbestimmte Sexualität nicht möglich.

7.1 Normalisierungsprinzip

Das Normalisierungsprinzip gilt als eine der bedeutendsten Reformideen innerhalb der pädagogischen Praxis für Menschen mit einer sogenannten geistigen Behinderung. Dieses Konzept ist aufgrund der katastrophalen Lebensbedingungen von Menschen mit sogenannten Behinderungen in der Nachkriegszeit entstanden, die größtenteils auf engstem Raum und ohne jegliche Privatsphäre in Heimen und Anstalten untergebracht waren (vgl. Spiegel 1999, S. 76). Von Beginn an geht es hierbei um strukturelle und institutionelle Veränderungen des Lebensumfeldes und der Betreuungsgegebenheiten (vgl. Gröschke 2007, S. 242). Insbesondere im Bereich des Wohnens hat es zu einer Verbesserung der Lebensumstände geführt (vgl. Pitsch 2006, S. 229f.)

Das Normalisierungsprinzip geht auf den Dänen Bank-Mikkelsen zurück, dessen Formulierung „letting the mentally retarded obtain an existence as close to normal as possible" (Bank-Mikkelsen 1959, zit. n. Thimm 1984, S. 18) in das dänische „Gesetz über die Fürsorge für geistige Behinderte" von 1959 aufgenommen wurde (vgl. Thimm 1984, S. 17). Die betreffenden Menschen sollten die gleichen Lebensbedingungen haben wie andere Menschen auch (vgl. Spiegel 1999, S. 77). Der Schwede Nirje und der US-Amerikaner Wolfensberger differenzierten unabhängig voneinander die Ideen von Bank-Mikkelsen aus und sorgten so für die globale Verbreitung des Normalisierungsprinzips (vgl. Gröschke 2007, S. 242). Obwohl beide das Normalisierungsprinzip mit ihren Ausführungen maßgeblich beeinflusst haben, möchte ich im folgenden das Konzept von Nirje näher erläutern, da sich hieran der Stellenwert von Sexualität im Normalisierungsprozess besonders gut verdeutlichen lässt.

Nirje merkt hinsichtlich des Normalisierungsprinzips an, dass es in allen Gesellschaften und auf alle Menschen übertragbar ist und zwar „unabhängig vom Grad ihrer Beeinträchtigung oder Behinderung" (Nirje 1994, S. 13). Ein Handeln im Sinne dieses Prinzips umfasst, auch bei der Veränderung der Lebensbedingungen den Kulturkreis der Menschen zu berücksichtigen (ebd., S. 13). Sein Konzept umfasst die folgenden acht Punkte:

1. „einen normalen Tagesrhythmus,

2. einen normalen Wochenrhythmus,

3. einen normalen Jahresrhythmus,

4. normale Erfahrungen im Ablauf des Lebenszyklus,

5. normalen Respekt vor dem Individuum und dessen Recht auf Selbstbestimmung,

6. normale sexuelle Lebensmuster ihrer Kultur,

7. normale ökonomische Lebensmuster und Rechte im Rahmen gesellschaftlicher Gegebenheiten,

8. normale Umweltmuster und -standards innerhalb der Gemeinschaft." (Nirje 1994, S. 13)

Kowoll hat in ihrem Handbuch „Sexualpädagogische Konzeptionen in der Behindertenhilfe" herausgestellt, was die einzelnen Punkte des Normalisierungsprinzips für die Sexualität von Menschen mit einer sogenannten geistigen Behinderung bedeuten. Anhand Kowolls theoretischen Überlegungen und den konzeptionellen Ausführungen Nirjes, möchte ich die Signifikanz des Normalisierungsprinzips für die Sexualität des betreffenden Personenkreises darstellen.

Der **Tagesrhythmus** soll an den persönlichen und individuellen Bedürfnissen des Menschen mit einer sogenannten geistigen Behinderung angepasst werden, sich jedoch an einem normalen Tagesablauf orientieren (ebd., S. 17f.). Zu einem normalen Tagesrhythmus kann es bezüglich der Sexualität auch gehören, die Weiblichkeit oder Männlichkeit eines Menschen in Form von Kleidung oder Schminke zu betonen, insofern dies von der betreffenden Person gewünscht wird (vgl. Kowoll 2007, S. 23). Zu einem **normalen Wochenrhythmus** gehört für Nirje die Trennung von Arbeit, Freizeit und Wohnen. Menschen mit einer sogenannten geistigen Behinderung sollen die Möglichkeit bekommen, diese drei Lebensbereiche getrennt voneinander zu erfahren und sie nicht zentriert an einem einzigen Ort (beispielsweise dem Wohnheim) erleben zu müssen (vgl. Nirje 1994, S. 18f.). Bezogen auf die Sexualität eines Menschen erhöht dies die Wahrscheinlichkeit, beispielsweise bei einer Freizeitaktivität einen Partner oder eine Partnerin zu finden, welche/-r nicht aus der eigenen Wohnumgebung kommt. Dies kann ebenfalls ein **normaler Jahresrhythmus** bedingen; hierzu gehören gesetzliche oder persönliche Feiertage, gesellschaftliche und kulturelle Ereignisse, Ferien, Familienfeiern und Besuche (vgl. Nirje 1994, S. 19f.; Thimm 1984, S. 20). Die Teilhabe an solchen Veranstaltungen ermöglicht ebenfalls Begegnungen mit anderen Menschen und bietet somit eine Chance soziale Beziehungen aufzubauen.

Normale Erfahrungen im Ablauf des **Lebenszyklus** zu machen, bedeutet, die jeweiligen Entwicklungsstufen der unterschiedlichen Lebensphasen Säuglingsalter, Kindheit, Adoleszenz, Erwachsenen- und Seniorenalter durchlaufen zu können (vgl. Nirje 1994, S. 20). Dies beinhaltet auch das Erleben von Sexualität im jeweiligen Lebenszyklus. Kowoll betont in diesem Zusammenhang, dass „Angebote und Umgangsformen [...] dem Alter kontinuierlich angepasst werden [müssen]" (Kowoll 2007, S. 24). Dazu gehören unter anderem die Ablösung vom Elternhaus, eine anschließende eigene Wohnung und das Siezen von Erwachsenen (ebd., S. 24).

Der **normale Respekt** vor dem Individuum und dessen Recht auf Selbstbestimmung stellt einen weiteren bedeutenden Aspekt des Normalisierungsprinzips dar. Die Bedürfnisse, Wünsche, Entscheidungen und die Selbstbestimmung des Menschen mit einer sogenannten geistigen Behinderung gilt es zu achten und zu akzeptieren, auch im Hinblick auf eine selbstbestimmte Sexualität (vgl. Nirje 1994, S. 22). Kowoll fasst hierunter den Wunsch nach „geschlechtlichen Kontakten und Beziehungen", die freie Wahl bei Freundschaften und möglichen Mitbewohnern und Mitbewohnerinnen sowie eine den persönlichen Bedürfnissen entsprechende Gestaltung des Wohnraumes beziehungsweise der gesamten Privatsphäre (vgl. Kowoll 2007, S. 24). Menschen mit einer sogenannten geistigen Behinderung haben nach dem Normalisierungsprinzip ebenso wie Menschen ohne Behinderung das Recht, an den **normalen sexuellen Lebensmustern** der Kultur teilzuhaben. Sinnlichkeit, Sexualität und Liebe sind für das sexuelle Erleben eines Menschen wesentlich, sie sind der Grund für die Ausbildung weiterer sozialer Fertigkeiten. Menschen mit einer sogenannten geistigen Behinderung müssen mit Sexualität vertraut gemacht werden und lernen, damit umzugehen (vgl. Nirje 1994, S. 24). Kowoll weist darauf hin, dass es sich hierbei im Verständnis der Normalisierungspraxis um einen lebenslangen Prozess handelt, dem es einer kontinuierlichen Bildung und Förderung bedarf, damit die Sexualität „zufriedenstellend gelebt werden kann". Sie betont, dass Menschen mit einer sogenannten geistigen Behinderung „grundsätzlich bildungs- und förderungsfähig" sind (Kowoll 2007, S. 24).

Normale ökonomische Lebensmuster und Rechte im Rahmen gesellschaftlicher Gegebenheiten gilt es, „im Rahmen der sozialen Gesetzgebung sicherzustellen" (Thimm 1984, S. 20). Der letzte Aspekt des Normalisierungsprinzips bezieht sich auf **normale Umweltmuster und -standards** innerhalb der Gemeinschaft. Diese Standards gelten beispielsweise hinsichtlich der Größe, der Lage und der Ausstattung einer Einrichtung (ebd., S. 20). Kowoll merkt an, dass es für Menschen, die als geistig behindert bezeichnet werden, kein Problem darstellen sollte, sich ihre Umwelt frei erschließen. Dazu gehört unter anderem die Nutzung öffentlicher Verkehrsmittel, der Besuch kultureller Veranstaltungen und Freizeitangebote, Essen gehen in Restaurants, der Besuch von Arztpraxen und zahlreiche andere Unternehmungen. Anhand dieser Ausführungen wird deutlich, dass das Normalisierungsprinzip auch für den Lebensbereich Sexualität eine außerordentlich wichtige Reformbestrebung darstellt, denn: „Die Rehabilitation im Sinne des Normalisierungsgedankens meint [...] demnach stets den ganzen Menschen, auch dessen Sexualität." (Kowoll 2007, S. 25).

7.2 Selbstbestimmung

Das Leitkonzept der Selbstbestimmung geht auf die Independent-Living-Bewegung[39] in den USA zurück (vgl. Fornefeld 2002, S. 148). Anders als beim Normalisierungsprinzip sind es hier die Betroffenen selbst, die aktiv werden (vgl. Klauß 2008a, S. 98). Menschen mit einer körperlichen Behinderung protestierten in den 60er Jahren gegen fremdbestimmte und entmündigte Lebensbedingungen in Großanstalten und forderten mehr Selbstbestimmungsmöglichkeiten für sich ein (vgl. Fornefeld 2002, S. 148). Ebenfalls in dieser Zeit entstanden erste Selbst-Hilfe-Initiativen von Menschen mit einer sogenannten geistigen Behinderung und Lernschwierigkeiten in den USA. Gemeinsam mit der Independent-Living-Bewegung lehnten sie sich gegen die vorherrschende Institutionalisierung, Aussonderung und Diskriminierung auf (vgl. Theunissen 2001[40]).

In Deutschland nahm die Bundesvereinigung der Lebenshilfe die internationale Diskussion zum Thema Selbstbestimmung auf und veranstaltete zusammen mit Menschen mit einer sogenannten geistigen Behinderung 1994 den Kongress

---

[39] Independent-Living bedeutet für die Menschen mit sogenannten Behinderungen nicht unabhängiges Leben, sondern selbstbestimmtes Leben (vgl. Osbahr 2000, S. 122).

[40] Internetquelle ohne Seitennummerierung.

„„Ich weiß doch selbst, was ich will!' Menschen mit geistiger Behinderung auf dem Weg zu mehr Selbstbestimmung" in Duisburg (vgl. Fornefeld 2002, S. 148; Theunissen 2001). Nach diesem Kongress wurde die Debatte um Selbstbestimmung in Deutschland deutlich intensiver, und es kam auch hier zur Entstehung von Selbstvertretungsgruppen (vgl. Theunissen 2001). In der Duisburger Erklärung wurden die folgenden Forderungen formuliert:

> Wir möchten mehr als bisher unser Leben selbst bestimmen. Dazu brauchen wir andere Menschen. Wir wollen aber nicht nur sagen, was andere tun sollen. Auch wir können etwas tun! Wir wollen Verantwortung übernehmen. [...] Auch schwerbehinderte Menschen können sagen, was sie wollen. Vielleicht nicht durch Sprache, aber man kann es im Gesicht sehen oder am Verhalten. [...] Alle haben das Recht, am Leben der Gemeinschaft teilzunehmen. [...] Selbstbestimmung heißt, auszuwählen und Entscheidungen zu treffen![...] Wir möchten die Wahl haben, wo und wie wir wohnen [...]. Wir wollen überall dabei sein! [...] Wir möchten über Freundschaft und Partnerschaft selbst entscheiden. Es soll leichter sein, sich zu treffen oder sogar zusammenzuleben. Jeder lernt am besten durch eigene Erfahrung! Eltern meinen es oft zu gut. Sie lassen uns nicht selbst probieren. [...] Wir können mehr als uns zugetraut wird – zum Beispiel allein fortgehen oder mit der Bahn fahren. Das wollen wir zeigen; auch wenn man mal etwas gegen den Willen der Eltern oder der Betreuer tun muß. Wir wollen oft mit behinderten Menschen aus anderen Orten sprechen, um zu wissen, wie sie leben. So können wir vergleichen und sagen, was besser werden soll. Wir wollen Gruppen bilden, in denen wir miteinander reden können. (Duisburger Erklärung 1994, zit. n. Hähner et al. 2006, S. 103f.)

Dieser Auszug der Duisburger Erklärung verdeutlicht, dass Menschen, die als geistig behindert bezeichnet werden, sich Selbstbestimmung und Integration in sämtlichen Lebensbereichen wünschen. Ebenso wird artikuliert, dass sie hierbei auf die Unterstützung von Dritten angewiesen sind.

In diesem Zusammenhang stellt sich die Frage, was unter Selbstbestimmung überhaupt zu verstehen ist und ob sie in Abhängigkeit von anderen Menschen überhaupt realisierbar ist. Mühl definiert Selbstbestimmung als „die Möglichkeit des Individuums, Entscheidungen zu treffen, die den eigenen Wünschen, Bedürfnissen, Interessen oder Wertvorstellungen entsprechen, und dem gemäß zu handeln". Seiner Ansicht nach liegt die Grenze von Selbstbestimmung der eigenen Person dort, wo sie beginnt, die Selbstbestimmung von anderen Menschen in Frage zu stellen (vgl. Mühl 2003, S. 250).

Dreblow betont, dass sich Selbstbestimmung allgemein formuliert auf „eine individuelle Lebensgestaltung in allen Lebensbereichen" bezieht (Dreblow 1999, S. 125). Das Individuum ist Experte beziehungsweise Expertin für seine/ihre persönlichen Belange (ebd., S. 125). Diese beiden Definitionen heben die individuelle Komponente von Selbstbestimmung hervor und betonen gleichzeitig deren Begrenzung. Folglich kann kein Mensch absolute Selbstbestimmung erreichen, sondern muss diese immer in Auseinandersetzung mit Dritten gestalten. Schließlich befindet sich jedes Individuum in einem gesellschaftlichen Gefüge, was meiner Ansicht nach nicht negativ zu werten ist, da die Auseinandersetzung mit der Umwelt für eine Weiterentwicklung der Persönlichkeit sorgt.

Obwohl sich jeder Mensch hinsichtlich seiner Selbstbestimmung in einem „Abhängigkeitsverhältnis" befindet (vgl. Fornefeld 2002, S. 149), lässt sich laut Hahn für Menschen mit sogenannten geistigen Behinderungen ein „lebenslanges ‚Mehr' an sozialer Abhängigkeit" (Hahn 1994, S. 87) feststellen. Doch auch unter solchen Bedingungen ist es durchaus möglich, ein selbstbestimmtes Leben zu führen, insofern die Personen, auf deren Unterstützung man angewiesen ist, die Selbstbestimmung ermöglichen und zulassen (vgl. Klauß 2008a, S. 100). Für Klauß gibt es demnach zwei Formen von Selbstbestimmung:

- „Bei Bedürfnissen, die unabhängig von anderen Menschen selbst befriedigt werden können, fallen Selbstbestimmung und Selbstständigkeit zusammen: Ich möchte etwas und tue es selbst.

- Bei Bedürfnissen, deren Befriedigung von anderen Menschen abhängt, bedeutet Selbstbestimmung, dass diese anderen Menschen mitgeteilt werden und diese sich darauf einlassen" (Klauß 2008a, S. 100).

Demnach ist Selbstständigkeit für Selbstbestimmung keineswegs eine essentielle Voraussetzung, sie kann lediglich eine Erleichterung darstellen, da man sozusagen auf einem direkteren Weg selbstbestimmt sein kann. Die Bedürfnisbefriedigung durch Dritte ist an folgende Bedingungen geknüpft: Zum einen müssen die Wünsche kommuniziert und von der unterstützenden Person verstanden werden, zum anderen müssen diese Personen auch bereit und fähig sein, dem auf Assistenz angewiesenen Menschen bei der Erfüllung seiner Bedürfnisse zu assistieren (vgl. Klauß 2008a, S. 100). Somit ist es auch Aufgabe der Pädagogik, die Kommunikation von Menschen mit einer sogenannten geistigen Behinderung zu unterstützen und zu fördern[41], da sie der Schlüssel zu einem selbstbestimmten Leben ist.

Dass Selbstbestimmung ein grundlegendes Recht für jeden Menschen darstellt, ist in Deutschland gesetzlich verankert. Im Grundgesetz garantiert Artikel 2 jedem Menschen das Grundrecht auf die freie Entfaltung seiner Persönlichkeit. Die 1994 stattgefundene Reformierung des Grundgesetzes führte zu einer wichtigen Ergänzung des Artikel 3, Absatz 3. Dort heißt es: „Niemand darf wegen seiner Behinderung benachteiligt werden." Im Jahr 2002 verabschiedete der Deutsche Bundestag ohne Gegenstimme das „Gesetz zur Gleichstellung behinderter Menschen" (BGG). Dieses Gesetz steht unter dem Motto „Selbstbestimmung statt Fürsorge" (vgl. Klauß 2005, S. 159). Sein Ziel ist es, „die Benachteiligung von behinderten Menschen zu beseitigen und zu verhindern, sowie die gleichberechtigte Teilhabe von behinderten Menschen am Leben in der Gesellschaft zu gewährleisten und ihnen eine selbstbestimmte Lebensführung zu ermöglichen" (BGG, §1). Ebenfalls haben im neunten Sozialgesetzbuch (SGB IX) „Rehabilitation und Teilhabe behinderter Menschen" die Themen Selbstbestimmung und Teilhabe einen hohen Stellenwert.

Bezüglich der Rechte von Menschen mit Behinderungen stellt auf internationaler Ebene die UN Behindertenrechtskonvention aus dem Jahre 2006 einen bedeutenden Erfolg in der Behindertenpolitik dar. Durch sie wurde der Menschenrechtsansatz eingeführt sowie das Recht auf Selbstbestimmung und Partizipation, der Diskriminierungsschutz und eine barrierefreie und inklusive Gesellschaft gefordert. Seit dem 26. März 2009 gelten diese Bestimmungen auch verbindlich für Deutschland (vgl. Deutsches Institut für Menschenrechte 2009).

Das Leitbild der Selbstbestimmung hat zu einem Perspektivenwechsel innerhalb des Hilfesystems von Menschen mit einer sogenannten geistigen Behinderung geführt. Das Bild wandelte sich vom „fürsorglich zu lenkenden ‚Schützling'" zum „‚Auftraggeber', an dessen Anliegen und Wünschen sich die Arbeit zugunsten dieses Personenkreises zu orientieren hat" (Conrads & Frühauf 2008, S. 11). Die professionelle Orientierung soll sich demnach an einer „Entpädagogisierung" orientieren, die methodischen Ausrichtungen sollen der des Empowerment, der dialogischen Begleitung und der Erwachsenenbildung entsprechen. Ebenso soll (weiterhin) eine Abkehr von Sondereinrichtungen zu integrativen

---

[41] Klauß verweist in diesem Zusammenhang auf diverse pädagogische und therapeutische Maßnahmen und nennt unterschiedliche Hilfen, wie etwa Gebärden, Bilder- und Zeichensysteme oder die Möglichkeit der Gestützten Kommunikation (vgl. Klauß 2005, S. 157).

Institutionen und offenen Hilfen stattfinden (vgl. Hähner 2006a, S. 45). Selbstbestimmung und Integration in allen Lebensbereichen sollen die maßgeblichen
Ziele sein.

Die „persönliche Assistenz" und das „persönliche Budget" sind Beispiele dafür,
dass diese Zielsetzungen nicht nur theoretisch bleiben, sondern auch in die Praxis umgesetzt werden. In groben Zügen soll an dieser Stelle erläutert werden,
was unter ihnen zu verstehen ist: Der Ausdruck Assistenz soll deutlich machen,
dass die „Regiekompetenz" bei der zu unterstützenden Person bleibt, sie bestimmt, welche Leistungen sie von ihrem Assistenten/ihrer Assistentin benötigt
(vgl. Fegert et al. 2006, S. 81). Während sich bei Menschen mit einer körperlichen Behinderung diese Form der Dienstleistung hauptsächlich auf praktische
Unterstützung – der „Hilfe am Körper"– beschränkt, kommt bei Menschen mit
einer sogenannten geistigen Behinderung der Aspekt der „dialogischen Begleitung" hinzu (vgl. Osbahr 2000, S. 141). Die persönliche Assistenz fungiert somit
auch als bedeutende Bezugsperson für „persönliche Lebensgestaltung und
Kommunikation" (ebd, S. 141).

Finanziert werden kann die persönliche Assistenz über ein weiteres Instrument,
welches ebenso der Verwirklichung von Selbstbestimmung dient: dem persönliche Budget. Es wurde 2001 eingeführt, seit dem 1.1. 2008 hat jeder Mensch mit
einer Behinderung einen Rechtsanspruch darauf (vgl. Conrads & Frühauf 2008,
S. 17). Die Betreffenden können hierdurch selbst entscheiden, „welche Hilfen
für sie am besten sind und welcher Dienst und welche Person zu dem von ihnen
gewünschten Zeitpunkt eine Leistung erbringen soll"[42] (vgl. Beauftragte der
Bundesregierung für die Belange behinderter Menschen 2008, S. 8). Menschen
mit einer sogenannten geistigen Behinderung können hierbei auf eine „Budge-
tassistenz" angewiesen sein (vgl. Bradl 2005, S. 190). In diesem Fall ist darauf
zu achten, dass der „wirkliche Wille des betroffenen Menschen Vorrang hat vor
der Expertenmeinung des Unterstützers" (Conrads & Frühauf 2008, S. 19). Im
Zusammenhang mit Selbstbestimmung stellt Sexualität einen zentralen Lebensbereich dar, den es vom Individuum nach seinen Bedürfnissen zu gestalten gilt –
oder wie Rittmeyer es formuliert:

---

[42] Weitere Informationen bezüglich des persönlichen Budgets sind der Broschüre „Das trägerübergreifende persönliche Budget für mehr gleichberechtigte Teilhabe von Menschen mit
Behinderungen" zu entnehmen (vgl. Bundesbeauftragte der Bundesregierung für die Belange
behinderter Menschen 2008).

Für eine glückende Daseinsgestaltung ist last but not least Selbstbestimmung im Bereich der Sexualität und Partnerwahl notwendig.
(Rittmeyer 2001, S. 147)

Dass sexuelle Selbstbestimmung für Menschen mit einer sogenannten geistigen Behinderung ein wichtiges Thema ist, zeigt sich an Ausschnitten der Duisburger Erklärung, wo unter anderem Selbstbestimmung in Bezug auf Partnerschaften gefordert wird (vgl. Duisburger Erklärung 1994, zit. n. Hähner et al. 2006, S. 104). Im Grundsatzprogramm des Netzwerk People First Deutschland e.V. werden Rechte hinsichtlich einer selbstbestimmten Sexualität formuliert:

Die wichtigsten Forderungen für Partnerschaft, Sexualität und Kinder
[:] Menschen mit Lernschwierigkeiten haben das Recht, eine Beziehung zu haben. Menschen mit Lernschwierigkeiten haben das Recht
auf Sexualität. Menschen mit Lernschwierigkeiten haben das Recht,
Kinder zu haben. Menschen mit Lernschwierigkeiten müssen Unterstützung bekommen können, wenn sie Hilfe bei der Erziehung ihrer
Kinder brauchen. Frauen und Männer mit Lernschwierigkeiten dürfen
nicht gegen ihren Willen sterilisiert werden." (Mensch zuerst – Netzwerk People First Deutschland e.V. 2009b)

Diese Forderungen von Menschen, die als geistig behindert bezeichnet werden, machen deutlich, wie bedeutsam sexuelle Selbstbestimmung für ihr Leben ist. Erschreckend ist meiner Ansicht nach jedoch die Tatsache, dass Menschen etwas einfordern müssen, was ihnen rechtlich zusteht. Auch die persönliche Assistenz und das persönliche Budget tragen dazu bei, dass die beschriebenen Forderungen und Rechte hinsichtlich Sexualität nicht nur theoretisch bleiben, sondern auch praktisch umgesetzt werden können. So kann es auch unter den Aufgabenbereich eines persönlichen Assistenten/einer persönlichen Assistentin fallen, dem Menschen mit einer sogenannten geistigen Behinderung theoretische Kenntnisse über Sexualität und die menschlichen sexuellen Funktionen zu vermitteln (vgl. Hähner 2006b, S. 210; Krenner 2003, S. 36). Das persönliche Budget kann vom betreffenden Personenkreis unter anderem auch dafür genutzt werden, sexuelle Dienstleistungen, etwa in Form von aktiver Sexualassistenz oder Sexualbegleitung, in Anspruch zu nehmen (vgl. Institut zur Selbst-Bestimmung Behinderter 2009b).

Selbstbestimmung bedeutet bezugnehmend auf die Definitionen und Ausführungen in diesem Kapitel für alle Lebensbereiche – und somit auch für den Bereich der Sexualität – die persönlichen Bedürfnisse nach eigenen Vorstellungen befriedigen zu können und die Wahl zwischen Alternativen zu haben. Eine Aufgabe der Pädagogik muss es sein, Menschen mit sogenannten geistigen Behinderungen diese Alternativen zu bieten und gemeinsam mit ihnen (Handlungs-)Kompetenzen zu entwickeln, um die eigenen Bedürfnisse wahrnehmen zu können und Optionen auszuwählen (vgl. Fegert et al. 2006, S. 84). Hierbei liegt ein besonderes Augenmerk auf dem Handeln der Professionellen[43].

Abschließend muss darauf hingewiesen werden, dass es auch kritische Stimmen innerhalb der Selbstbestimmungsdebatte gibt. Rittmeyer stellt in diesem Zusammenhang die zwei wesentlichen Kritikpunkte heraus. Zum einen habe die Auseinandersetzung mit der Selbstbestimmungsthematik „das pädagogische Dilemma von Freiheit und Einflussnahme" noch nicht geklärt, zum anderen wird die Diskussion um Selbstbestimmung teilweise als zu einseitig empfunden, weil hierbei angeblich soziale Beziehungen vernachlässigt würden (vgl. Rittmeyer 2001, S. 145). Hinsichtlich des zweiten Punktes muss ich allerdings widersprechen; da sich Selbstbestimmung (wie bereits in diesem Kapitel herausgestellt) immer nur in Auseinandersetzung mit Dritten vollziehen kann, werden dadurch meiner Ansicht nach soziale Beziehungen keineswegs vernachlässigt, sondern können dadurch entstehen. Lindmeier merkt diesbezüglich an, dass Selbstbestimmung keineswegs auf „ein von Bindungen freies ‚Ich-Projekt'" abziele, sondern „auf die Wiedererlangung von Gestaltungsspielräumen im eigenen Leben" (Lindmeier 2008, S. 116).

7.3 Empowerment

Der Ursprung des Begriffes „Empowerment" liegt im 19. Jahrhundert in den USA. Als handlungsleitende Maxime lässt er sich erstmals Ende der 50er Jahre auf die amerikanische Bürgerrechtsbewegung der schwarzen Minderheitsbevölkerung (black empowerment) in den USA zurückführen. Mittlerweile findet die Leitidee des Empowerment für die soziale Arbeit mit Menschen mit einer sogenannten geistigen Behinderung auch hierzulande Anklang (vgl. Theunissen 2007, S. 94). Empowerment ist in erster Linie für die Arbeit mit Erwachsenen gedacht (vgl. Theunissen 2006a, S. 214).

In Deutschland wird Empowerment mit „Selbstbefähigung", „Selbstermächtigung" oder „Selbstbemächtigung" übersetzt (vgl. Kulig & Theunissen 2006, S.

---

[43] Hier möchte ich auf den Aufsatz von Sack „Normalisierung der Beziehungen" verweisen, der sich intensiv mit der Beziehung zwischen Begleitern/Begleiterinnen und Menschen mit einer sogenannten geistigen Behinderung auseinandersetzt (vgl. Sack 2006a, S. 117f.).

243). Es geht hierbei laut Theunissen um „Selbstverfügungskräfte", also um die Reaktivierung von Stärken im Individuum (vgl. Theunissen 2007, S. 94). Hierbei handelt es sich um die Stärken von Menschen, die sich am Rande der Gesellschaft befinden. Diese Selbstverfügungskräfte werden genutzt, um „Selbstbestimmungsfähigkeiten und Kompetenzen zur Kontrolle und Verfügung über die eigenen Lebensumstände" zu bekommen (Theunissen & Plaute 2002, S. 11). Folgende vier Zugänge verdeutlichen, worum es bei dem Begriff des Empowerment geht:

1. Empowerment verweist auf der individuellen Ebene auf Selbstverfügungskräfte in Form von vorhandenen Stärken oder Ressourcen. Der Mensch kann mit diesen Selbstverfügungskräften Krisen, Probleme, Konflikte oder andere belastende Situationen aus eigener Energie bewältigen und sein Leben weitgehend autonom führen (vgl. Kulig & Theunissen 2006, S. 243).

2. Verbindet man den Begriff Empowerment mit einer politisch ausgerichteten Durchsetzungskraft, so handelt es sich hierbei um bisher unterdrückte Gruppierungen, die mit politischen Mitteln versuchen, sich aus einem Zustand relativer Ohnmacht zu befreien und Emanzipation zu erreichen. (ebd., S. 243).

3. Betrachtet man Empowerment in einem reflexiven Sinn, so steht es für einen selbstbestimmten Lern- und Handlungsprozess (ebd., S. 243). Anhand des Bewusstmachens ihrer eigenen Kompetenzen, der Entwicklung eigener Kräfte und dem Nutzen sozialer Ressourcen erlangen die Betreffenden Kontrolle über die eigene Lebensgestaltung (vgl. Theunissen & Plaute 2002, S. 12f.).

4. Benutzt man Empowerment in einem transitiven Sinn, so geht es hierbei darum, Empfänger und Empfängerinnen sozialer Dienstleistungen und gesellschaftliche Randgruppen dazu anzuregen, Selbstvertrauen zu entwickeln, ihre Anliegen selbst zu regeln und sich gegenüber Dritten zu behaupten (ebd., S. 13). Im Fokus steht „das Anstiften zu individuellen und kollektiven Empowerment-Prozessen [...], zu menschlicher und politischer Emanzipation" (ebd., S. 13; Hervorhebung im Original).

Diese vier Zugänge machen deutlich, dass dem Empowerment-Konzept eine lebensweltbezogene Sichtweise, wie sie unter anderem Bronfenbrenner (siehe Kapitel 4.3.1) herausgearbeitet hat, zugrunde liegt (vgl. Theunissen 2002, S. 178). Statt einer Sichtweise, die bei den Defiziten der Menschen ansetzt, basiert der Empowerment-Ansatz auf der „Stärken-Perspektive". Jede Person besitzt demnach eine innere „regenerative oder selbstheilende Kraft" (vgl. Kulig & Theunissen 2006, S. 245). Diese Kraft entsteht aus dem Zusammenwirken individueller und sozialer Ressourcen (ebd., S. 245). Aus dieser Stärken-Perspektive haben sich Leitprinzipien herausgebildet, die für die Umsetzung des Empowerment-Konzeptes in die Praxis wesentlich sind. Laut Kulig und Theunissen gehören hierzu

> die Abkehr vom Defizit-Blickwinkel; die unbedingte Annahme des Anderen und Akzeptanz seines So-Seins; das Vertrauen in individuelle und soziale Ressourcen; der Respekt vor der Sicht des Anderen und seinen Entscheidungen; die Akzeptanz unkonventioneller Lebensentwürfe; der Respekt vor der ‚eigenen' Zeit und vor ‚eigenen' Wegen des Anderen; der Verzicht auf etikettierende, entmündigende und denunzierende Expertenurteile; die Grundorientierung an der Rechts-Perspektive, der Bedürfnis- und Interessenlage sowie der Lebenszukunft des Betroffenen. (Kulig & Theunissen 2006, S. 245).

Der Werterahmen des Empowerments basiert auf den drei Grundpfeilern Selbstbestimmung, kollaborative und demokratische Partizipation und Verteilungsgerechtigkeit (vgl. Theunissen & Plaute 2002, S. 22ff.). Selbstbestimmung nimmt in diesem Konzept also keine absolute Stellung ein (vgl. Kulig & Theunissen 2006, S. 245) und ist auch nicht – und dies ist ein häufig vorzufindendes Missverständnis – mit Empowerment gleichzusetzen (vgl. Theunissen 2002, S. 178), sondern in diesem Fall wird der Grundgedanke der Selbstbestimmung in den Empowerment- Ansatz integriert (vgl. Kulig & Theunissen 2006, S. 249). Bei der kollaborativen und demokratischen Partizipation geht es darum, dass Menschen bei Entscheidungen, die sie selbst betreffen, dass Recht darauf haben, angehört zu werden, mitzusprechen und mitbestimmen zu dürfen (vgl. Theunissen 2006a, S. 214). Die Verteilungsgerechtigkeit besagt, dass Ressourcen und Lasten in einer Gesellschaft fair verteilt sein sollen (vgl. Prilleltensky 1994, zit. n. Theunissen 2006a, S. 214). Das Hauptaugenmerk liegt hierbei auf der Frage „nach sozialer Benachteiligung und Ausgrenzung gesellschaftlicher Gruppen sowie das Eintreten für soziale Gerechtigkeit, Chancengleichheit und Inklusion" (Theunissen 2006a, S. 214). Hervorzuheben ist hierbei, dass alle Handlungsebenen der ethischen Wertebasis miteinander verknüpft sind und sich gegenseitig durchdringen (vgl. Theunissen 2008, S. 126).

1. Bei der subjektzentrierten Ebene geht es darum, Möglichkeiten zu finden, die das Individuum dazu anregen, die persönlichen Stärken zu entdecken und Selbstvertrauen in die eigenen Fähigkeiten zu gewinnen. Der Mensch soll zu der Überzeugung gelangen, dass er seine Angelegenheiten selbst oder mit Unterstützung erfolgreich regeln kann (ebd., S. 126). Ebenso geht es darum, mit Unterstützung Handlungskompetenzen und Bewältigungsmuster zu entwickeln. Wichtig ist hierbei auch das (Wieder-)Erlangen von autonomer Lebensführung (vgl. Kulig & Theunissen 2006, S. 247).

2. Auf der gruppenbezogenen Ebene sind soziale Gruppenarbeit, Konsultation und soziale Netzwerkarbeit miteinander verwoben. Zum einen liegt der Fokus auf der (Wieder-)Herstellung von „tragfähigen Beziehungen und Verbindungen privater Netzwerke" (wie etwa Familie, Freunde und Nachbarschaft), um soziale Ressourcen und soziale Unterstützung in der unmittelbaren und vertrauten Umgebung zu gewährleisten, zum anderen geht es um die Förderung und Entwicklung von Selbsthilfeinitiativen und Selbsthilfegruppen (ebd., S. 248).

3. Die institutionelle Ebene des Empowerment-Konzeptes ist für Menschen mit einer sogenannten geistigen Behinderung laut Kulig und Theunissen besonders bedeutsam, da viele von ihnen in großen Einrichtungen leben (ebd., S. 248). Es geht hier darum, gemeinsam mit ihnen und ihren Bezugspersonen den Veränderungsbedarf der jeweiligen Einrichtungen festzustellen. Ziele sind hierbei der Abbau und hierarchischer Strukturen sowie deren Entlegitimierung und das Abschaffen von Bürokratien und Zentralinstanzen zugunsten demokratischer Entscheidungsstrukturen und Partizipationsformen (ebd., S. 248).

4. Die sozialpolitische und gesellschaftliche Ebene steht im Wesentlichen für die politische Einmischung und Einflussnahme Betroffener auf die Gesellschaft. In diesem Sinn steht Empowerment für Adressatenbeteiligung und lehnt Angewohnheiten wie Planungen und Umsetzungen sozialer und rehabilitativer Hilfen unter Ausschluss der betreffenden Gruppe strikt ab. Marginalisierte Menschen, Selbsthilfeinitiativen oder selbstorganisierte Netzwerke sollen die Chance haben, „lokale politische Machtstrukturen" mitgestalten zu können (ebd., S. 248). Es geht um das Mitspracherecht von Menschen in allen politischen und gesellschaftlichen Bereichen.

Anhand dieser Ausführungen wird deutlich, dass Empowerment sowohl für die persönlichen Belange sozial benachteiligter Menschen steht als auch für kollektive Veränderungsprozesse. Somit zielt Empowerment auf eine Veränderung des „Ganzen" ab, um mehr Menschlichkeit in Form von Lebensautonomie, sozialer Gerechtigkeit und Demokratie in dieser Gesellschaft zu erreichen (vgl. Theunissen, Hoffmann & Plaute 2000, S. 131).

Galt der Erwachsene mit einer sogenannten geistigen Behinderung im traditionellen pädagogischen Verständnis noch als Laie/-in bzw. Patient/-in so ist er nun „Experte seiner selbst" (bzw. Expertin ihrer selbst), er/sie „ist in der Lage, Art und Umfang notwendiger Hilfen zur eigenen Lebensgestaltung selbst zu bestimmen" (Hähner 2006c, S. 130). Professionelle (und Eltern) sind hierbei begleitend und unterstützend tätig. Diese Form der Beziehung fordert ein hohes Maß an Solidarität. In Bezug auf erwachsene Menschen mit einer sogenannten geistigen Behinderung kann Empowerment als ein „überdauernder Prozess" angesehen werden, da es Zeit und Geduld erfordert, Menschen, die nie erfahren haben, wie es ist, eigene Bedürfnisse und Wünsche zu äußern, oder die den Kontakt zu sich selbst aufgrund unterdrückender Lebensbedingungen mit den Jahren verloren haben, auf dem Weg zu einer emanzipierten und selbstbewussten Persönlichkeit zu unterstützen und zu begleiten (ebd., S. 130). Die Haltung des Umfeldes hat somit im Empowerment-Prozess des Menschen mit einer sogenannten geistigen Behinderung einen hohen Stellenwert. Besonders in Institutionen hängt die Umsetzung des EmpowermentKonzeptes von der Bereitschaft des professionellen Personals ab, Mitbestimmungs- und Selbstbestimmungsmöglichkeiten zuzulassen und zu unterstützen. Dass Empowerment noch keineswegs endgültig in der Praxis angekommen ist, zeigen auch die Angebote innerhalb des Bereiches der Erwachsenenbildung für Menschen, die als geistig behindert bezeichnet werden. So dominieren hier musisch-ästhetische Angebote sowie Angebote bezüglich des Bereiches der Kulturtechniken, während emanzipatorische Angebote, die zum Beispiel Themen wie Sexualität und Partnerschaft, autonome Lebensführung, gesellschaftliche Teilhabe oder Selbstdurchsetzung beinhalten, äußerst selten zu finden sind (vgl. Theunissen 2008, S. 118). Hinzu kommt, dass Menschen mit einer sogenannten geistigen Behinderung die meisten Bildungsangebote in Sondereinrichtungen – wo sie ohnehin oft leben, arbeiten und ihre Freizeit verbringen – wahrnehmen müssen (ebd., S. 118).

Bezüglich der sich nur langsam vollziehenden Umsetzung des Empowerment-Ansatzes in die Praxis, muss angemerkt werden, dass es auch kritische Stimmen hinsichtlich dieses Konzeptes gibt. So sind Kritiker der Meinung, dass insbesondere hospitalisierte Menschen und Menschen mit einer sogenannten geistigen Behinderung von den Inhalten des Konzeptes – wie etwa der Selbstorganisation, der Eigenverantwortung und autonomen Lebensführung – überfordert sind. Theunissen hält dem entgegen und führt diesbezüglich an, dass solch eine Sichtweise dem traditionellen Behindertenverständnis entspräche und dass diese Kritiker sich vor einem neuen Blickwinkel versperren würden. Ansprüche auf Autonomie, Selbstverwirklichung und Lebenssouveränität würden demnach schlichtweg verleugnet werden (vgl. Theunissen 2006a, S. 219). Theunissen nimmt diesbezüglich folgende Haltung ein:

> Wird ein Empowerment-Konzept auf der Grundlage der Wertebasis als ‚Ermöglichungsraum' subjektzentriert, kooperativ und ggf. antizipatorisch erschlossen, dürften nicht nur Momente der [...] Überforderung oder Zumutungen, sondern gleichfalls individuelle Widerstände verblassen. (Theunissen 2006a, S. 219)

Festzuhalten bleibt, dass der Empowerment-Ansatz für jeden Menschen mit einer sogenannten geistigen Behinderung geeignet ist[44]. Wirklich funktionieren kann dieser allerdings nur, wenn sich alle Beteiligten einig sind. Betrachtet man hierbei alle Ebenen einer Gesellschaft, so bedeutet dies, dass bereits auf politischer Ebene ein Zuspruch bezüglich des Konzeptes erforderlich ist. Ebenso wichtig ist die Aufgeschlossenheit des Trägers und aller Angestellten gegenüber des Empowermentansatzes. (vgl. Theunissen 2002, S. 181). Ebenfalls von großer Bedeutung ist die gegenseitige „Anerkennung der Gleichberechtigung zwischen Professionellen und Betroffenen" (Theunissen 2006a, S. 215). Bezogen auf die vier Handlungsebenen des Empowerment-Konzeptes bedeutet dies, dass die meisten positiven Veränderungen durch das Zusammenspiel aller Ebenen erreicht werden kann (ebd., 217). Dass Sexualität ein Teil des beschriebenen Empowerment-Prozesses ist, zeigte beispielsweise die internationale Fachtagung „Wir wollen! Wir lernen! Wir können! Erwachsenenbildung und Empowerment", die im September 2007 in Köln stattgefunden hat. Der im Rahmen dieser Veranstaltung erschienene gleichnamige Band, zeigt auf, dass auf der Tagung auch Themen wie Prävention vor sexueller Belästigung in der Werkstatt und Elternschaft von Menschen mit einer sogenannten geistigen Behinderung behandelt wurden (vgl. Schneider 2008, S. 276; Sanders & Goll 2008, S. 282). Auch

---

[44] An dieser Stelle möchte ich bezüglich der Kritik am Empowerment-Konzept auf den Artikel „Empowerment – Als Konzept für die Behindertenarbeit kritisch reflektiert" von Theunissen (2006) verweisen.

bei diesen Themen gilt es, an die Stärken und Selbstverfügungskräfte der einzelnen Menschen zu erinnern, beziehungsweise diese wachzurufen, Handlungskompetenzen zu entwickeln und sie angemessen bei ihren Vorhaben zu unterstützen Nachdem ich die drei Leitkonzepte der Pädagogik – Normalisierungsprinzip, Selbstbestimmung und Empowerment – ausführlich theoretisch dargestellt und in Zusammenhang mit der Sexualität von Menschen mit einer sogenannten geistigen Behinderung gestellt habe, möchte ich nun untersuchen, ob diese Leitprinzipien in der Realität des außerfamiliären Wohnens bezüglich Sexualität ihre Anwendung finden. Im Folgenden Kapitel wird also auf die Sexualität von erwachsenen Menschen, die als geistig behindert gelten, im Wohnheim eingegangen werden.

8. Wohnheim und Sexualität

In diesem Kapitel werde ich aufzeigen, wie mit dem Grundbedürfnis Sexualität im Wohnheim umgegangen wird. Es soll untersucht werden, ob dort die drei Leitprinzipien Normalisierung, Selbstbestimmung und Empowerment im Hinblick auf die Sexualität von Erwachsenen ihre Anwendung finden, oder inwieweit der Heimalltag zu einer weiteren Verhinderung und Einschränkung der Sexualität beiträgt. Hierzu möchte ich zunächst skizzieren, was „Wohnen" für den Menschen – besonders im Hinblick auf eine eigene Wohnung – bedeutet. Im Anschluss daran werde ich auf die aktuelle Wohnsituation von Menschen mit einer sogenannten geistigen Behinderung eingehen. Die Beschreibung der Selbstbestimmung im Alltag erfolgt anhand der empirischen Studie von Sonnenberg (2004). Um darzustellen, wie Sexualität im Wohnheim verortet ist und welchen Stellenwert sie im Heimalltag hat, werde ich mich auf die empirischen Studien von Walter und Hoyler-Herrmann (1987), Seefeld (1997) und Fegert et al. (2006) beziehen.

8.1 Exkurs I: Die Bedeutung des Wohnens für den Menschen

Im Folgenden soll insbesondere an den Ausführungen Rohrmanns die Bedeutung des Wohnens für den Menschen herausgestellt werden. Für Rohrmann ist die Wohnung ein Ort der biologischen (primären) und der erweiterten (sekundären) Reproduktion. Bei der biologischen Reproduktion geht es um die funktionalen Komponenten des Wohnens, so etwa das Vorhandensein von Schlafmöglichkeiten, Hygienestandards, das Anlegen und Verzehren von Essensvorräten sowie der Schutz vor Übergriffen Dritter. Erst wenn diese Funktionen erfüllt sind, so kann nach Rohrmann die Wohnung ein Platz der erweiterten Reproduktion sein. Dies bedeutet, dass der Mensch sich seine Art zu wohnen selbst gestalten kann. Selbstbestimmt kann er über die dort stattfindenden Aktivitäten, über die Nähe und Distanz zu anderen Menschen und die Wohnungseinrichtung verfügen. Wohnen ist in diesem Sinne auch Ausdruck der eigenen Identität (vgl. Rohrmann 2005, S. 200f.). Die Wohnung ist somit ein Rückzugsort, dort kann man alleine sein, sich entspannen und sich vor „ungewünschten Sozialkontakten schützen" (ebd., S. 201). Der Mensch kann in Ruhe alle Tätigkeiten verrichten, bei denen er ungestört sein möchte. Dazu gehören auch das An- und Ausziehen, sich waschen und das **Ausleben der eigenen Sexualität** (ebd., S. 201; Hervorhebung A.N.). Zugleich ist die Wohnung aber auch der Ort, an dem vom Individuum gewünschte soziale Kontakte gepflegt werden können. Zuletzt führt Rohrmann an, dass Wohnen auch für Heimat steht, für einen Ort, an dem man

„zu Hause" ist. Hierunter fasst er neben der Wohnung auch das gesamte Wohnumfeld, wie den Stadtteil, die Stadt oder die Region, in der man lebt. Im Idealfall erfüllt das Wohnen laut Rohrmann alle der hier aufgeführten Funktionen, im Extremfall jedoch nur die erste (ebd., S. 202).

Neben Rohrmann hat sich auch Thesing mit der Bedeutung des Wohnens befasst und fünf elementare Hauptfunktionen herausgestellt. Thesing beschreibt die Wohnung erstens als Raum für Geborgenheit, Schutz und Sicherheit, zweitens als Raum für Beständigkeit und Vertrautheit, drittens als Raum für Selbstverwirklichung und Selbstverfügung, viertens als Raum für Kommunikation und Zusammenleben und fünftens als Raum für Selbstdarstellung und Demonstration von sozialem Status (Thesing 1990, zit, n. Sack 2006b, S. 194). An den dargestellten Funktionen des Wohnens wird deutlich, dass Wohnen im Leben des Menschen einen hohen Stellenwert einnimmt, „[es] stellt eine besondere Dimension des Menschseins dar" (vgl. Sack 2006b, S. 193). Die Wohnung eines Menschen ist etwas sehr individuelles (vgl. Klauß 2005, S. 355), sie ist ein „geheiligter Bezirk", dessen Unverletzlichkeit es zu schützen gilt (vgl. Sack 2006b, S. 194). Ob sich die in diesem Kapitel formulierten Bedürfnisse des Wohnens auch im Wohnheimalltag wiederfinden, wird im weiteren Verlauf dieser Arbeit herausgestellt werden.

8.2 Gegenwärtige Wohnsituationen

Das Prinzip der Normalisierung hat unter anderem dazu geführt, dass erwachsene Menschen mit einer sogenannten geistigen Behinderung heutzutage in Wohnformen wie unterschiedlichen Arten von Wohnheimen, Trainingswohngruppen, Außenwohngruppen, Appartementwohnungen oder betreutem Einzel-, Paar- und Kleingruppenwohnen leben können (vgl. Pitsch 2006, S. 229). Das Wohnsystem hat sich somit ausdifferenziert. Es gilt der Grundsatz „ambulant vor stationär" als ausgewiesene Rechtsnorm[45] (vgl. Rohrmann 2007, S. 152). In der Realität sieht die Wohnsituation von Menschen mit einer sogenannten geistigen Behinderung jedoch anders aus, die meisten Erwachsenen leben in ihrer Herkunftsfamilie, dies betrifft ca. 60%. Klammert man das Wohnen in der Herkunftsfamilie aus, so sind es laut Theunissen ca. 70% aller Menschen mit einer sogenannten geistigen Behinderung und einer mehrfachen Behinderung, die in Großeinrichtungen mit 40 oder mehr Plätzen leben (vgl. Theunissen 2006b, S. 63). Um diese Tendenz zu verdeutlichen, verweist Theunissen auf Strubel, der ausführt, dass

---

[45] Siehe hierzu SGB XII, §13.

ein Viertel aller Menschen mit einer Behinderung (die meisten sind Menschen mit einer sogenannten geistigen oder mit mehrfacher Behinderung) in Institutionen mit weniger als 50 Plätzen wohnt und mehr als 30% in Institutionen mit mehr als 200 Plätzen leben (Strubel 2004, zit. n. Theunissen 2006b, S. 63). Oftmals wohnen die Menschen dort nicht auf eigenen Wunsch. Dies belegt Rauscher in ihrer in den Jahren 2002/2003 durchgeführten Befragung. Von den 931 befragten Menschen mit einer Behinderung äußerten lediglich 13% in einem Wohnheim wohnen zu wollen (vgl. Rauscher 2005, S. 145ff.). Dieses Ergebnis legt die Vermutung nahe, dass sich von den ca. 70% der Menschen die in einem Wohnheim leben, nur ein geringerer Teil diese Wohnform für sich ausgesucht hat.

Entgegen aller Deinstitutionalisierungstendenzen dominieren Großeinrichtungen weiterhin (vgl. Pitsch 2006, S. 230), und die Unterbringung von Menschen mit einer sogenannten geistigen Behinderung in Heimen steigt (vgl. Theunissen 2006b, S. 63). Insgesamt nimmt die Zahl der Heimplätze also zu (vgl. Dörner 2006, S. 97f.), da weiterhin Heime gebaut werden (vgl. Rohrmann 2007, S. 151). Zwischen 1991 und 2003 ist die Zahl der Heimplätze für Menschen mit einer Behinderung von 103.519 auf 178.924 angestiegen. Dies ist eine Steigerung von 73% (ebd., S. 151). Ein Grund für den Ausbau der Heime wird von Kritikern unter anderem im Kostenfaktor gesehen; es ist günstiger den Ausbau von Heimen zu unterstützen als ambulante Hilfen auszubauen (vgl. Rohrmann 2007, S. 152; Theunissen 2006b, S. 63f.).

Nur eine Minderheit der Menschen, die als geistig behindert bezeichnet werden, wohnt in eigenen Wohnungen, die nach dem Modell des Betreuten Wohnens ausgerichtet sind. Meistens sind es Menschen mit einem geringem Unterstützungsbedarf, die diese Wohnform mit der entsprechenden Assistenz in Anspruch nehmen können (vgl. Klauß 2008b, S. 30f.). Die in diesem Kapitel aufgeführten Zahlen belegen, dass die Mehrheit der Menschen mit einer sogenannten geistigen Behinderung gegenwärtig in einem Wohnheim leben. Diese Wohnform soll im Anschluss an dieses Kapitel dargestellt werden.

8.3 Wohnformen

Den Lebensort „Wohnheim" für Menschen mit einer sogenannten geistigen Behinderung zu charakterisieren, erweist sich als kompliziert. So schreibt beispielsweise Weinwurm-Krause, dass eine einheitliche Beschreibung schwer vorzunehmen sei, da die Bezeichnung Wohnheim sowohl für Institutionen mit bis zu 300 Plätzen als auch für kleinere Einrichtungen mit bis zu 25 Plätzen gelte (vgl. Weinwurm-Krause 1999, S. 48). Sonnenberg macht darauf aufmerksam, dass sowohl in der Literatur als auch in der Praxis die Begriffe „Wohnheim", „Wohnstätte" und „Wohneinrichtungen" synonym verwendet werden (vgl. Sonnenberg 2004, S. 13). In Anlehnung an Dworschak werde ich zwischen vollstationären, teilstationären und ambulanten Wohnformen unterscheiden (vgl. Dworschak 2004, S. 21). Der Fokus liegt hierbei auf der Beschreibung der vollstationären und teilstationären Einrichtungen, da dort oftmals hierarchische Strukturen herrschen, die meiner Ansicht nach einem selbstbestimmten Leben und somit auch einer selbstbestimmten Sexualität diametral entgegen stehen.

8.3.1 Vollstationäre Wohnformen

Zu den vollstationären Wohnformen zählen laut Dworschak Komplexeinrichtungen und Dorfgemeinschaften (ebd., S. 21). Die Träger von **Komplexeinrichtungen** sind vorrangig kirchlich oder staatlich. Diese Institutionen verfügen über ein überregionales Einzugsgebiet (vgl. Fornefeld 2002, S. 142) und ihre Größe reicht von ca. 100 bis zu 1000 Plätzen (vgl. Dworschak 2004, S. 21). In solchen Einrichtungen wohnt laut Fornefeld der „überwiegende Teil der außerhalb der Familie lebenden Erwachsenen mit geistiger Behinderung" (Fornefeld 2002, S. 141). Für diese Institutionen ist charakteristisch, dass sie die wesentlichen Lebensbereiche Wohnen, Arbeit, Schule und Freizeit vereinen. Hierzu gehört ebenfalls eine medizinisch-psychologische und therapeutische Versorgung auf dem Gelände (vgl. Klauß 2005, S. 361).

Bis in die 1970er-Jahre galten Komplexeinrichtungen als Institutionen, die ihre Bewohner und Bewohnerinnen größtenteils verwahrten (ebd., S. 360f.). Seit dieser Zeit unterstehen sie einem erheblichen Legitimationsdruck. Kritisiert wurden die dort vorherrschende Klinikatmosphäre; die Menschen lebten in großen Abteilungen zusammen und schliefen in riesigen Schlafsälen (vgl. Dworschak 2004, S. 21). Mit dem Normalisierungsprinzip wurden in den 1980er-Jahren verstärkt die Forderungen nach gemeindenahen Wohnmöglichkeiten laut (ebd., S. 21f.). Dies führte zu der Diskussion, Komplexeinrichtungen in Deutschland aufzulösen und durch regionale Wohnalternativen zu ersetzen. Außer dem Kloster Blankenburg in Bremen wurden allerdings keine weiteren Großeinrichtungen aufgelöst (vgl. Klauß 2005, S. 361). Heutzutage verfügen die meisten Komplexeinrichtungen über eine Vielfalt an Wohnformen, die auf den unterschiedlichen Unterstützungsbedarf der Bewohner und Bewohnerinnen zugeschnitten sind. Dazu gehören Wohnheime, (eigenständige) Wohngruppen und einige wenige Einzel- und Paarwohnungen. Diese Wohnangebote befinden sich alle auf dem

Institutionsgelände. Unverändert ist weiterhin die Vereinigung der wesentlichen Lebensbereiche wie etwa Arbeit, Wohnen und Freizeit. Zum Teil wurden und werden auch immer noch einzelne Gruppen in Außenwohngruppen ausgegliedert, die sich außerhalb des Einrichtungsgeländes befinden (vgl. Dworschak 2004, S. 22).

Trotz aller Modernisierungs- und Umstrukturierungsprozesse der Komplexeinrichtungen sind diese Institutionen nach wie vor kritisch zu beurteilen. In der Literatur teilen sich die Meinungen, ob es sich hierbei um einen „primär beschützenden Raum" (ebd., S. 22) oder, aufgrund eines hohen Anteils an Menschen mit schwereren Behinderungen, um „Ghettos von Menschen mit schweren Behinderungen" (Klauß 2005, S. 361) handelt. Befürworter empfinden die künstlich geschaffene Welt als positiv, dort könne mehr Selbstständigkeit, Freiheit und Normalität gelebt werden als „in der Welt außerhalb" (ebd., S. 361). Kritiker führen an, dass Komplexeinrichtungen Normalität und Integration verhindern (ebd., S. 362).

Dorfgemeinschaften gehören ebenfalls zu den Großeinrichtungen (vgl. Fornefeld 2002, S. 142) und zählen zum vollstationären Wohnen. Auch sie vereinen die Lebensbereiche Wohnen, Arbeit und Freizeit sowie medizinisch-pflegerische Dienste auf dem Institutionsgelände (vgl. Klauß 2005, S. 364). Für sie ist charakteristisch, dass die Menschen dort ihr Leben nach bestimmten Weltanschauungen ausrichten (vgl. Fornefeld 2002, S. 142). Oftmals liegen Dorfgemeinschaften in einer ländlichen Gegend. In dörflichen Siedlungen wohnen Menschen mit und ohne Behinderungen zusammen. Das Zusammenleben ist durch familiäre Strukturen gekennzeichnet (vgl. Klauß 2005, S. 364). Erwachsene Menschen mit einer sogenannten geistigen Behinderung bilden mit den Hauseltern und deren Familie eine Hausgemeinschaft (vgl. Dworschak 2004, S. 23). Eine Hausgemeinschaft umfasst ca. sechs bis zehn Personen, die ihren Haushalt selbständig organisieren (vgl. Klauß 2005, S. 364). Das Leben in solch einer Einrichtung ist von Gemeinsamkeit gekennzeichnet, es erinnert an bäuerliche Großfamilien.

Die Arbeit nimmt in dieser Institutionsform einen hohen Stellenwert ein, durch sie erfahren die Bewohner und Bewohnerinnen, dass ihr Tätigsein produktiv und für die Gemeinschaft sinnvoll ist (ebd., S. 364). Der Fokus richtet sich hierbei auf „dörflichhandwerkliche" Arbeitsfelder wie etwa Landwirtschaft, Gärtnerei, Molkerei, Bäckerei, Holzwerkstatt und Schreinerei (vgl. Dworschak 2004, S. 23). Ebenso sind in den letzten Jahren Werkstätten mit der Anerkennung als „Werkstatt für behinderte Menschen" (WfbM) hinzugekommen (ebd., S. 23).

Wesentlich für das Leben in einer Dorfgemeinschaft ist, dass zwischen Menschen mit und ohne Behinderung nicht differenziert wird. In Bezug auf Dorfgemeinschaften merkt Klauß kritisch an, dass aufgrund ihrer „weltanschaulich geprägten Zielsetzungen" pädagogische Leitvorstellungen wie etwa Integration, Normalisierung und Selbstbestimmung in den Hintergrund treten (vgl. Klauß 2005, S. 364).

8.3.2 Teilstationäre Wohnformen

Laut Dworschak zählen Wohnheime, eigenständige Wohngruppen und Außenwohngruppen zu den teilstationären Wohnformen. Im Gegensatz zu den vollstationären Einrichtungen zeichnen sich diese Institutionen durch ihre gemeindenähe aus. Ihr Ziel ist es, in Anlehnung an das Normalisierungsprinzip die Bewohner und Bewohnerinnen in die Gemeinde zu integrieren. Von den genannten Wohnformen des teilstationären Wohnens verfügt das **Wohnheim** mit Abstand über die meisten Wohnplätze (vgl. Dworschak 2004, S. 21ff.). Zudem ist es von allen Wohnangeboten für Menschen mit einer sogenannten geistigen Behinderung am weitesten verbreitet (vgl. Klauß 2005, S. 365).

Charakteristisch für Wohnheime ist, dass sie sich als „Orte des Wohnens" verstehen (vgl. Fornefeld 2002, S. 142). Im Unterschied zu den vollstationären Wohnformen verlassen die Bewohner und Bewohnerinnen dieser Institutionsformen in der Regel morgens das Haus, um tagsüber eine WfbM oder eine Tagesförderstätte zu besuchen. Ebenso werden Sport-, Freizeit- und Bildungsangebote sowie diverse Therapieformen außerhalb des Wohnheims in Anspruch genommen (vgl. Dworschak 2004, S. 2004, S. 23; Fornefeld 2002, S. 142). Im Sinne des Normalisierungsprinzips wird stärker auf eine Trennung der unterschiedlichen Lebensbereiche geachtet. Dies hat zur Folge, dass Wohnheime (sowie andere gemeindenahe Wohnformen) auf andere Einrichtungen (oftmals sind dies andere Teilbereiche des Einrichtungsträgers) angewiesen sind, die beispielsweise die Lebensbereiche Arbeit und Freizeit übernehmen (vgl. Dworschak 2004, S. 23).

Besonderes Kennzeichen von Wohnheimen ist ihre innere Struktur. Menschen leben hier in Wohngruppen zusammen. Die Größe eines Wohnheims ist von Region zu Region unterschiedlich. Es wird von durchschnittlich drei bis sechs Gruppen pro Wohnheim ausgegangen. Eine Wohngruppe setzt sich aus sechs bis zwölf Bewohnern und Bewohnerinnen zusammen (ebd., S. 23). Die pädagogischen Zielsetzungen der Arbeit im Wohnheim umfassen, neben der sozialen Integration als Teilnahme im Leben in der Gemeinde, die Förderung lebenspraktischer Kompetenzen und Selbstständigkeit, was Menschen mit einer sogenannten geistigen Behinderung letztendlich den Übergang in selbstständigere Wohnformen ermöglicht. Dass Wohnheime sich selbst mitunter als „Übergangswohnstätten" sehen, ruft auch Kritik hervor. So könne hierdurch eine den Wohnalltag dominierende Förder- und Trainingssituation entstehen (ebd., S. 23f.).

Eigenständige Wohngruppen sind eine sich an das Wohnheim anschließende Wohnform und zeichnen sich durch mehr Selbstständigkeit aus. Ebenfalls können sie auch als betreute Wohngemeinschaft bezeichnet werden (ebd., S. 24). Die Gruppengröße umfasst in der Regel nicht mehr als sechs Personen. Auch hier werden die Bewohner und Bewohnerinnen von einem Mitarbeiterteam unterstützt. Im Vergleich zu Wohnheimen gilt der Unterstützungsbedarf hier als geringer. Der Vorteil von eigenständigen Wohngruppen wird darin gesehen, dass sie seltener als eine institutionalisierte Wohnform identifiziert werden. Dies ermöglicht mehr soziale Akzeptanz seitens der Nachbarschaft und somit eine höhere Chance der Integration in die Gemeinschaft (ebd., S. 24). Für sie ist charakteristisch, dass ihre Standorte sich direkt in Wohngebieten befinden (vgl. Klauß 2005, S. 366).

Außenwohngruppen sind ebenfalls gemeindeintegriert konzipiert. Sie sind jedoch immer an vollstationäre Institutionen gekoppelt. Meist sind es Komplexeinrichtungen, die Wohngruppen außerhalb des Einrichtungsgeländes in einer nahe gelegenen Ortschaft etablieren. Im Gegensatz zu den Komplexeinrichtungen achten sie auf eine Trennung der Lebensbereiche und weisen somit eine hohe Parallelität zu den anderen teilstationären Wohnformen auf (vgl. Dworschak 2004, S. 24).

8.3.3 Ambulante Wohnformen

Hierzu gehören die integrativen Wohngemeinschaften und das betreute Einzel- und Paarwohnen. Für beide gilt, dass sie hohe Anforderungen an die lebenspraktischen Kompetenzen und die Selbstständigkeit der Bewohner und Bewohnerinnen stellen.

Integrative Wohngemeinschaften zeichnen sich dadurch aus, dass dort Menschen mit sogenannter geistiger Behinderung und Menschen ohne Behinderung auf freiwilliger Basis zusammen wohnen. Professionelle (beispielsweise pädagogische) Unterstützung ist in diesem Konzept nur im Umfang von einigen Stunden vorgesehen. Die Personen ohne Behinderung übernehmen gegen Kost und Logis stundenweise ehrenamtliche Tätigkeiten. Es gibt sowohl positive als auch negative Rückmeldungen bezüglich des Gelingens dieser Wohnform. Oftmals geraten die Bewohner ohne Behinderung in einen Konflikt. Zum einen sind sie in der WG ehrenamtlich tätig und müssen Verantwortung übernehmen, zum anderen sollen sie die Bewohner und Bewohnerinnen mit einer sogenannten geistigen Behinderung als gleichberechtigte Partner und Partnerinnen wahrnehmen und dementsprechend behandeln (ebd., S. 25).

Betreutes Einzel- und Paarwohnen ist die am meisten individualisierte Wohnform für Menschen, die als geistig behindert bezeichnet werden. Der Umfang der Unterstützung ist hierbei sehr gering. So erhalten die Bewohner und Bewohnerinnen ca. 15 Stunden Assistenz in der Woche. Diese bezieht sich insbesondere auf psychosoziale Beratung und Unterstützung der persönlichen Lebensgestaltung sowie Hilfen bei der Förderung von Arbeit und Beschäftigung. Des Weiteren soll sich die Unterstützung auf Anleitung bei der Organisation des Haushaltes, auf die Gestaltung der Freizeit und auf Maßnahmen gegen Vereinsamung beziehen (ebd., S. 25).

8.3.4 Zwischenfazit

Meiner Ansicht nach sind die Grenzen dessen, was unter einem Wohnheim verstanden werden kann, fließend. Betrachtet man die Definition von Weinwurm-Krause, dass Wohnheime sowohl über 25 Plätze als auch über 300 Plätze verfügen können (vgl. Weinwurm-Krause 1999, S. 48), so fallen auch die beschriebenen Komplexeinrichtungen darunter. Hierbei handelt es sich um ein Faktum, welches meiner Ansicht nach vielen Menschen, wenn sie von Wohnheimen sprechen, nicht im Bewusstsein ist, weil sie dabei tatsächlich primär an kleinere Wohneinheiten denken. Des Weiteren gilt es kritisch zu hinterfragen, ob die vorgestellten Außenwohngruppen und das eigenständige Wohnen sich tatsächlich von den im selben Kapitel beschriebenen Wohnheimen unterscheiden oder ob dort nicht die gleichen hierarchischen Strukturen vorherrschen. Rohrmann merkt in diesem Zusammenhang an, dass die meisten Menschen, die im Betreuten Wohnen stationärer Träger leben, häufig den Rechtsstatus eines Heimbewohners behalten. Zudem bezeichnet er diese Wohnform als „dezentralisierte stationäre Unterbringung" (Rohrmann 2007, S. 155). Was die Wohnformen für Menschen mit einer sogenannten geistigen Behinderung angeht, erscheint es mir sinnvoll, die oben beschriebenen Charakteristika im Hinterkopf zu behalten und generell Institutionen im Hinblick auf Selbstbestimmung verhindernde Strukturen hin zu untersuchen.

8.4 Einschränkungen der Sexualität durch strukturelle Bedingungen

Vermehrt werden in der Literatur Wohnheime mit dem von Goffman (1973) geprägten Begriff der „totalen Institutionen" in Verbindung gebracht (vgl. Rohrmann 2007, S. 153; Fegert 2007, S. 17; Walter 2005c, S. 31). Goffman beschreibt die Situation von Menschen, die sich in „totalen Institutionen" wie beispielsweise Gefängnissen, Zuchthäusern, Kasernen, Internaten, Klostern, Blinden- und Altenheimen befinden (vgl. Goffman 1973, S. 16), welche den strukturellen Gegebenheiten heutiger stationärer Wohneinrichtungen für Menschen mit einer sogenannten geistigen Behinderung entsprechen. Fegert schreibt dazu:

> Gemäß der immer noch aktuellen Theorie von Goffman (1973) sind Einrichtungen für Menschen mit geistiger Behinderung so genannte totale Institutionen, zu deren strukturell bedingtem Charakteristikum die Tendenz gehört, die Bedürfnisse und die individuelle Entfaltung der Menschen einzuschränken und zu reglementieren. (Fegert 2007, S. 17)

Der Alltag von Menschen, die als geistig behindert bezeichnet werden, ist in Wohnheimen immer noch fremdbestimmt. Sie können ihren Tagesablauf nur in einem geringem Maße selbst strukturieren, dieser ist durch die Heimordnung festgelegt (vgl. Rohrmann 2007, S. 153). Schäfers merkt diesbezüglich an, dass einige der Strukturen, die die Alltagsgestaltung in Wohnheimen betreffen, von gesetzlicher Seite vorgegeben sind. Er räumt weiter ein, dass diese – unabhängig von einer etwaigen Sinnhaftigkeit oder Notwendigkeit – die Wahlfreiheiten der Bewohner und Bewohnerinnen beeinflussen (vgl. Schäfers 2008, S. 271). Überdies ist in Wohnheimen häufig die sexuelle Selbstbestimmung der Bewohner und Bewohnerinnen von den unterschiedlichen Haltungen dieser Institutionen und deren Bezugspersonen abhängig (vgl. Mattke 2004, S. 48). Walter äußert sich diesbezüglich folgendermaßen:

> Eltern und Erzieher, die Heime und Einrichtungen für geistigbehinderte Menschen und die dort tätigen Mitarbeiter definieren den Grad eines befriedigenden Sexuallebens, bestimmen die Realisationsmöglichkeiten von Sexualität. Erst durch unser erzieherisches Verhalten, unsere Ge und Verbote, wird die Sexualität geistigbehinderter Menschen zu einer *be*hinderten oder gar *ver*hinderten Sexualität. (Walter 2005c, S. 31; Hervorhebung im Original)

Eine reglementierende Haltung gegenüber der Sexualität von Bewohnern und Bewohnerinnen zeigt sich auch in verbalen Äußerungen seitens des Personals. Werden Menschen mit einer sogenannten geistigen Behinderung während einer sexuellen Aktivität angetroffen, so sprechen die Mitarbeiter und Mitarbeiterinnen oftmals davon diese „erwischt" zu haben (vgl. Mattke 2004, S. 50). Fremdbestimmung in Wohnheimen ist somit ein aktuelles Thema. Durch sie wird eine selbstbestimmte Sexualität verhindert. Die strukturellen Gegebenheiten schränken das Ausleben der Sexualität erwachsener Menschen immens ein. Die Privatsphäre kann häufig nicht den eigenen Wünschen und Bedürfnissen entsprechend gelebt werden. So waren es im Jahr 2003 gerade einmal 50% aller Heimbewohner und Heimbewohnerinnen in Deutschland, die ein Einzelzimmer besaßen (vgl. Das Bundesministerium für Familie, Senioren, Frauen und Jugend 2006). Dies ist laut Walter ein Ausdruck von struktureller Gewalt in den Behinderteneinrichtungen (vgl. Walter 2005b, S. 10).

Durch mangelnde Rückzugsmöglichkeiten fehlt es selbstverständlich auch an einer Intimsphäre. Für eine unzureichende Berücksichtigung dieser gibt es weitere unterschiedliche Indikatoren. Bei der Durchführung von Pflegehandlungen kann es vorkommen, dass dies in öffentlichen Räumlichkeiten der Wohneinrichtung geschieht (vgl. Mattke 2004, S. 50). Zudem gibt es immer noch Räumlichkeiten, wie beispielsweise das „eigene" Zimmer oder Toiletten, die nicht abgeschlossen werden dürfen (vgl. Walter 2005b, S. 10). Dies ist als dramatisch einzustufen, da bei einem fehlenden privaten Bereich nicht gelernt werden kann, selbstbestimmt (sexuelle) Grenzen zu setzen oder Grenzüberschreitungen zu erkennen. Zudem gehört eine selbstbestimmte Intimsphäre untrennbar zu dem Recht auf eine individuelle Sexualität (ebd., S. 10).

Eine weitere Einschränkung der Sexualität wird durch die Reglementierung des Besuchsrechts vorgenommen. Erwachsene Menschen mit einer sogenannten geistigen Behinderung können ihre Partner und Partnerinnen nur begrenzt sehen, sowohl die Häufigkeit als auch die Dauer der Besuche auf dem „eigenen" Zimmer können begrenzt sein. Ebenso müssen Übernachtungen abgesprochen werden (vgl. Mattke 2004, S. 50). Des Weiteren muss darauf aufmerksam gemacht werden, dass Institutionen wie beispielsweise Komplexeinrichtungen (siehe Kapitel 8.3.1) durch die Vereinigung aller Lebensbereiche einer Aufnahme sozialer Kontakte entgegenwirken. Durch die Abschirmung der „Außenwelt" ist es den dort lebenden Menschen nicht möglich, neue Freundschaften oder gar Partnerschaften zu knüpfen. Somit ist die Beziehungsgestaltung beziehungsweise -aufnahme auf die unmittelbare Umgebung beschränkt. An den aufgezeigten strukturellen Gegebenheiten wird deutlich, dass ein selbstbestimmtes Sexualleben im Wohnheim, wie es etwa in einer eigenen Wohnung möglich wäre, nicht zu verwirklichen ist. Wie sollen Menschen mit einer sogenannten geistigen Behinderung unter mangelnden Rückzugsmöglichkeiten ihre Sexualität ausleben? Bezugnehmend auf die in Kapitel 8.1 beschriebene erweiterte Reproduktion des Wohnens merkt Rohrmann an, dass Heime diese nur eingeschränkt erfüllen können (vgl. Rohrmann 2005, S. 204) – dies bezieht sich auch auf das individuelle Ausleben der Sexualität. Da die sexuelle Selbstbestimmung eines Menschen mit den „generellen Möglichkeiten an Selbstbestimmung in der Lebensführung und Lebensgestaltung" (Mattke 2004, S. 61) zusammenhängt, möchte ich im folgenden Kapitel die empirische Studie von Sonnenberg vorstellen, welche sich auf diese Thematik bezieht.

8.5 Studien zur Selbstbestimmung und Sexualität im Wohnheim

Die Vorstellung der folgenden Studien soll dazu dienen, vertiefende Eindrücke vom Lebensalltag in Wohnheimen zu bekommen. Das Hauptaugenmerk liegt hierbei auf dem Bereich der Sexualität. Es soll insbesondere aufgezeigt werden, dass es unterschiedliche Sexualbereiche gibt, die in einer Wohnheimsituation verhindert werden. Die Auflistung der Studien beginnt bei allgemeiner Selbstbestimmung, um dann zu Selbstbestimmung im Hinblick auf die Sexualität von Menschen, die als geistig behindert bezeichnet werden, überzugehen. Weiterhin muss angemerkt werden, dass zur Thematik der Sexualität von erwachsenen Menschen mit einer sogenannten geistigen Behinderung nur wenige Studien existieren, die sowohl die Sichtweisen von Frauen als auch von Männern untersucht haben (vgl. Leue-Käding 2004, S. 89). Eine Auswahl dieser wird im Anschluss an die Studie von Sonnenberg vorgestellt werden.

8.5.1 Sonnenberg (2004)

Im Jahr 2003 führte Kristin Sonnenberg mit ihrem Forschungsteam die Interviews ihrer Studie in fünf verschiedenen Wohneinrichtungen durch. Insgesamt wurden 171 Interviews durchgeführt (vgl. Sonnenberg 2004, S. 102). Die Mehrzahl der befragten Personen war zum Zeitpunkt der Durchführung zwischen 30 und 49 Jahren alt (ebd., S. 104). In ihrer vergleichenden Untersuchung zur Zufriedenheit und Selbstbestimmung in Wohneinrichtungen kommt Sonnenberg zu dem Ergebnis, dass 57% der befragten Bewohner und Bewohnerinnen mit ihrer derzeitigen Lebenssituation unzufrieden sind. Hiervon möchten 55% mehr Selbstbestimmung für sich, die restlichen 2% fordern diese teilweise (ebd., S. 156f.). Auf die Frage „Was möchten sie gerne selbst bestimmen?", antworten

37,5% der Befragten „Etwas alleine regeln". Priorität hat hierbei die eigenständige Lebensführung. An zweiter Stelle steht für 27,3% der Bewohner und Bewohnerinnen den „Tagesablauf bestimmen" zu können. Darauf folgt für 15,9% der Wunsch mehr Einfluss auf „Materielles", das Personal und Finanzen zu haben. Weitere 11% möchten mehr bei Entscheidungen und Planungen bezüglich der Wohngruppe und auch bei übergreifenden Planungen „mitentscheiden". Letztendlich hätten 8% der Bewohner und Bewohnerinnen gerne mehr Einfluss auf die „Wahl der Wohnform". Hierbei gibt es sowohl Nennungen zur Art der Wohnform als auch zur Gruppenzusammensetzung (ebd., S. 162f.). Die Studie zeigt ebenfalls auf, dass es einen positiven Zusammenhang zwischen erlebter Selbstbestimmung und Zufriedenheit gibt. So geben 47% der Bewohner und Bewohnerinnen an, mit ihrer gegenwärtigen Lebenssituation zufrieden zu sein. Gleichzeitig sind sie mit den vorhandenen Möglichkeiten der Selbstbestimmung einverstanden. Jedoch wollen auch 50,4% der Personen, die zufrieden sind, mehr selbst bestimmen. Das Ergebnis der Gegenstichprobe zeigt eine deutliche Verteilung: 80% der Bewohner und Bewohnerinnen, die angeben, unzufrieden zu sein, wollen gleichzeitig mehr Selbstbestimmung (ebd., S. 175).

Auf die Fragen, wann die Bewohner und Bewohnerinnen zufrieden sind, lauten die Antworten unter anderem: „Wenn ich eine eigene Wohnung hätte", „Wenn der Mitbewohner aus dem Zimmer auszieht", „Ich mich auf mein Zimmer zurückziehen kann" oder „Wenn ich meine Ruhe habe". Folgende Antworten werden zum Beispiel auf die Fragen, wann die Bewohner und Bewohnerinnen unzufrieden sind, gegeben: „Wenn über meinen Kopf entschieden wird", „Wenn meine Wünsche nicht berücksichtigt werden", „Ich hätte lieber ein Einzelzimmer", „Wenn ich keine Ruhe habe, mich nicht zurückziehen kann" oder „Wenn jemand ins Zimmer kommt, ohne anzuklopfen" (ebd., S. 179f.).

An den Antworten der Befragten ist ersichtlich, dass Wünsche nach Selbstbestimmung über Ruhe und Rückzugsmöglichkeiten sowie Einflussmöglichkeiten auf die eigene Wohnform deutlich vorhanden sind. Neben dem Bedürfnis nach mehr Privatsphäre, wünschen die Menschen, die in diesen Einrichtungen leben, sich im Hinblick auf Entscheidungen des Personals mehr Mitbestimmungsmöglichkeiten. Sie möchten von den Mitarbeitern und Mitarbeiterinnen, dass diese sie in Entscheidungsprozesse miteinbeziehen. Insgesamt ist „mehr Selbstbestimmung" auch in Bezug auf die Mitarbeiter und Mitarbeiterinnen ein ausgeprägter Wunsch der dort lebenden Menschen (ebd., S. 180f.). Sonnenberg kommt in ihrer Studie zu folgenden Ergebnissen:

1. Selbstbestimmung ist Teil des Konzeptes von Zufriedenheit.

2. Die Abwesenheit von Selbstbestimmung und unzureichend realisierte Möglichkeiten der Selbstbestimmung lösen Unzufriedenheit aus.

3. Selbst- und Mitbestimmung machen einen großen Teil der Wünsche der Bewohner und Bewohnerinnen an die Mitarbeiterinnen aus. (Sonnenberg 2004, S. 181)

Wie mit der Sexualität von erwachsenen Menschen mit einer sogenannten geistigen Behinderung im Wohnheim umgegangen werden kann, sollen die Studien von Walter und Hoyler-Herrmann (1987), Seefeld (1997) und Fegert et al. (2006) zeigen, da diese sich gezielt mit dieser Thematik auseinandergesetzt haben.

8.5.2 Walter und Hoyler-Herrmann (1987)

Im Rahmen der Studie von Joachim Walter und Annerose Hoyler-Herrmann „Erwachsensein und Sexualität in der Lebenswirklichkeit geistigbehinderter Menschen" wurden zehn biographische Interviews mit Erwachsenen im Alter zwischen 22 und 46 Jahren durchgeführt (vgl. Walter & Hoyler-Herrmann 1987, S. 5ff.). Im Folgenden sollen einige der Ergebnisse aus der Studie wiedergegeben werden.

Die zentrale Frage dieser Untersuchung war, ob erwachsene Menschen mit einer sogenannten geistigen Behinderung über eine Erwachsenenidentität mit den sexuellen Bedürfnissen eines Erwachsenen verfügen oder ob sie eine Kinderidentität mit kindlichen Bedürfnissen und kindlichen Sexualmustern haben. Walter und Hoyler Herrmann kamen damals zu dem Ergebnis, dass die Sexualität so wie das Erwachsenwerden und das Erwachsensein dieser Menschen verhindert werden (Walter 2005b, S. 9). Dies zeigte sich durch unterschiedliche Blockierungen des individuellen Erwachsenseins, etwa durch Abhängigkeit von den Eltern, fehlende Peergroups, autoritäre Erziehungsmethoden, erfahrene Ablehnung durch Bezugspersonen, mangelnde Verarbeitung von Konflikten in der Pubertät und Liebesentzug nach der Äußerung von sexuellen Bedürfnissen (vgl. Walter & Hoyler-Herrmann 1987, S. 241). So waren es nicht die Menschen mit einer sogenannten geistigen Behinderung, die ein Problem mit ihrem Erwachsen werden hatten, sondern deren Bezugspersonen (ebd., S. 231).

Weiter zeigten die Interviews auf, dass Freizeitaktivitäten als Möglichkeiten der Integration, Kommunikation und sozialen Erfahrungen seitens der Institutionen kaum initiiert wurden. Dies sahen Walter und Hoyler-Herrmann als Beweis dafür, „daß Sexualität im Sinne personaler Kommunikation im Freizeitbereich bei geistigbehinderten Menschen, besonders aus Heimen, kaum gefördert wird" (ebd., S. 233). Den Befragten war damals größtenteils vermittelt worden, dass Sexualität etwas Negatives sei. Ihnen wurde das Erleben einer partnerschaftlichen Sexualität von den Heimen, den Eltern und der Gesellschaft verwehrt. Das Thema der Schwangerschaftsverhütung wurde laut Walter und Hoyler-Herrmann bei vielen Interviewpartnern und Interviewpartnerinnen mit dem Mittel der Sterilisation umgangen. Es ist davon auszugehen, dass die Betroffenen nur unzureichend über dieses Vorgehen aufgeklärt wurden, da die Studie ebenfalls aufzeigte, dass keiner der befragten Menschen eine adäquate Sexualerziehung bekommen oder es gelernt hatte über Sexualität zu sprechen (ebd., S. 232ff.). Insgesamt beurteilten Walter und Hoyler-Herrmann anhand ihres Materials die sexuelle Sozialisation von Menschen mit einer sogenannten geistigen Behinderung als „eine Anpassungsund Leidensgeschichte" (ebd., S. 235). Ihrer Ansicht nach entsteht für diese Menschen eine „sekundäre Behinderung durch fehlende Freiräume" (ebd., S. 235). Die Untersuchung von Walter und Hoyler-Herrmann stellte ebenfalls heraus, dass Sexualität für Menschen mit einer sogenannten geistigen Behinderung die gleiche Bedeutung hat wie für Menschen ohne Behinderung. Zudem bestätigte sie eine identitätsstiftende Funktion von Sexualität beim Zugestehen einer Partnerschaft (ebd., S. 232ff.). Eine Studie, die sich ebenfalls mit der Sexualität von Frauen und Männern mit einer sogenannten geistigen Behinderung in Einrichtungen befasst, ist die Untersuchung von Seefeld.

8.5.3 Seefeld (1997)

Antje Seefeld befragte in ihrer im Jahre 1995 durchgeführten empirischen Studie Erwachsene und Jugendliche mit einer sogenannten geistigen Behinderung bezüglich ihrer Sexualität. Die Teilnehmenden kamen aus drei verschiedenen Einrichtungen. Im Rahmen ihrer Studie untersuchte Seefeld anhand einer schriftlichen Befragung ebenfalls die Eltern, Lehrer und Lehrerinnen sowie Erzieher und Erzieherinnen, um herauszustellen, inwieweit diese bereit waren, Rahmenbedingungen für die sexuelle Selbstverwirklichung von Menschen mit einer sogenannten geistigen Behinderung zu schaffen (vgl. Seefeld 1997, S. 433f.). Hinsichtlich der sexuellen Verhaltensweisen der an der Studie teilnehmenden Personen kommt Seefeld zu dem Resultat, dass es keine spezifischen sexuellen Verhaltensweisen gibt. Den einzigen Unterschied hinsichtlich der Sexualität von Menschen mit einer sogenannten geistigen Behinderung und Menschen ohne Behinderung sieht sie in einem höheren Unterstützungsbedarf (ebd., S. 435).

Seefeld weist bezüglich des Einflusses der Wohneinrichtungen auf die Bewohner und Bewohnerinnen darauf hin, dass die dort vorherrschenden Rahmenbedingungen darüber entscheiden, inwieweit sich Lebensqualität entwickeln kann. Sie führt weiter aus:

Das heißt, die erzieherische Tätigkeit von Lehrern und Betreuern sowie die konkreten Lebensbedingungen in der jeweiligen Wohnstätte sind es, die diesen Menschen ein zufriedenes Sexualleben sichern oder seine Sexualität zu einer behinderten Sexualität machen. (Seefeld 1997, S. 437)

In ihrer Studie kommt sie bezüglich der Einstellungen der Mitarbeiter und Mitarbeiterinnen zur Sexualität der Bewohner und Bewohnerinnen zu dem Ergebnis, dass diese der Sexualität von Menschen, die als geistig behindert bezeichnet werden, größtenteils tolerant gegenüber stehen. Dies führt Seefeld auf ein erweitertes Problembewusstsein der Mitarbeiter und Mitarbeiterinnen zurück (ebd., S. 437). Hinsichtlich Verabredungen, Selbstbefriedigung, Küssen und Streicheln sowie Geschlechtsverkehr können die Einstellungen der Mitarbeiter und Mitarbeiterinnen als positiv bezeichnet werden. Fraglich ist jedoch, inwieweit sie die Bewohner und Bewohnerinnen in den jeweiligen Bereichen unterstützen. So gibt es beispielsweise eine deutliche Diskrepanz zwischen der Förderung und der Akzeptanz von eheähnlichen Verbindungen zwischen den Bewohnern und Bewohnerinnen. In der Befragung können 72% der Mitarbeiter und Mitarbeiterinnen eine eheähnliche Partnerschaft akzeptieren, jedoch nur 24% würden diese fördern.

Fast alle Bewohner und Bewohnerinnen (96%) wünschen sich einen Partner/eine Partnerin. Davon möchten 67% heiraten. Ebenfalls besteht bei den Befragten ein Kinderwunsch, so möchten 100% der Jugendlichen ein Kind haben, während es bei den Erwachsenen 80,4% sind. Als Grund für den Rückgang des Kinderwunsches im Erwachsenenalter nimmt Seefeld das bewusst werden der Behinderung und somit ein zunehmendes Problembewusstsein an (ebd., S. 434f.). Der Kinderwunsch von Menschen mit einer sogenannten geistigen Behinderung wird laut Seefeld von den Mitarbeitern und Mitarbeiterinnen weniger akzeptiert. Lediglich 50% sind der Meinung, dass Frauen mit einer sogenannten geistigen Behinderung in Ausnahmefällen in der Lage sind, ihre Mutterpflichten zu erfüllen. Seefeld äußert sich hinsichtlich der Toleranz der Mitarbeiter und Mitarbeiterinnen bezüglich der Sexualität der Bewohner und Bewohnerinnen folgendermaßen:

Anhand ihrer Untersuchungsergebnisse kommt sie zu dem Schluss, dass der Sexualerziehung von Menschen mit einer sogenannten geistigen Behinderung mehr Aufmerksamkeit geschenkt werden muss. Sie sollte bereits in frühester Kindheit ansetzen und sich bis ins Erwachsenenalter fortsetzen. Ihr Appell an die Mitarbeiter und Mitarbeiterinnen sowie an die Eltern ist es, dass sie aktiv werden, indem sie bereits indirekte Anzeichen von Problemen in der sexuellen Entwicklung wahrnehmen und zu deren Lösung dieser beitragen. Bei einer versäumten Sexualerziehung im Elternhaus fordert Seefeld entsprechende Bildungsangebote für Menschen mit einer sogenannten geistigen Behinderung in den Wohnheimen. Sie formuliert folgende Perspektive:

Ziel der Sexualerziehung von Kindern, Jugendlichen und Erwachsenen
muß die bedürfnisorientierte Selbstverwirklichung dieser Menschen
in sozialer Integration sein. (Seefeld 1997, S. 438)

Die Studie von Seefeld spricht nur wenige Bereiche der Sexualität an. Anders ist dies bei der Untersuchung von Fegert et al, die sich zum ersten Mal im deutschsprachigen Raum ausführlich mit der Sichtweise von Menschen mit einer sogenannten geistigen Behinderung zu der Thematik selbstbestimmte Sexualität auseinandersetzt (vgl. Fegert et al. 2006, S. 70).

8.5.4 Fegert et al. (2006)

Jörg Fegert et al. führten ihr Modellprojekt hinsichtlich sexueller Selbstbestimmung und sexueller Gewalt in Wohneinrichtungen für junge Menschen mit einer sogenannten geistigen Behinderung in den Jahren von 2001 bis 2004 durch (vgl. Fegert et al. 2006, S. 58). Die beiden Kooperationspartner verfügen über unterschiedliche Wohnangebote für Menschen mit einer sogenannten geistigen Behinderung. Es wirkten Wohngruppen, Trainingswohngruppen und Gruppen des ambulant betreuten Wohnens einer Wohneinrichtung aus Rostock mit sowie Wohngruppen, Trainingswohngruppen und Außenwohngruppen einer Wohneinrichtung aus Berlin (ebd., S. 52f.). Die Forschungsgruppe war um eine „möglichst breite und differenzierte Informationsbasis" der sozialen Lebenswirklichkeit von Menschen mit einer sogenannten geistigen Behinderung bemüht und bezog in ihre Untersuchungen Bewohner und Bewohnerinnen sowie Mitarbeiter und Mitarbeiterinnen der jeweiligen Institutionen mit ein (vgl. Fegert 2007, S. 10). Ziel der Erhebung war, die subjektiven Sichtweisen, Einstellungen, Erfahrungen sowie implizierten Theorien aller Teilnehmenden bezüglich der Thematiken der Selbstbestimmung, der sexuellen Gewalt und Sexualität einzuholen. Der Altersdurchschnitt der an dem Projekt teilnehmenden Personen lag zwischen 18 und 23 Jahren.

Im Folgenden werde ich zunächst auf **die Sichtweise der jungen Erwachsenen** mit einer sogenannten geistigen Behinderung eingehen und im Anschluss daran die Sicht der Mitarbeiter und Mitarbeiterinnen vorstellen, da die Darstellung der Sichtweisen beider Parteien einen größtmöglichen Einblick in eben die Maßnahmen geben kann, die die selbstbestimmte Sexualität von Heimbewohnern und Heimbewohnerinnen verhindern. Es wurden folgende Themenfelder behandelt: Sexuelle Vielfalt, Selbstwahrnehmung, Konzepte zu Sexualität (konzeptionelles Wissen über Sexualität, Aufklärung, Liebe und Partnerschaft), Umgang mit Absprachen, Regeln und Strukturen der Einrichtung, Vorerfahrungen mit sexueller Gewalt und Einflüsse des sozialen Netzes (vgl. Fegert et al. 2006, S. 103).

Bezüglich der **sexuellen Vielfalt** der Bewohner und Bewohnerinnen kommen Fegert et al. zu dem Resultat, dass die ganze Bandbreite der Sexualität ausgeschöpft wird. Sexualität wird alleine und zu zweit gelebt, in festen und in wechselnden Beziehungen, monogam und polygam. Ebenso lassen sich unterschiedliche sexuelle Orientierungen und verschieden sexuelle Wünsche und Phantasien feststellen. Einen hohen Stellenwert im Leben der Befragten haben Beziehungen und Partnerschaften. Teilweise werden die Beziehungen offen gelebt, teilweise wird versucht, sie geheim zu halten (ebd., S. 108f.).

Das Themenfeld der Selbstwahrnehmung kann in die Dimensionen „Normalität" und „Autonomie" aufgegliedert werden. Diese beiden Komponenten bestimmen das Bild der Befragten über sich selbst. Bezüglich des Normalitätsdiskurses wird deutlich, dass eine kleinere Gruppe sich auf ihre Stärken besinnt und die Auswirkungen des Begriffs „behindert" hinterfragt. Die Mehrheit der Bewohner und Bewohnerinnen nehmen sich selbst als defizitär wahr. Der damit verbundene Autonomieaspekt wird von den meisten als wichtig angesehen (ebd., S. 136). Ebenso bedeutsam für die Selbstwahrnehmung ist das Erkennen der sexuellen Identität. Hierbei verzeichnen Fegert et al. Hinweise, die darauf schließen lassen, dass einige der befragten Personen nur wenige Möglichkeiten hatten, sich mit der eigenen Geschlechterrolle auseinanderzusetzen, diese auszuprobieren und zu entwickeln (ebd., S. 137).

Bei der Befragung bezüglich der Konzepte zur Sexualität zeigt sich, dass nur wenige Bewohner und Bewohnerinnen Sexualität spontan positiv bewerten. So werden negative Einstellungen bezüglich Genitalsexualität durch Äußerungen, wie „nie wieder im Leben" oder aus religiösen Gründen keinen Sex vor der Ehe haben zu wollen, deutlich. Fegert et al. geben an, dass für viele der Befragten Sexualität etwas Verbotenes darstellt, für das sie um Erlaubnis fragen müssen. Teilweise beruhen die Ambivalenzen auch auf dem Konflikt zwischen eigenen Wünschen und empfundenen Normen (ebd., S. 137ff.).

Unsicherheiten gibt es bei den Bewohnern und Bewohnerinnen auch in Bezug auf Homosexualität und Selbstbefriedigung. So sind sich die Befragten unsicher, ob es sich hierbei um selbstverständliche Dimensionen von Sexualität handelt oder um etwas, was eventuell sanktioniert werden könnte (ebd., S. 140). An diesen Aussagen der Befragten wird bereits deutlich, dass sowohl Unwissenheit als auch Unsicherheiten hinsichtlich Sexualität existieren. Noch offensichtlicher wird dies bei den Themenkomplexen Verhütung und sexuell übertragbare Krankheiten. Zwar verfügen einige Bewohner und Bewohnerinnen über Detailwissen, doch gibt es bei vielen noch Wissensdefizite (ebd., S. 150). Es existiert beispielsweise eine Kluft zwischen theoretischem Wissen über Verhütungsmittel und deren praktischer Anwendung, was wiederum zu einer Verunsicherung im Umgang mit Sexualität führt. Fegert et al. betten diese Fakten in einen allgemeinen „Teilhabe-Diskurs" ein:

> Je selbständiger und beteiligter am allgemeinen Leben ein Mensch ist, desto selbstverständlicher ist sein Umgang mit Sexualität und Verhütung. (Fegert et al. 2006, S. 143)

Hieran wird meiner Ansicht nach deutlich, dass Menschen mit einer sogenannten geistigen Behinderung auch gegenwärtig noch keineswegs in allen Lebensbereichen gleichberechtigt teilhaben und integriert sind. Sexualität vollzieht sich laut den Angaben der meisten Befragten auf dem Prinzip der „Freiwilligkeit" (ebd., S. 150f.).

Bei dem **Umgang mit Absprachen, Regeln und Strukturen** wird ersichtlich, dass die Bewohner hinsichtlich ihres Lebens in den Institutionen zwischen Freiwilligkeit und Zwang schwanken. In den Einrichtungen herrschen unterschiedliche Regeln und Strukturen vor, die von den Bewohnerinnen und Bewohnern wahrgenommen und als einengend empfunden werden. Hier wird sich von den Bewohnerinnen und Bewohnern mehr Flexibilität seitens der Einrichtung gewünscht (ebd., S. 152ff.). Die Bewohnerschaft berichtet außerdem über pädagogische Interventionen, die von den Befragten eher als Sanktionen bei Regelverstößen, wahrgenommen werden (ebd., S. 157).

Die Reaktionen auf die Regeln, Absprachen und Strukturen sind verschieden. Aufgrund unterschiedlicher Handhabungen seitens der Mitarbeiter und Mitarbeiterinnen sind manche Regeln für die Bewohner und Bewohnerinnen nur schwer zu durchschauen. Dies kann laut Fegert et al. zu einem diffusen Verständnis führen, was dafür sorgt, dass die befragten Personen oftmals ihre Rechte nicht nutzen. Andere Bewohner und Bewohnerinnen dagegen tendieren dazu, Regeln zu übergeneralisieren, und nehmen Sexualität als verboten wahr (ebd., S. 159). Fegert et al. merken hierzu an:

> Offensichtlich wird der Alltag als derart fremdbestimmt und das Thema der Sexualität so tabubesetzt empfunden, dass das Einholen einer Erlaubnis bei alltäglichen Handlungen und beim Leben von Sexualität oder das Verheimlichen sexueller Aktivitäten als selbstverständlich oder Notwendigkeit empfunden wird. (Fegert et al. 2006, S. 159)

Wieder andere Bewohnerinnen und Bewohner begegnen den vorherrschenden Regeln, Strukturen und Entscheidungen der Einrichtungen mit Akzeptanz und übernehmen diese vollkommen unkritisch. Fegert berichtet, dass einige Bewohnerinnen und Bewohnern nicht in der Lage seien, eine kritische Position gegenüber diesen zu beziehen, obwohl sie objektiv beurteilt im Recht gewesen wären (vgl. Fegert 2007, S. 14). In manchen Fällen werden Einschränkungen durch unterschiedliche Strategien von den befragten Personen umgangen, damit die eigene Sexualität ausgelebt werden kann. Dies kann in Form eines Zettels an der Tür sein oder durch die direkte Bitte an das Personal sowie an Mitbewohner und Mitbewohnerinnen, nicht gestört werden zu wollen. Manchmal kommt es vor, dass Paare keine Ausweichmöglichkeiten haben und der Zimmernachbar oder die Zimmernachbarin beim Treffen anwesend ist. In anderen Fällen wird zum Beispiel der Sessel vor die Tür geschoben oder die Sexualität wird heimlich in der Nacht gelebt (vgl. Fegert et al. 2006, S. 164f.).

Hinsichtlich der Thematik **sexuelle Gewalt** stellen Fegert et al. fest, dass viele Bewohner und Bewohnerinnen mit sexualisierter Gewalt konfrontiert worden sind (ebd., S. 181). Das erlebte Gewaltspektrum reicht von verbalen sexuellen Belästigungen über sexuelle Nötigung bis zu diversen sexuellen Übergriffen unterschiedlichen Ausmaßes. Obwohl die Bewohner und Bewohnerinnen in Bezug auf Sexualität das Prinzip der Freiwilligkeit vertreten, ist unklar inwieweit sie dies tatsächlich für sich in Anspruch nehmen, wenn sie von sexueller Gewalt bedroht sind (ebd., S. 169ff.). Die Betroffenen sind durch die sexualisierte Gewalt traumatisiert. Viele der befragten Personen berichten über fehlende Unterstützung nach solchen Ereignissen, sowohl von familiärer als auch von professioneller Seite (ebd., S. 187). Dies kann bei betroffenen Menschen dazu führen, dass sie die Schuld umkehren und bei sich den Grund für die sexualisierte Gewalt suchen. Bezüglich dieser Thematik wünschen sich die Bewohner und Bewohnerinnen Selbstverteidigungskurse und stärker unterstützende Gespräche (ebd., S. 179ff.).

Der letzte Themenkomplex **soziale Netze** fällt sehr unterschiedlich aus. So nehmen Bewohner und Bewohnerinnen bezugnehmend auf sexuelle Beziehungen seitens des sozialen Umfeldes sowohl Akzeptanz als auch Ablehnung wahr. Über Sexualität wird weder mit den Eltern noch mit dem Personal geredet, wobei die Mitarbeiter und Mitarbeiterinnen im Gegensatz zu den Eltern zumindest für Gespräche über Sexualität in Erwägung gezogen werden. An einigen Aussagen wird deutlich, dass Eltern sich auch gegen sexuelle Beziehungen im Allgemeinen, gegen bestimmte Partner und Partnerinnen sowie gegen Kinderwünsche ihrer Kinder aussprechen (ebd., S. 184f.). Viele der Befragten äußern sich nicht über das Vorhandensein von Freunden und Freundinnen oder erzählen über Kontaktabbrüche durch institutionelle Barrieren, wie den eigenen Umzug oder mangelnde Fahrmöglichkeiten (ebd., S. 190).

Nachdem ich die Sichtweise der Bewohner und Bewohnerinnen dargestellt habe, wird im Folgenden die **Sicht des Fachpersonals** bezüglich der Themenfelder Übernachtungsregeln, Verhütung, problematische Beziehungen, Sexualassistenz, sexuelle Gewalt, Homosexualität und Sexualpädagogik wiedergegeben werden. Die folgenden Beispiele sollen aufzeigen, wie dies im Heimalltag aussehen kann. So tragen die aufgestellten **Übernachtungsregeln** zu einer Einschränkung der selbstbestimmten Sexualität der Bewohner und Bewohnerinnen bei. Das Personal berichtet, dass das Übernachten von Gästen an bestimmte Bedingungen geknüpft ist. Die durch die Regeln entstehenden Einschränkungen für die Bewohnerinnen und Bewohner werden vom Personal als selbstverständlich angesehen und dargestellt (vgl. Fegert et al. 2006, S. 238f.). Die Begründungen für die Übernachtungsregeln sind allerdings laut Fegert et al. „sehr vage oder indirekt" (ebd., S. 242) und bleiben unreflektiert.

Ebenfalls ist die **Verhütung** der Bewohner und Bewohnerinnen für das Fachpersonal ein heikles Thema. Von einer befragten Person wird Verhütung direkt als „Schwangerenprophylaxe" bezeichnet (ebd., S. 245). In diesem Zusammenhang muss angemerkt werden, dass Zwangssterilisationen bei Menschen mit Behinderungen bis zum Jahre 1992 unreflektiert praktiziert worden sind. Danach wurde die Gesetzgebung geändert, mittlerweile ist die Sterilisation bis zur Vollendung des 18. Lebensjahres grundsätzlich verboten. Der §1905 des Bürgerlichen Gesetzbuches regelt die Sterilisation. Während früher Sterilisationen eine vielfach angewandte Methode zur Schwangerschaftsvermeidung waren, könnte man gegenwärtig den Eindruck bekommen, dass eine Art „Zwangsverhütung" diesen Platz eingenommen hat. Das Einnehmen beziehungsweise Anwenden von Verhütungsmitteln ist häufig keine selbstbestimmte Entscheidung der Bewohnerinnen (ebd.,S. 245ff.). Die Bedürfnisse, Wünsche und Rechte der Bewohner und Bewohnerinnen bleiben unbeachtet. Fegert et al. beobachteten teilweise massive Einflussnahmen gegen den Kinderwunsch von Menschen mit einer sogenannten geistigen Behinderung. Es wird unter anderem versucht, ihnen den Kinderwunsch mit der Begründung auszureden, dass das Kind behindert sein könnte (ebd., S. 251ff).

Fegert et al. merken in diesem Zusammenhang an, dass eine kritische Reflexion des eigenen Handelns von den Mitarbeiterinnen und Mitarbeitern nicht als notwendig erachtet wird, da die Verantwortung für den gegenwärtigen Umgang mit der Verhütung bei Anderen liege, etwa dem Träger, der Leitungsebene, der Gesellschaft und den Betroffenen (ebd., S. 255). Zudem kommt hinzu, dass, es durch mangelnde Aufklärung, zu einer Aufrechterhaltung der Wissenslücken der Bewohnerschaft kommt, wodurch das Personal sich wiederum in seinem praktischen Handeln bestätigt fühlt und dieses weiterführt (ebd., S. 250). Meiner Ansicht nach ist dies ein Teufelskreis, der Bewohnern und Bewohnerinnen keinen Raum für Selbstbestimmung lässt – die Verhütung und mögliche Kinderwünsche liegen in den Händen Dritter.

Die Mitarbeiter und Mitarbeiterinnen nehmen Einfluss auf die Beziehungen der Bewohner und Bewohnerinnen, nach den Aussagen des Personals bezieht sich das insbesondere auf **problematische Beziehungen**. Hierzu zählen Beziehungen und sexuelle Kontakte, bei denen die Mitarbeiter und Mitarbeiterinnen eine Problematik wahrnehmen, die ihrer Meinung nach aufgrund kognitiver Beeinträchtigungen der Bewohnerschaft von dieser nicht erkannt und verstanden werden kann. So ist es eine große Sorge des Personals, dass Bewohner und Bewohnerinnen ausgenutzt werden könnten. Die Mitarbeiter und Mitarbeiterinnen geraten dann in eine Zwickmühle; sie müssen entweder diese Beziehungen unterbinden und somit gegen das Selbstbestimmungsrecht der betreffenden Personen handeln oder die Kontakte zulassen und sie ihre Erfahrungen machen lassen, was unter Umständen negative Folgen haben kann. Interessant ist in diesem Zusammenhang jedoch die Feststellung von Fegert et al, dass sich durch die „problematischen Beziehungen" kaum reale negative Folgen für die Bewohner und Bewohnerinnen verzeichnen lassen, die meisten haben einen spekulativen Charakter (ebd., S. 269ff.).

Ein Thema, welches für die selbstbestimmte Sexualität von Menschen mit einer sogenannten geistigen Behinderung immer bedeutender und in der Behindertenhilfe kontrovers diskutiert wird, ist das der **Sexualassistenz** (siehe Kapitel 5.4). In keiner der an der Untersuchung teilnehmenden Institutionen wird diese praktiziert, jedoch wurde diese Thematik von den Mitarbeitern und Mitarbeiterinnen zumindest hypothetisch durchgesprochen. Auffällig hierbei ist, dass sich sehr stark an den Bedürfnissen der Bewohnerschaft orientiert wird und Sexualassistenz bei vielen der Mitarbeiterinnen und Mitarbeiter eine Notwendigkeit der sexuellen Bedürfnisbefriedigung darstellt. Die Unterstützung der Sexualität wird vom Personal als ein Aufgabenbereich ihrer Arbeit wahrgenommen. Dennoch wird das Thema Sexualassistenz unter anderem deswegen so kontrovers diskutiert, da es bei Angestellten in der Behindertenhilfe diverse Ängste auslöst, wie zum Beispiel, zu dieser Form der Assistenz verpflichtet zu werden (ebd., S. 263f.). Es wird angemerkt, dass die Grenze zu sexuellen Übergriffen schwer zu ziehen sei und es einer rechtlichen Absicherung bedürfe. Tendenziell steht das Personal einer persönlichen Ausführung von aktiver Assistenz ablehnend gegenüber. Die Mitarbeiter und Mitarbeiterinnen sprechen sich in den Interviews bezugnehmend auf die Sexualassistenz für eine klare Positionierung der jeweiligen Institutionen aus und fordern „Richtlinien [...] als Halt" (ebd., S. 265ff.).

Ein einheitliches Vorgehen ist jedoch nicht nur bei der Sexualassistenz wichtig, sondern generell im Zusammenhang mit Sexualität und somit auch beim Thema **sexueller Gewalt**. Interessant ist, dass hierbei vom Personal mehr auf auf gewaltfördernde Aspekte der Bewohnerschaft wie etwa „Offenheit und Naivität, eigene Opfererfahrungen sowie mangelndes Ausdrucksverhalten" (ebd., S. 17) geachtet wird, als auf strukturelle gewaltfördernde Aspekte der Einrichtungen wie beispielsweise mangelnde Rückzugsmöglichkeiten, geschlechtsspezifische Pflege oder nicht abschließbare Zimmer (ebd., S. 17f.). Die Mitarbeiter und Mitarbeiterinnen berichten, dass es für sie oftmals schwierig ist, zu beurteilen, wann sexuelle Handlungen zwischen Bewohnerinnen und Bewohnern auf Freiwilligkeit basieren und wann es sich um sexuelle Gewalt handelt, zudem wird die Ernsthaftigkeit von sexueller Gewalt häufig nicht richtig wahrgenommen, oder diese wird bagatellisiert. Die beschriebenen Umstände führen zu einem uneinheitlichen Vorgehen gegen diese Problematik in den Wohneinrichtungen (ebd., S. 20). Diese Ausschnitte aus der Studie von Fegert et al. zeigen auf, dass Richtlinien, Konzepte und Fortbildungen für den Umgang mit sexueller Gewalt in Wohneinrichtungen absolut notwendig sind, um die Handlungskompetenzen von Bewohnern und Bewohnerinnen sowie von Mitarbeitern und Mitarbeiterinnen zu stärken.

Bezüglich der Thematik der **Homosexualität** stellen Fegert et al. ein eher homophobes Meinungsbild des Personals fest. In erster Linie wird Homosexualität der Bewohnerschaft seitens der Mitarbeiter und Mitarbeiterinnen abgewertet und nicht als normal angesehen. Nur vereinzelt ist ein nicht-diskriminierender Umgang erkennbar. Obwohl ein Mitarbeiter zugibt, dass es für die betreffenden Personen schwierig ist, sich zu ihrer Homosexualität in der Wohngruppe zu bekennen, wird das Thema von ihm nicht in die Gruppe eingebracht und thematisiert (vgl. Fegert et al. 2006, S. 300ff.). Somit erscheint es nicht verwunderlich, dass es der Bewohnerschaft so schwer fällt, zu ihrer Homosexualität zu stehen, denn wie sollen sie diese akzeptieren, „wenn es in ihrer Umgebung niemanden, also weder Personal noch andere Bewohnerinnen und Bewohner, gibt, der hierfür Akzeptanz aufbringt" (ebd., S. 308).

Die bisher aufgeführten Themenfelder und die Aussagen der befragten Bewohner und Bewohnerinnen zeigen auf, dass es in den Wohneinrichtungen erhebliche Defizite im sexualpädagogischen Bereich gibt. Dies bestätigen auch die Untersuchungen von Fegert et al. zum Themenfeld der **Sexualpädagogik**. So fühlt sich keiner der Befragten für eine umfassende Sexualaufklärung der Bewohner und Bewohnerinnen verantwortlich, die Zuständigkeit wird in jedem Fall an Dritte abgegeben. Insgesamt verhält sich das Personal bei der Aufklärung der Bewohner und Bewohnerinnen passiv und handelt häufig nur, wenn es Nachfragen gibt oder wenn das Personal Bedarf feststellt. Teilweise nehmen die Mitarbeiter und Mitarbeiterinnen sogar an, dass die Sexualaufklärung der Bewohnerschaft nur aufgrund kognitiver Defizite begrenzt sei. Viele Aussagen des Personals beziehen sich auch darauf, Angst vor einer verfrühten Thematisierung von Sexualität zu haben. Insgesamt zeigt sich, dass die Mitarbeiter und Mitarbeiterinnen den Bedarf einer aktiven und emanzipatorischen Sexualpädagogik (siehe Kapitel 2.2.4) die mehr umfasst als „einfache Aufklärung", nicht erkennen. Fegert et al. konstatieren in diesem Bereich für die Mitarbeiter und Mitarbeiterinnen einen hohen Bedarf an Fortbildungen und merken an, dass das Personal diesem Tätigkeitsbereich nicht ausweichen kann (ebd., S. 258ff.).

Zusammenfassend kann bezüglich der Studie von Fegert et al. festgestellt werden, dass hinsichtlich sexueller Selbstbestimmung und sexueller Gewalt ein hoher Handlungsbedarf besteht. Fegert merkt an:

> Hierzu gehört eine Implementierung von systematischen und standardisierten Verfahrensabläufen ebenso wie die Implementierung ganzheitlich angelegter Konzepte im Umgang mit sexueller Selbstbestimmung und sexueller Gewalt. Diese Implementierung liegt in der Verantwortung und der Initiative von Trägern und Leitung. (Fegert 2007, S. 23)

Es muss jedoch angemerkt werden, dass zum Zeitpunkt der Veröffentlichung der Studie „die Leitung der Verankerung des Themas Sexualität im Leitbild" noch ambivalent gegenüber gestanden hat (Fegert et al. 2006, S. 411).

9. Zwischenfazit

Bezugnehmend auf die in Kapitel 8.1 formulierte Bedeutung des Wohnens für den Menschen haben die Studien aufgezeigt, dass ein Leben im Wohnheim eher funktional als reproduktiv zu sein scheint. Somit hat Rohrmann recht, wenn er sagt, dass die erweiterte Reproduktion des Wohnens im Wohnheim nur eingeschränkt erfüllt werden kann (vgl. Rohrmann 2005, S. 204). Die Studien haben ebenso deutlich gemacht, dass ein Mensch, der im Wohnheim lebt, den dort vorherrschenden Strukturen und Reglementierungen ausgesetzt ist und sein Alltag in einem hohen Maße fremdbestimmt ist. An dieser Stelle wird von Fegert et al. allerdings auch angemerkt, dass das Leben in einer Gruppe ein gewisses Maß an Regeln, Absprachen und Grenzsetzungen erfordert (vgl. Fegert et al. 2006, S. 210).

Teilweise werden durch die Inflexibilität mancher Konzepte die Handlungsoptionen der Mitarbeiter und Mitarbeiterinnen eingeschränkt (ebd., S. 210), so dass einige restriktive Maßnahmen auch darauf zurückgeführt werden können. Darin kann jedoch nicht der Grund für alle Einschränkungen der Selbstbestimmung von Menschen mit einer sogenannten geistigen Behinderung gesehen werden. Dies wäre zu einfach. So hat beispielsweise die Studie von Fegert et al. aufgezeigt, dass Angst, mangelnde Akzeptanz, Kontrolle, ein geringes Maß an Reflektion und uneinheitliches Vorgehen seitens der Mitarbeiter und Mitarbeiterinnen sich auf die Sexualität von Bewohnern und Bewohnerinnen auswirken, diese bestimmen und in einem hohen Maße verhindern. Interessant hieran ist, dass bereits in der Untersuchung von Walter und Hoyler- Herrmann aus dem Jahr 1987 dargestellt wurde, dass es die Bezugspersonen sind, die ein Problem mit der Sexualität von Menschen mit einer sogenannten geistigen Behinderung haben.

Seit dem Erscheinen dieser Untersuchung sind mittlerweile 23 Jahre vergangen, und trotzdem hat diese Erkenntnis – wie die Studie an sich – noch nicht an Aktualität verloren. Die in der Studie von Seefeld angesprochene Angst des Personals, „schlafende Hunde" zu wecken besteht immer noch. Daraus ergibt sich für Menschen, die als geistig behindert bezeichnet werden, eine ausweglose Situation. Schließlich sind sie in allen Lebensbereichen mehr oder minder auf die Unterstützung von Dritten angewiesen. Die in den Studien aufgezeigte defizitäre Anwendung einer Sexualpädagogik führt dazu, dass diese Menschen in weiten Teilen unaufgeklärt bleiben und somit ihre Sexualität nicht richtig ausleben können. Somit wird ihnen das Recht einer selbstbestimmten Sexualität verwehrt.

Weiterhin wird ihnen dadurch vorenthalten, ihre eigenen Grenzen in Bezug auf Sexualität kennen zu lernen und zu setzen, was ein erhöhtes Risiko, Opfer von sexueller Gewalt zu werden, nach sich zieht. Dies ist ein wichtiger Punkt, da die sexuelle Viktimisierung von Menschen mit einer sogenannten geistigen Behinderung als sehr hoch eingeschätzt wird (vgl. Beier 2005, S. 28).

Die Studien konnten insgesamt herausstellen, dass die vorherrschenden strukturellen Gegebenheiten und Reglementierungen (viele Regeln, Absprachen und Grenzsetzungen sowie strukturelle Bedingungen) in den teilnehmenden Institutionen der Selbstbestimmung von Menschen mit einer sogenannten geistigen Behinderung diametral gegenüber stehen. Es konnte aufgezeigt werden, dass die Selbstbestimmung dieser Menschen in ihrer gesamten Lebensführung und Lebensgestaltung stark eingeschränkt ist, was besonders am Lebensbereich der Sexualität deutlich wird. Weiterhin muss angemerkt werden, dass die Leitkonzepte Normalisierung und Empowerment nur ungenügend Berücksichtigung im Wohnheimalltag gefunden haben. Hinsichtlich des Normalisierungsprinzips (siehe Kapitel 7.1) kann allgemein angemerkt werden, dass Menschen mit einer sogenannten geistigen Behinderung noch lange nicht über die gleichen Lebensbedingungen verfügen wie nicht behinderte Menschen. Ebenso werden sexuelle Lebensmuster auf vielfältige Art und Weise eingeschränkt.

Empowerment-Prozesse (siehe Kapitel 7.3) werden in den Institutionen vernachlässigt, was insbesondere auf der institutionellen Ebene und der subjektzentrierten Ebene deutlich wird. Die Bewohner und Bewohnerinnen werden zu wenig in sie betreffende Entscheidungen – wie beispielsweise die Wohngruppenzusammensetzung oder die Anstellung von Personal – miteinbezogen und verfügen generell über zu wenig Wahlmöglichkeiten. Auf der individuellen Ebene fehlt oftmals seitens des Personals das Zutrauen in die Kompetenzen der Bewohner und Bewohnerinnen, eine Förderung der individuellen Stärken ist nicht erkennbar.

Als positives Ergebnis der Studie von Sonnenberg ist zu vermerken, dass Menschen, die als geistig behindert bezeichnet werden, sich mehr Selbstbestimmung für ihr Leben wünschen. Im Lebensbereich der Sexualität ist bezogen auf die eigenen Rechte jedoch eine große Unsicherheit zu spüren, was unter anderem daran zu erkennen ist, dass die befragten Bewohner und Bewohnerinnen in der Studie von Fegert et al. Sexualität als verboten wahrnehmen. Insgesamt gilt es, die Selbstbestimmungsbestrebungen dieser Menschen zu unterstützen und das Bewusstsein für deren eigene Rechte insbesondere im Bereich der Sexualität zu stärken. Dies kann allerdings nur gelingen, wenn der Träger, die Heimleitung und die Mitarbeiter und Mitarbeiterinnen dies zum Ziel ihrer (pädagogischen) Arbeit machen. Dies scheint allerdings noch ein weiter Weg zu sein, denn obwohl Sexualität für das Menschsein wesentlich ist (siehe Kapitel 6), wird dieser Teil der Identität des Menschen in Wohnheimen noch zu wenig beachtet und unterstützt. Eine Verankerung von Sexualität im Leitbild von Wohneinrichtungen sollte in Anbetracht ihrer existenziellen Bedeutung für den Menschen selbstverständlich sein – sonst bleibt die Sexualität von Menschen mit einer sogenannten geistigen Behinderung für immer das, was sie momentan ist, nämlich eine von außen verhinderte Sexualität.

Damit ein adäquater Umgang mit der Sexualität von Menschen mit einer sogenannten geistigen Behinderung im Wohnheim gewährleistet werden kann, sind meiner Ansicht nach Leitlinien für das sexualpädagogische Handeln der Mitarbeiter und Mitarbeiterinnen absolut notwendig. Ebenso müssen Voraussetzungen für ein selbstbestimmtes Leben im Wohnheim geschaffen werden, da Selbstbestimmung der Schlüssel zu einer freien Entfaltung der Persönlichkeit eines Menschen ist und somit auch die wesentliche Grundlage für das individuelle Erleben von Sexualität darstellt. Die sexualpädagogischen Leitlinien werden im Anschluss an dieses Kapitel vorgestellt werden. Zunächst möchte ich an einem Exkurs über die Situation in Schweden deutlich machen, dass es Alternativen zu dem traditionellen Wohnsystem der Behindertenhilfe gibt. Hierfür werde ich skizzieren, wie das Modell des „Community Living" in Schweden umgesetzt wird.

10. Exkurs II: Community Living in Schweden

Der Begriff „Community Living" steht für eine Bewegung, deren Ursprung im angelsächsischen Raum liegt. Ziel ist die volle und gleichberechtigte Teilhabe von Menschen mit einer

Behinderung und Menschen mit Psychiatrie-Erfahrung am Leben in der Gesellschaft. Wesentlich hierbei ist die Abkehr von sogenannten Sonderwelten und Sondereinrichtungen. Die Teilhabe gilt für alle Lebensbereiche (vgl. Maas 2006, S. 34). Mittlerweile gibt es in diesem Bereich unterschiedliche Entwicklungen zu verzeichnen, so ist etwa auf der europäischen Ebene die „European Coalition for Community Living" (Europäische Koalition für Community Living, kurz: ECCL) mit ihrem Sitz in Brüssel entstanden. Diese versteht laut Maas unter „Community Living" folgendes:

> Um ihre Rechte und volle Teilhabe an der Gesellschaft wahrzunehmen, brauchen Menschen mit Behinderung Zugang zu umfassenden Qualitätsdienstleistungen mit Sitz in der Gemeinde. Das bedeutet, unabhängig in der Gemeinde zu leben, in kleinen Wohneinheiten oder alleine, mit passgenauer Unterstützung, die auf den Bedürfnissen des Einzelnen aufsetzt. Es bedeutet auch, Zugang zu haben zu Bildung und Beschäftigung sowie zum sozialen und kulturellen Leben in der Gemeinde. Das heißt, Wahlmöglichkeiten zu haben und in Würde zu leben. (ECCL, zit. n. Maas 2006, S. 34)

Dass dies keine Utopie ist, sondern durchaus in die Realität umgesetzt werden kann, zeigt das Modell der Behindertenhilfe in Schweden. Nach mehreren Revisionen „des Gesetzes über die Pflege der Behinderten" (vgl. Grunewald 2002, S. 243ff.) wurde dort im Jahre 1997 das Gesetz über die Auflösung von Anstalten verabschiedet, in welchem der 31. Dezember 1999 als irreversibler Schließungstag festgelegt wurde (vgl. Schwedisches Institut 2001, S. 2f.). An die Stelle von Anstalten als Wohnorte für Menschen mit Behinderungen traten nun drei verschiedene und vom Staat finanziell unterstützte Wohnformen. Die Menschen konnten in Gruppenunterbringungen, Serviceunterbringungen oder in der eigenen Wohnung leben. Die Gruppenunterbringungen liegen in normalen Wohngebieten. Sie umfassen höchstens fünf miteinander verbundene Wohnungen und verfügen in der Regel über eine 24-Stunden-Unterstützung. Es geht dort primär um die Bedürfnislage der Bewohner und Bewohnerinnen, ihrem individuellen und gemeinschaftlichen Bedarf wird entsprochen (ebd., S. 3). Die Anzahl der Bewohner und Bewohnerinnen soll vier bis fünf Personen nicht überschreiten (vgl. Grunewald 2004, S. 5). Serviceunterbringungen bestehen aus fünf bis zehn einzelnen Wohnungen, welche in einem größeren Gebiet liegen. Sie sind für Menschen gedacht, die unabhängiger wohnen möchten. Das Leben in einer eigenen Wohnung ist mit Unterstützung durch persönliche Assistenz verbunden (vgl. Schwedisches Institut 2001, S. 3).

Das Verbot der Anstalten in Schweden hat sich durchgesetzt. So waren im Jahre 1968 noch 14.000 Menschen mit einer sogenannten geistigen Behinderung in solch einer Institution untergebracht, während 2001 „nur noch" 170 Personen dort lebten (ebd., S. 2). Da die schwedische Behindertenpolitik auf dem Normalisierungsprinzip (siehe Kapitel 7.1) basiert, umfasst dies auch, dass Kinder und Jugendliche mit sogenannten geistigen Behinderungen in ihrer Familie wohnen. Damit dies gewährleistet werden kann, erhält die Familie die dafür notwendige Unterstützung. Erwachsene Menschen, die als geistig behindert bezeichnet werden, üben regelmäßig eine Beschäftigung aus (vgl. Grunewald 2004, S. 1f.).

Doch nicht nur im Bereich des Wohnens sollen Menschen mit einer sogenannten geistigen Behinderung genauso gleichberechtigt sein wie nicht behinderte Menschen – erklärtes Ziel der schwedischen Behindertenpolitik ist die „völlige Eingliederung und Gleichberechtigung" aller Menschen mit Behinderungen in die Gesellschaft (vgl. Schwedisches Institut 2001, S. 1). Dies wird unter anderem an dem in Schweden vorhandenen flexiblen Dienstleistungssystem und den existierenden Rechten für Menschen mit einer Behinderung deutlich. Demnach können erwachsene Menschen mit einer sogenannten geistigen Behinderung sich Rat und Unterstützung bei unterschiedlichen Experten- und Expertinnenteams in ihrer Region holen, welche sich etwa aus Sozialpädagogen/Sozialpädagoginnen, Psychologen/Psychologinnen, Krankengymnasten/Krankengymnastinnen, Logopäden/Logopädinnen sowie Ärzten/Ärztinnen zusammensetzen. Des Weiteren haben sie das Recht auf eine eigene Wohnung und auf tägliche Beschäftigung. Es gibt Begleitungsdienste, die vielfältig genutzt werden können. Darüber hinaus kann Beistand durch eine Kontaktperson in Anspruch genommen werden, welche mit der betreffenden Person an kulturellen Veranstaltungen und Freizeitaktivitäten teilnimmt (vgl. Grunewald 2004, S. 2f.).

Auch für die finanzielle Unterstützung wird gesorgt. So enthalten Menschen mit Behinderungen, die zwischen 16 und 30 Jahre alt sind, einen sogenannten Aktivitätszuschuss. Dieser deckt die Lebenshaltungskosten ab. Erwachsene über 30 Jahre haben Anspruch auf einen Grundbetrag von maximal 844 Euro pro Monat. Hinzu kommt eine Behinderungszulage von maximal 250 Euro monatlich, und das Wohnen in einer eigenen Wohnung wird durch staatliches Wohngeld bezuschusst (ebd., S. 2).

Seit dem im Jahre 1994 in Kraft getretenen „Gesetz über Hilfs- und Dienstleistungen für Schwerbehinderte" hat jeder Mensch mit einer Behinderung in Schweden unter anderem das Recht auf persönliche Assistenz. Hierbei gibt es jedoch zwei Einschränkungen: Dieses Gesetz gilt nicht für Menschen über 65 Jahre (vgl. Schwedisches Institut 2001, S. 2) und nicht für Personen die in Gruppenwohnungen leben (vgl. Grunewald 2004, S. 3). Der Assistenzbedarf wird gemeinsam mit dem Menschen mit einer Behinderung und einem Sachbearbeiter der staatlichen Sozialversicherung festgestellt. Ein ärztliches Gutachten ist hierbei zweitrangig, „denn laut Gesetz bestimmt die ganze Lebenssituation den Assistenzbedarf" (Ratzka 2003, S. 2). Eine Stundenobergrenze für die tägliche Assistenz gibt es nicht (ebd., S. 3). Die persönliche Assistenz wird von der staatlichen Sozialversicherung finanziert, diese überweist dem Assistenznehmer – oder gegebenenfalls dem gesetzlichen Vertreter (vgl. Grunewald 2004, S. 3) – das Geld für seinen Stundensatz, damit dieser seine persönlichen Assistenten und Assistentinnen selbst bezahlen kann (vgl. Ratzka 2003, S. 2). Die Assistenznehmer bestimmen zudem, welche Form der Unterstützung sie in Anspruch nehmen möchten. Zu den Aufgaben der persönlichen Assistenz zählen hauswirtschaftliche und pflegerische Tätigkeiten sowie die Unterstützung von Arbeit und Freizeit (ebd., S. 2f.). Persönliche Assistenten und Assistentinnen können auch Eltern, Verwandte, Freunde und Freundinnen sein (vgl. Grunewald 2004, S. 3). Etwa 20% aller Assistenznehmer und Assistenznehmerinnen sind Kinder (ebd., S. 3).

Die Menschen, für die dieses Assistenzmodell nicht in Frage kommt, erhalten praktische Unterstützung im Alltag von den Gemeinden (vgl. Ratzka 2003, S. 3). Für die Planung und Umsetzung des hier beschriebenen Systems ist unter anderem die Agenda 22 zuständig. Diese enthält behindertenpolitische Planungsrichtlinien für kommunale und regionale Behörden (vgl. The Swedish Cooperative Body of Organisations of Disabled People 2004).

Das an dieser Stelle skizzierte Modell der Behindertenhilfe in Schweden hat gezeigt, wie sich das Konzept des „Community Living" in die Praxis übertragen lässt. Schweden ist den ersten Schritt in Richtung soziale Integration durch gemeindenahes Wohnen gegangen und strebt die vollständige Integration von Menschen mit sogenannten geistigen Behinderungen an (Grunewald 2004, S. 8). Weiterhin ist Schweden ein Vorbild dafür, dass Empowerment-Prozesse nicht nur auf individueller und institutioneller, sondern auch auf der sozialpolitischen und gesellschaftlichen Ebene stattfinden können, was man beispielsweise an dem Gesetz über die Auflösung der Anstalten sehen konnte.

An dieser Stelle wirft sich die Frage auf, warum wir in Deutschland nicht auch ein solches System haben? Zwar gib es auch hier unterschiedliche Formen der Unterstützung für ein selbstbestimmtes Leben in der Gemeinde – wie etwa der Verein zur Förderung der Integration Behinderter in Marburg oder „Community Living" in der Evangelischen Gemeinde in Alsterdorf (vgl. Maas 2006, S. 35) – dies ist jedoch, wie man in Kapitel 8.2 gesehen hat, keineswegs die Norm, da die meisten Menschen mit einer sogenannten geistigen Behinderung nach wie vor in Sondereinrichtungen wohnen. Ratzka beschreibt die Situation in Deutschland folgendermaßen:

> Ein Grund dafür ist vermutlich, dass Schweden – im Gegensatz zu Deutschland – keine Wohlfahrtsindustrie hat – also private Träger mit starker Lobby und guten politischen Kontakten, die schon immer Heime betrieben haben, deren Organisationsstruktur nur langsame und geringe Veränderungen erlaubt und die wenig wirtschaftliches Interesse daran haben, in ihrer Öffentlichkeitsarbeit Menschen mit Behinderungen als fähige Bürger darzustellen, die voll im Stande sind, in der Gesellschaft, wie andere Menschen, selbstbestimmt zu leben und zu arbeiten. (Ratzka 2003, S. 4)

In Schweden gibt es heute laut Ratzka kaum noch eine Person, die die Rückkehr der Anstalten befürworten würde (vgl. Ratzka 2003, S. 4). Die Lebenssituation der Menschen mit einer sogenannten geistigen Behinderung hat sich dort durch die neuen Wohnmöglichkeiten in der Gemeinde entschieden verbessert (vgl. Grunewald 2002, S. 252).

Abschließend kann also zusammengefasst werden, dass das Leben in der Gemeinde sich positiv auf alle Lebensbereiche auswirkt, hierzu gehört auch die Sexualität. So Grunewald: „Das Anstaltsmilieu erzeugt weitere Behinderungen, welche das Individuum für das Rest seines Lebens prägen." (Grunewald 2004, S. 4). Er führt weiter aus, dass sich unter diesen Umständen auch die Sexualität eines Menschen nur unvollständig entwickeln kann (ebd., S. 4). Somit bietet die Form des gemeindenahen Wohnens meiner Ansicht nach die beste Voraussetzung für eine freie Entfaltung der menschlichen Sexualität und der Persönlichkeitsentwicklung von Menschen mit einer sogenannten geistigen Behinderung.

11. Unterstützung der Selbstbestimmung und sexualpädagogische Leitlinien

Ein Ziel dieser Arbeit war es, die Bedeutung von Sexualität für die menschliche Entwicklung, unter besonderer Berücksichtigung der Bedeutung von Sexualität für Menschen mit einer sogenannten geistigen Behinderung, herauszustellen. Es konnte von mir aufgezeigt werden, dass Sexualität untrennbar mit dem Menschsein verwoben ist, da sie einen Teil der Identität darstellt. Sie ist konstituierend für die Persönlichkeitsentwicklung. Obwohl dies für alle Menschen gleichermaßen gilt, wird Menschen mit einer sogenannten geistigen Behinderung in unserer Gesellschaft sowohl das Verfügen über eine eigene Identität als auch über eine persönliche Sexualität häufig abgesprochen. Diesbezüglich sind sie drastischen Stigmatisierungsprozessen und Vorurteilen ausgesetzt. Sie befinden sich in unserer Gesellschaft bezüglich ihrer Sexualität in einer menschenunwürdigen Situation, da ihnen das Grundrecht auf eine freie Persönlichkeitsentfaltung und die Entwicklung einer eigenen Sexualität aberkannt wird. Sowohl in der Familie als auch im Wohnheim wird die Sexualität dieser Menschen häufig von außen verhindert. Anhand aktueller Forschungsliteratur und unterschiedlichen empirischen Studien konnte aufgezeigt werden, dass die freie Entfaltung der Sexualität von Menschen, die als geistig behindert bezeichnet werden, keineswegs an kognitiven Unterschieden scheitert, sondern an einschränkenden Rahmenbedingungen ihrer Lebenswelt. Nicht sie sind es, die ein Problem mit ihrer Sexualität haben, sondern ihr soziales Umfeld.

Es kann festgehalten werden, dass es eine behinderungsspezifische Sexualität nicht gibt. Ein weiteres Anliegen war es, die Sexualität von Erwachsenen mit einer sogenannten geistigen Behinderung im Wohnheim zu betrachten. Hierfür stellten die Leitprinzipien Normalisierung, Selbstbestimmung und Empowerment entscheidende Beurteilungskriterien dar. Es konnte anhand von aktueller Literatur und empirischen Studien aufgezeigt werden, dass Wohnheime den von Goffman beschriebenen „totalen Institutionen" noch weitgehend entsprechen und die aufgezählten Leitkonzepte nur ungenügend im Wohnheimalltag umgesetzt wurden. Eine freie Entwicklung der Persönlichkeit und der Sexualität ist aufgrund eines hohen Maßes an Fremdbestimmung dort nicht möglich. Dennoch werden in Deutschland weiterhin Heime gebaut, und die Rechtsnorm „ambulant vor stationär" wird zu einer nichtssagenden Floskel. Dies hat zur Folge, dass Menschen mit einer sogenannten geistigen Behinderung in Deutschland sich weitgehend im Abseits der Gesellschaft befinden. Einen Gegenentwurf dazu bildet das schwedische Modell der Behindertenhilfe. Durch Maßnahmen wie etwa gemeindenahes Wohnen sind sie dort sozial integriert, akzeptiert und nehmen an allen Lebensbereichen teil. Dies sind die besten Voraussetzungen für eine freie Entfaltung der Identität und somit auch der Sexualität.

Insgesamt konnte in dieser Arbeit festgestellt werden, dass Selbstbestimmung im Allgemeinen und Selbstbestimmung im Bereich der Sexualität von Bewohnerinnen und Bewohnern im Wohnheim nur unzureichend unterstützt wird. Diesen Menschen wird es verweigert, einen wesentlichen identitätsstiftenden Teil ihrer natürlichen menschlichen Entwicklung auszuleben. Insbesondere institutionelle Barrieren und eine „Defizit-Orientierung" an den Bewohnern und Bewohnerinnen sorgen dafür, dass ein selbstbestimmtes Leben und somit auch eine selbstbestimmte Sexualität nicht möglich sind. Hieraus resultiert ein hoher Bedarf an Intervention. Mein Forschungsanliegen ist es, anhand von möglichen sexualpädagogischen Leitlinien den Lebenskontext von Menschen mit einer sogenannten geistigen Behinderung zu beeinflussen, indem ich insbesondere Veränderungen des Verhaltens von Mitarbeitern und Mitarbeiterinnen im Wohnheim, sowie der Institutionellen Strukturen fokussiere. Bevor ich auf die sexualpädagogischen Leitlinien eingehe, möchte ich grundlegende Handlungsansätze zur Unterstützung von Selbstbestimmung von Bewohnern und Bewohnerinnen im Wohnheimalltag skizzieren, da diese die Basis für eine selbstbestimmte Sexualität darstellen.

11.1 Unterstützung der Selbstbestimmung

Bevor ich mit der Ausführung bezüglich möglicher Handlungsansätze zur Förderung der Selbstbestimmung von Bewohnern und Bewohnerinnen im Wohnheimalltag beginne, möchte ich darauf hinweisen, dass neue Handlungsansätze für die praktische soziale Arbeit in Wohnheimen von allen Beteiligten getragen werden müssen, damit sie tatsächlich umgesetzt werden und wirken können. Hierzu gehören der Träger, die Heimleitung, das Personal sowie die Bewohnerschaft. Um die Persönlichkeit der Bewohner in ihrer Entwicklung angemessen unterstützen zu können, ist es notwendig, sich von einem defizitären Blickwinkel zu distanzieren und eine Stärken-Perspektive im Sinne des Empowerment einzunehmen. Ich möchte konkret vorstellen, wie eine an den Stärken der Bewohner und Bewohnerinnen ausgerichtete Arbeit im Wohnheim aussehen kann. Wagner empfiehlt in Anlehnung an das Empowerment-Konzept, sich bei der praktischen Arbeit an folgenden Grundprinzipien zu orientieren: Ernstnehmen der Bewohner und Bewohnerinnen, sie zum Äußern von Kritik und Wünschen ermutigen, sie in Entscheidungsprozesse einbeziehen, ihnen gegenüber eine professionelle Haltung einnehmen und deutlich machen, ihre Neugier fördern, ihnen Raum zum Experimentieren lassen, Verständnis für (aus Sicht des/der Professionellen) fehlerhaftes Verhalten zeigen und Bevormundung vermeiden (vgl. Wagner 1998, S. 21ff.). Es soll im Folgenden kurz skizziert werden, was unter den einzelnen Punkten zu verstehen ist.

Den Menschen mit einer sogenannten geistigen Behinderung **ernst zu nehmen**, umfasst unter anderem, ihn seinem Alter entsprechend zu behandeln, eine Infantilisierung ist im Umgang unbedingt zu vermeiden (vgl. Wagner 1998, S. 21; Sack 2006a, S. 118). Von den Betreffenden geäußerten Problemen, Wünschen oder Kritik gilt es, genügend Beachtung zu schenken und angemessen auf sie einzugehen. Getroffene Entscheidungen der Bewohner und Bewohnerinnen müssen vom Personal respektiert werden. Besonders bedeutsam ist es seitens der Mitarbeiter und Mitarbeiterinnen, gemeinsam mit der Bewohnerschaft getroffene Abmachungen und Versprechen einzuhalten. Dieses Verhalten signalisiert, dass sie respektiert werden und als Menschen mit ihren individuellen Anliegen ernst genommen werden. Dazu gehört auch, das **Äußern von eigenen Wünschen und eigener Kritik**. Aufgabe der Mitarbeiter und Mitarbeiterinnen ist es hierbei, den Menschen mit einer sogenannten geistigen Behinderung zu signalisieren, dass ihre Wünsche und ihre Kritik explizit gewollt sind. Dies ermöglicht es dem Personal, auf individuelle Vorlieben und Abneigungen der Bewohner und Bewohnerinnen einzugehen (vgl. Wagner 1998, S. 21f.).

Im Sinne des Empowerment-Konzeptes müssen die Bewohner und Bewohnerinnen in alle sie betreffenden **Entscheidungsprozesse** miteinbezogen werden (ebd.,S. 22f.). Gegebenenfalls kann es sich hierbei als sinnvoll erweisen, um eine Mitbestimmung auch wirklich gewährleisten zu können, Interessensvertretungen zu etablieren, die sich gezielt für die Anliegen der Bewohnerschaft einsetzen. Der/die Erwachsene mit einer sogenannten geistigen Behinderung ist nach dem Empowerment-Ansatz „Experte seiner selbst" oder Expertin ihrer selbst und die **professionell Tätigen** nehmen die Haltung von unterstützenden Assistenten und Assistentinnen ein. Dies Rollenverständnis gilt es, den Bewohnern und Bewohnerinnen in der täglichen Praxis zu vermitteln (ebd., S. 23).

Generell gilt es die **Neugier** der Bewohner und Bewohnerinnen zu fördern, da diese den Blick für die Umwelt schärft (ebd., S. 23). Aufgabe der Mitarbeiter und Mitarbeiterinnen sollte es hierbei sein, den Menschen mit einer sogenannten geistigen Behinderung neue Möglichkeiten zu unterbreiten und sie dazu zu bewegen, Neues auszuprobieren. Sie lernen hierbei sich für oder gegen Angebote zu entscheiden (vgl. Hähner 2006c, S. 133) und erfahren ihre eigenen Stärken, Potenziale und Kompetenzen. Um die hier beschriebenen und andere Erfahrungen machen zu können, ist es von außerordentlicher Wichtigkeit, Menschen die man als geistig behindert bezeichnet, genug **Raum zum Experimentieren** zu lassen (vgl. Wagner 1998, S. 23f.). Dies ermöglicht es ihnen, sich in unterschiedlichen Lebensbereichen auszuprobieren und weiterzuentwickeln.

Ein weiterer Handlungsansatz für Professionelle besteht darin, **Verständnis für fehlerhaftes Verhalten** (aus Perspekive der Professionellen) zu zeigen. Es kann beispielsweise vorkommen, dass Bewohner und Bewohnerinnen Entscheidungen treffen, die für Dritte aus diversen Gründen unverständlich oder nicht zielführend sind. Statt negative Kritik auszusprechen oder Sanktionen zu verteilen, gilt es laut Wagner in solch einer Situation, Verständnis für die Fehler zu haben und die positiven Seiten des jeweiligen Verhaltens aufzuzeigen. Das Personal nimmt die Haltung von unterstützenden Assistenten und Assistentinnen ein. Eine **Bevormundung** von Menschen mit einer sogenannten geistigen Behinderung wird somit ausgeschlossen (ebd., S. 24f.).

Neben den hier aufgezeigten Handlungsansätzen, die die Selbstbestimmung des Individuums im Wohnheimalltag fördern und unterstützen sollen, gibt es noch die Möglichkeit auf **institutioneller Ebene** Veränderungen hinsichtlich der Selbstbestimmung von Bewohnern und Bewohnerinnen zu erzielen. Damit Menschen mit einer sogenannten geistigen Behinderung im Wohnheim selbstbestimmt leben können, gilt es zunächst den Lebensraum überschaubar zu halten, da große Wohnheime mit „ihren Eigengesetzlichkeiten, Hausordnungen und geregelten Abläufen" (Sack 2006b, S. 200) Entwicklung verhindern und der Selbstbestimmung von Individuen diametral gegenüber stehen. Wohlhüter merkt an, dass kleine Wohneinheiten mit möglichst vielen Kompetenzen ausgestattet werden müssen, damit die dort lebenden Menschen ihre Angelegenheiten weitgehend selbst erledigen können. Dies hat zur Folge, dass zentrale (hauswirtschaftliche) Versorgungsinstanzen und Organisationsabläufe zugunsten einer Stärkung von dezentralen Kompetenzen abgebaut werden (vgl. Wohlhüter 1997, S. 359). Dadurch haben die Bewohner und Bewohnerinnen „Zugang zu allen Abläufen des täglichen Lebens" (Sack 2006b, S. 200). Werden Aufgaben stellvertretend für Menschen mit einer sog. geistigen Behinderung ausgeführt, so müssen diese Personen die Chance bekommen, diese Abläufe miterleben zu können (ebd., S. 200f.). Bewohner und Bewohnerinnen sollen hierbei, genau wie andere Menschen auch, selbst den Schwerpunkt setzen, was sie lernen möchten und was sie gegebenenfalls an andere delegieren, denn: „Kein Mensch lernt und kann alles." (ebd., S. 201)

Ein weiterer wichtiger autonomiefördernder Punkt ist die Wahrung des Privatbereiches und der Intimsphäre. Voraussetzung hierfür ist ein abschließbares Einzelzimmer. Obwohl sich Wohneinrichtungen aus diversen Gründen (wie etwa dem Brandschutz) häufig dagegen sträuben, stellt dies heute kein Problem mehr dar, da es spezielle Schließsysteme gibt, die es ermöglichen eine von innen verschlossene Tür von außen zu öffnen (vgl. Fegert 2007, S. 18). Zudem muss die Person, das Recht darauf haben, ihr Zimmer individuell gestalten zu können und es muss persönliches Eigentum vorhanden sein, über das sie frei verfügen kann (vgl. Theunissen 2006c, S. 161).

Das Wohnheim sollte zentral im Wohnort liegen, damit Menschen mit einer sogenannten geistigen Behinderung „Zugang zu einem lebendigen und kontaktreichen Umfeld" (Sack 2006b, S. 200) haben. So können auch soziale Kontakte außerhalb des Wohnheims geknüpft werden. Den Bewohnern und Bewohnerinnen müssen ausreichend Wahlmöglichkeiten angeboten werden und ihre Wahlfreiheit soll unterstützt werden. Dies gilt für alle Lebensbereiche die den Wohnheimalltag betreffen (vgl. Wohlhüter 1997, S. 358f.). Besonderes Augenmerk liegt hierbei auf der Freisetzung und Unterstützung von Eigenaktivität. Des Weiteren soll das Leben im Wohnheim an den Bedürfnissen und Interessen der Bewohnerschaft ausgerichtet sein (vgl. Theunissen 2006c, S. 161).

Hierbei ist es auch bedeutsam, sich an der Rechte-Perspektive der Bewohnerinnen und Bewohner zu orientieren. Sie müssen vor Diskriminierung, psychischer, physischer, sexueller, institutioneller Gewalt und menschenunwürdigen, rechtswidrigen Zuständen geschützt werden. Auch muss die Gleichbehandlung, die Religions- und Meinungsfreiheit, die Einhaltung des Datenschutzes, des Postgeheimnisses, die Teilnahme am kulturellen Leben sowie die Nutzung öffentlicher Ressourcen gewährleistet sein (ebd., S. 161).

Insgesamt gilt es sich hinsichtlich eines selbstbestimmten Lebens im Heim nach dem Bedarf der dort lebenden Menschen zu richten. Wohlhüter spricht diesbezüglich von einer stärkeren Kunden- und Nutzerorientierung auf allen Ebenen. Diese umfasst auch, die Bewohner und Bewohnerinnen bei der Erstellung, Überprüfung und Fortschreibung der Heimordnung als Bestandteil des Heimvertrages zu involvieren, dass sie regelmäßig an den sie betreffenden Entwicklungsgesprächen teilnehmen, bei der Auswahl von zukünftigen Personal miteinbezogen werden und bei der Gestaltung des Dienstplans mitwirken können (vgl. Wohlhüter 1997, S. 357ff.).

Damit die hier aufgezeigten Wege zu mehr Selbstbestimmung auf institutioneller Ebene auch tatsächlich in die Praxis umgesetzt werden, empfiehlt es sich laut Theunissen und Plaute im Sinne des Empowerment-Konzeptes zwei Instrumente zur Qualitätsüberprüfung anzuwenden: den Wohnvertrag und die Nutzerkontrolle (vgl. Theunissen & Plaute 2002, S. 285). Theunissen und Plaute merken hier folgendes an:

> Im Sinne der Betroffenenperspektive sollten Anbieter und Dienstleistungen (Arbeit, Wohnen …) und ihre Nutzer gemeinsam die Inhalte und Qualität definieren, vertraglich absichern und regelmäßig auf die Stimmigkeit bzw. Qualität überprüfen, wobei die Beurteilung durch den Nutzer im Vordergrund zu stehen hat. (Theunissen & Plaute 2002, S. 285)

Nachdem ich in diesem Kapitel grundlegende Voraussetzungen auf individueller sowie institutioneller Ebene für ein selbstbestimmtes Leben im Wohnheim aufgezeigt habe, möchte ich im Folgenden darauf eingehen, welche sexualpädagogischen Leitlinien die Bewohner und Bewohnerinnen hinsichtlich einer selbstbestimmten Sexualität unterstützen.

11.2 Sexualpädagogische Leitlinien

Sexualpädagogische Leitlinien sollen sich an der individuell-emanzipatorischen Sexualpädagogik (Kapitel 2.2) orientieren, da diese das Individuum mit seinen persönlichen sexuellen Erfahrungswelten in den Mittelpunkt stellt und Selbstbestimmung, Selbstverwirklichung sowie die Achtung der eigenen Person und die der Partner hierbei wesentliche ethische Ausgangspositionen sind. Zudem ist dieser Ansatz geschlechtsspezifisch, emanzipatorisch, bedürfnis- und erfahrungsorientiert ausgerichtet; die Gleichberechtigung von Männern und Frauen ist eine grundlegende Voraussetzung. Des Weiteren soll sich die Sexualität von Menschen, die als geistig behindert bezeichnet werden, an den Leitkonzepten der Rehabilitationspädagogik ausrichten. Es muss gewährleistet sein, dass die Sexualität dieser Menschen in der pädagogischen Praxis fest verankert ist. Dazu gehört, wie bereits in Kapitel 7 ausführlich beschrieben, die Sexualität anhand des Normalisierungskonzeptes im Alltag umzusetzen, die Selbstbestimmung von Menschen mit einer sogenannten geistigen Behinderung zum wesentlichen Bestandteil der pädagogischen Praxis zu machen, die Betreffenden bezugnehmend auf ihre Sexualität im Sinne des Empowerment- Konzeptes auf ihre Selbstverfügungskräfte hinzuweisen und sie auch in diesem Lebensbereich auf diesem Weg zu unterstützen.

In jeder pädagogischen Einrichtung der Behindertenhilfe muss es sexualpädagogische Leitlinien geben die dazu beitragen, dass die Sexualität von Menschen mit einer sogenannten geistigen Behinderung als selbstverständlich angesehen wird (vgl. Mattke 2004, S. 61). Sie sind notwendig, damit ein einheitlicher Umgang mit der Sexualität der Bewohner und Bewohnerinnen seitens des Personals garantiert werden kann. Willkürliches pädagogisches Handeln bezüglich der Sexualität der Bewohnerschaft muss unbedingt ausgeräumt werden.

Im Folgenden wird ausgeführt werden, wie ein professioneller Umgang mit der Sexualität von Menschen mit einer sogenannten geistigen Behinderung im Wohnheim anhand sexualpädagogischer Leitlinien aussehen kann. Hierbei werde ich mich insbesondere auf die „Empfehlungen zur Sexualpädagogischen Konzeption für den Umgang mit Sexualität in Einrichtungen für Menschen mit geistiger Behinderung" von der Pro Familia und der Lebenshilfe Niedersachsen (2000), das sexualpädagogische Konzept des Heilpädagogischen Zentrums in Hagendorn (2001), das sexualpädagogische Konzept von Kowoll (2007), die Leitgedanken einer sozialpädagogischen Begleitung der Lebenshilfe Salzburg in Plaute (2006) sowie die Bausteine einer sexualfreundlichen Begleitung von Specht (2008) beziehen.

11.2.1 Allgemeine Voraussetzungen auf der Institutionsebene

Damit Sexualität zu einem integralen Bestandteil der pädagogischen Arbeit in Wohnheimen wird, muss sie im Leitbild der jeweiligen Institution verankert sein. Für eine adäquate Umsetzung von sexualpädagogischen Leitlinien ist es notwendig, dass diese von allen in der Einrichtung professionell Tätigen akzeptiert und vertreten werden. Die Akzeptanz muss bereits auf der Trägerebene beginnen und sich durch alle Ebenen der Einrichtung ziehen; dazu gehören beispielsweise Heimbeiräte, Werkstatträte, Eltern, gesetzliche Vertreter und Vertreterinnen sowie Mitarbeiter und Mitarbeiterinnen (vgl. Kowoll 2007, S. 41).

Die sexualpädagogischen Leitlinien sollen für alle Beteiligten offen zugänglich sein. Unter anderem erlaubt dies dem Personal sich jederzeit rückzuversichern und sich an ihnen zu orientieren. Die Rechte bezüglich der Sexualität der Bewohnerinnen und Bewohner sollten in einem Wohnvertrag zwischen der Einrichtung und den Nutzern dokumentiert werden, damit sich die Bewohner bei einer Nichteinhaltung darauf berufen können. Um die Mitarbeiter und Mitarbeiterinnen für die Grundhaltung der Einrichtung bezüglich der Sexualität ihrer

Bewohnerschaft zu sensibilisieren, kann es sich als sinnvoll erweisen bereits bei der Einstellung eine „Verpflichtungserklärung" unterschreiben zu lassen, in der sich das zukünftige Personal mit den gegebenen Grundsätzen einverstanden erklärt (vgl. Heimverband Bern 2004).

Auf der Institutionsebene müssen im Hinblick auf das professionelle Handeln im Lebensbereich Sexualität unterschiedliche Fortbildungsangebote für die Mitarbeiter und Mitarbeiterinnen angeboten werden. Ebenso muss es Teamsupervisionen und (nach Bedarf) Einzelsupervisionen geben. Für Bewohner und Bewohnerinnen muss es jederzeit möglich sein, sexualpädagogische Seminare und sexualpädagogische Beratungsgespräche (auch von Professionellen außerhalb der Einrichtung, wie etwa Pro Familia) in Anspruch zu nehmen (vgl. Pro Familia & Lebenshilfe Niedersachsen 2000, S. 9).

Die Leitlinien sollen sowohl von der Einrichtungsleitung, dem Personal als auch von der Bewohnerschaft an die Wohn-, Arbeits- und Lebenssituation angepasst werden, da ein wichtiges Kriterium hierbei die Lebbarkeit der Leitlinien für alle Beteiligten darstellt (vgl. Kowoll 2007, S. 35). Primär geht es darum die sexualpädagogische Begleitung an den Bedürfnissen (vgl. Specht 2008, S. 301) und der Selbstbestimmung der Bewohnerinnen und Bewohner auszurichten. Hierbei gilt es ebenso die Intimgrenzen des Personals zu beachten. Zur Modifizierung der sexualpädagogischen Leitlinien ist die Gründung einer Projektgruppe, welche sich Anteilig aus Personal der Leitungsebene, der Betreuungsebene, Qualitätsbeauftragten, Mitgliedern von Bewohner- und Angehörigenbeiräten und externen Experten und Expertinnen zusammensetzen sollte, ratsam (vgl. Kowoll 2007, S. 36).

11.2.2 Grundlegender Leitgedanke

Da sexualpädagogische Leitlinien in einem umfassenden Rahmenkonzept integriert sein sollen, empfiehlt es sich, die fundamentalen Leitgedanken der jeweiligen Institution voranzustellen (vgl. Kowoll 2007, S. 37). Exemplarisch soll an dieser Stelle der Leitgedanke aus der Konzeption der Pro Familia und Lebenshilfe des Landesverbandes Niedersachsen vorgestellt werden:

> Das Streben nach Selbstbestimmung und Autonomie gehört wesenhaft zum Menschen und begründet sein Wohlbefinden. Dies gilt auch für Menschen mit geistiger Behinderung. Der Prozeß der Persönlichkeitsentwicklung und Selbstverwirklichung vollzieht sich im sozialen Austausch und Miteinander in einer entwicklungsfreundlichen Umwelt. (Pro Familia & Lebenshilfe Niedersachsen 2000, S. 11)

11.2.3 Verständnis von Sexualität

Elementar für das sexualpädagogische Handeln in Institutionen ist das dort vorherrschende Verständnis von Sexualität. Dieses sollte Bestandteil der sexualpädagogischen Leitlinien sein und in diese einführen. Diesbezüglich muss angemerkt werden, dass es eine allgemeingültige Defintion nicht geben kann. Aufgrund dessen sollen an dieser Stelle, wesentliche Elemente aus unterschiedlichen Definitionen von Sexualität wiedergegeben werden.

> Sexualität ist ein Wesensmerkmal des Menschen; ohne Sexualität gibt es kein Menschsein! (Plaute 2006, S. 507)

> Sexualität ist eine Lebensenergie, die Menschen von der Geburt bis zum Tod begleitet. In unterschiedlichen Lebensphasen stehen dabei unterschiedliche Bedürfnisse und Ausdrucksweisen im Vordergrund. Geschlechtsidentität als Mädchen oder Junge, Mann oder Frau, die eigene Körperlichkeit, Kontaktund Beziehungsgestaltung (in hetero- wie in homosexuelle Beziehungen), Lusterfahrung und der Umgang mit Fruchtbarkeit sind Grundthemen. Gelebte Sexualität ist immer auch bestimmt von gesellschaftlichen Rahmenbedingungen und der individuell erfahrenen Sozialisation und Biographie, etwa bezüglich Geschlechterrollen, Werten und Normen, oder auch dem Zugang zu Information usw. (Frey 2002, S. 103f.)

> Sexualität ist nicht altersgebunden. Vom Säugling bis ins hohe Alter ist Sexualität ein wesentliches Merkmal mitmenschlicher Beziehungen. (Heilpädagogisches Zentrum Hagendorn 2001, S. 1)

> Sexualität umfasst „alle Aspekte der menschlichen Existenzweise, in denen die Tatsache des Mann- oder Frauseins eine Rolle spielt. Er [der Begriff Sexualität A.N.] umfaßt daher das ganze Gebiet von Verhaltensweisen in den allgemein-menschlichen Beziehungen, im Mittelbereich von Zärtlichkeit, Sensualität, Erotik und in der Genitalsexualität. (Sporken 1974, S. 159)

Diese Verständnisse von Sexualität gelten für alle Menschen gleichermaßen. Eine behinderungsspezifische Sexualität gibt es nicht, nur eine Vielzahl von individuellen Sexualitäten.

11.2.4 Sexualpädagogische Ziele

Sexualpädagogische Ziele sind das Ergebnis, welches aus einem an sexualpädagogischen Leitlinien ausgerichteten professionellen Handeln resultiert. Sie sind:

- das Erreichen eines höchstmöglichen Maßes an Selbstbestimmung in Bezug auf die eigene Sexualität

- die Förderung des Wahrnehmens der eigenen sexuellen Rechte

- Selbstverwirklichung im Lebensbereich Sexualität

- Selbstvertrauen und eine eigene sexuelle Identität zu entwickeln

- das Entwickeln eines verantwortungsbewussten Umgangs mit Sexualität

- der Aufbau eines positiven Körper- und Selbstwertgefühls durch das Ken-
  nenlernen des eigenen Körpers

- partnerschaftliches Verhalten zu erlernen

- sexuelle Integrität

- das Erlangen von theoretischen sexuellen Kenntnissen

- eine sprachliche Auseinandersetzung in Bezug auf Sexualität im Allgemeinen, sexuelle Bedürfnisse und Problematiken

- Identifikation mit dem eigenen Geschlecht (ohne Fixierung auf das traditionelle Rollenverständnis von Mann und Frau)

- gleichberechtigtes Verhältnis zwischen Frauen und Männern

- ein Vorurteils- und Angstfreier Umgang hinsichtlich sexueller Orientierungen

- Prävention vor sexueller Gewalt (vgl. Pro Familia 2010, S. 1; Heilpädagogisches Zentrum Hagendorn 2001, S. 1)

11.2.5 Sexualpädagogische Förderung und Begleitung

Die wichtigste Voraussetzung für eine adäquate sexualpädagogische Förderung
und Begleitung ist, dass diese nur von Menschen geleistet werden kann, die sich
dazu gänzlich in der Lage fühlen (vgl. Plaute 2006, S. 509). Für jeden Bewohner
und jede Bewohnerin muss im Alltag eine sexualpädagogische Unterstützung
gewährleistet sein. Eine sexualpädagogische Begleitung umfasst alle Themen

die im Hinblick auf eine individuelle Sexualität bedeutsam sind (ebd., S. 508). Es gilt das Ausleben der Sexualität der Bewohner und Bewohnerinnen unter Berücksichtigung ihres Wohlbefindens, der Privatheit und der bestehenden gesellschaftlichen Werte und Normen zu fördern (vgl. Kowoll 2007, S. 38). Bei einer sexualpädagogischen Begleitung und Förderung muss auf die Geschlechtsidentität, sowie auf den sexualbiologischen, kognitiven und psychosexuellen Entwicklungsstand des Individuums Rücksicht genommen werden. Sexualpädagogische Inhalte müssen von Professionellen so oft wie nötig wiederholt und explizit verdeutlicht werden. Ebenso bedarf es einer Konkretisierung und Visualisierung (vgl. Heilpädagogisches Zentrum Hagendorn 2001, S. 2). Nur unter Berücksichtigung dieser Faktoren, kann eine individuelle sexualpädagogische Förderung und Begleitung von Menschen mit einer sogenannten geistigen Behinderung garantiert werden.

11.2.6 Gestaltung des Wohnraumes

Sexualität benötigt ein sexualitätsbejahendes Klima in einer entsprechend gestalteten Umgebung, um sich völlig entfalten und entwickeln zu können. Im Wohnheim muss es Lern- und Erfahrungsräume für die Bewohner und Bewohnerinnen geben, die ihnen ein freies Experimentieren mit Sexualität ermöglichen. Hierzu können beispielsweise auch Räume gezählt werden, in denen spezielle körper- und sinnesorientierte Förderansätze wie etwa das „Snoezeln" nach Hulsegge und Verheul, die Basale Kommunikation nach Mall oder die Integrative Körpertherapie nach Besems (vgl. Pro Familia & Lebenshilfe Niedersachsen 2000, S. 9f.) angeboten werden, insofern dies im eigenen Zimmer aufgrund einer bestimmten Ausstattung nicht verwirklicht werden kann. Zudem tragen Lern- und Erfahrungsräume dazu bei, dass die Sexualität weder im Verborgenen noch in der Öffentlichkeit gelebt werden muss. Einzelzimmer, die von den Bewohnern und Bewohnerinnen nach persönlichen Vorlieben eingerichtet und dekoriert werden können, müssen Standard sein. Paare müssen die Möglichkeit haben, auf Wunsch zusammen leben zu können (vgl. Plaute 2006, S. 508). Eigene Zimmer und Badezimmer müssen abschließbar sein, um ein hohes Maß an Privats- und Intimsphäre garantieren zu können (vgl. Kowoll 2007, S. 49). Ferner gehören zu einem sexualfreundlichen Wohnraum sowohl eine gemischtgeschlechtliche Bewohnerschaft als auch genügend weibliches und männliches Personal (ebd., S. 52).

Innerhalb der Institution muss die Zuständigkeit hinsichtlich des sexualpädagogischen Handelns verbindlich geregelt sein, um willkürlichem professionellen Handeln vorzubeugen.

Vom Personal muss die sexualpädagogische Begleitung aller Bewohner und Bewohnerinnen garantiert werden. Es besteht immer eine Führungsverantwortung, nicht aber eine grundsätzliche Handlungsverantwortung. Dies bedeutet, dass bestimmte Aufgaben (wie beispielsweise Formen aktiver Sexualassistenz oder Sexualbegleitung) an qualifizierte Dritte delegiert werden. Die Mitarbeiter und Mitarbeiterinnen müssen Sorge dafür tragen, dass die vom Bewohner/von der Bewohnerin gewünschte sexuelle Unterstützung erfolgt (vgl. Plaute 2006, S. 509).

Für alle Mitarbeiter und Mitarbeiterinnen gilt es zu verinnerlichen, dass sexualpädagogisches Handeln nie nebenbei erfolgt. Professionelles Handeln umfasst fundiertes Wissen (Fachkompetenz), zielgruppenspezifische methodisch-didaktische Sachkenntnisse (Methodenkompetenz) und ein hohes Maß an Selbstkompetenz. Sexualpädagogische Weiterbildungen sind für den Erwerb und die Schulung dieser Fähigkeiten unerlässlich, damit sexuelle Selbstbestimmungsprozesse angemessen unterstützt und gestärkt werden können. Die eigenen Einstellungen und Wertvorstellungen müssen in Bezug auf das sexualpädagogische professionelle Handeln regelmäßig überprüft werden, um unreflektiertes Handeln sowie die Übertragung eigener Haltungen und Normen auf die praktische Arbeit zu vermeiden (vgl. Specht 2008, S. 300).

Die Mitarbeiter und Mitarbeiterinnen haben nicht das Recht die Sexualität der Bewohner und Bewohnerinnen zu bewerten. Eine positive Grundeinstellung im Umgang mit Sexualität ist ebenso wie gegenseitige Toleranz und Achtung von grundlegender Wichtigkeit (vgl. Plaute 2006, S. 507). Das Personal muss das Kommunikationslevel der Bewohner und Bewohnerinnen berücksichtigen und alle Möglichkeiten an Kommunikationsmitteln und Methoden ausschöpfen, damit ihre Interessen auch tatsächlich umgesetzt werden können (ebd., S. 505). Insbesondere bei Menschen mit sogenannten schweren geistigen Behinderungen spielen nonverbale und körperliche Ausdrucks- und Verständigungsformen eine bedeutende Rolle. Diesbezüglich wird beim Personal ein ausgeprägtes Wahrnehmungsvermögen, ein fundiertes Wissen über sexuelle Kontexte sowie ein sensibles Vorgehen vorausgesetzt, damit Wünsche und Bedürfnisse nicht falsch gedeutet werden oder gar intimverletzend gehandelt wird. Generell muss die sprachliche Auseinandersetzung mit Sexualität ein grundlegender und natürlicher Bestandteil des Alltags sein. Dies impliziert, dass Mitarbeiter und Mitarbeiterinnen eines Wohnheims möglichst angstfrei und verständlich über Sexualität reden können (vgl. Specht 2008, S. 301).

Regelmäßige Teamarbeit ist im Hinblick auf das sexualpädagogische Handeln von Bedeutung, damit grundsätzliche persönliche Sichtweisen, eigene Grenzen sowie Unsicherheiten oder auftretende Probleme im Umgang mit der Sexualität der Bewohnerschaft in einem geschützten Rahmen offen diskutiert werden können (vgl. Kowoll 2007, S. 51). Selbstverständlich muss hierbei entsprechende Diskretion gewahrt werden und die Schweigepflicht gegenüber Dritten eingehalten werden. Seitens des Personals muss die Intimsphäre der Bewohner und Bewohnerinnen im Wohnheimalltag geachtet werden. Hierzu gehören folgende Punkte:

- Das Zimmer/die Wohnung gehört den Bewohnern und Bewohnerinnen. Vor dem Eintreten muss angeklopft werden. Schubladen und Schränke dürfen nicht kontrolliert werden und müssen schließbar, auf Wunsch auch abschließbar, sein.

- In intimen Räumen wie Badezimmern, Toiletten, Schlafzimmern haben sich unbeteiligtes Personal oder generell unbeteiligte Dritte nicht aufzuhalten.

- Badezimmer, Toiletten etc. dürfen nicht mehrfach belegt werden.

- Bei der Intimpflege gilt eine größtmögliche Berücksichtigung der Wünsche der Bewohner und Bewohnerinnen. Dies umfasst: ritualisierte Pflegeabläufe, Selbstbestimmung darüber, wo und von wem man gepflegt wird, Gleichgeschlechtlichkeit bei der Intimpflege, den Menschen Zeit für Reaktionen geben etc.

- Den Bewohnerinnen und Bewohnern müssen Räume, Zeit und Möglichkeiten für eigene intime Körpererfahrungen gegeben werden.

- Ein sorgfältiger Umgang mit anvertrauten Informationen muss gewährleistet sein (vgl. Heilpädagogisches Zentrum Hagendorn 2001, S. 2f.)

Bei der sexualpädagogischen Begleitung ist es ebenfalls äußerst bedeutsam ein professionelles Verhältnis von Nähe und Distanz zu den betreffenden Personen aufzubauen. Beim Austausch von Berührungen mit den Bewohnern und Bewohnerinnen muss immer die jeweilige Situation, das Lebensalter und der Stand der geistigen Entwicklung berücksichtigt werden (ebd., S. 2). Insgesamt gilt es eine natürliche körperliche Distanz aufzubauen und den sexualpädagogischen Ablauf verbal zu begleiten. Dies ermöglicht den Menschen mit einer sogenannten geistigen Behinderung zu lernen, was Nähe und Distanz für sie bedeutet (vgl. Kowoll 2007, S. 39). Therapeutische und pädagogische Maßnahmen bei denen es zu einem intensiveren Körperkontakt kommt, müssen von den Durchführenden fachlich begründet werden. Für Bewohnerinnen und Bewohner die keine ausreichende körperliche und verbale Distanz zu Dritten aufrechterhalten können, oder die besonders davon gefährdet sind auf sexueller Ebene ausgebeutet zu werden, muss sowohl von der Institutionsleitung als auch vom Personal, den Angehörigen und der Bewohnerschaft nach geeigneten Maßnahmen gesucht werden (vgl. Heilpädagogisches Zentrum Hagendorn 2001, S. 2). In Bezug auf die Nähe und Distanz-Thematik müssen die Mitarbeiter und Mitarbeiterinnen sich regelmäßig bewusst machen, wie leicht es passieren kann, dass sowohl eigene Grenzen als auch die Grenzen anderer überschritten werden können. Das Personal muss sich Gedanken darüber machen, wie Grenzüberschreitungen vermieden werden können.

Jegliche Form von sexuellen Kontakten zwischen der Bewohnerschaft und dem Personal, die der Befriedigung von persönlichen sexuellen Bedürfnissen der Mitarbeitenden dienen sind verboten und zur Anzeige zu bringen (vgl. Pro Familia & Lebenshilfe Niedersachsen 2000, S. 14f). Für alle Mitarbeiterinnen und Mitarbeiter gilt: Eine adäquate sexualpädagogische Begleitung ist in der Lebenswelt von Menschen mit einer sogenannten geistigen Behinderung fest verankert. Sie ist ein immerwährender Bestandteil ihres Lebens.

11.2.8 Elternarbeit

In erster Linie muss auch hier den Bedürfnissen und dem Recht auf Selbstbestimmung des Bewohners/der Bewohnerin entsprochen werden. Das bedeutet, dass ein Austausch über die Sexualität des/der Betreffenden mit den Eltern oder gesetzlichen Vertretern und Vertreterinnen nur dann erfolgt, wenn diese/dieser ihre/seine Zustimmung gegeben hat. Von dieser Regel sollte nur abgewichen werden wenn das Wohlbefinden der Bewohnerin/des Bewohners von Beeinträchtigung bedroht ist (vgl. Pro Familia & Lebenshilfe Niedersachsen 2000, S. 13f.). Dennoch ist es sinnvoll Eltern über die Zielsetzungen und die Notwendigkeit sexualpädagogischer Arbeit zu informieren und zu erklären, wie diese in der Einrichtung umgesetzt wird. Es empfiehlt sich mit den Eltern systemisch zusammenzuarbeiten, was bedeuten kann, am Abbau von strukturellen Barrieren hinsichtlich einer freien Persönlichkeitsentwicklung und eines freien Sexuallebens beteiligt zu sein. Zudem können so Vorurteilen und Phantasien bezüglich der sexualpädagogischen Arbeit mit Menschen mit einer sogenannten geistigen Behinderung entgegengewirkt werden (vgl. Fegert et al. 2006, S. 219). Zusätzlich muss es für die Eltern spezielle Gesprächsrunden oder persönliche Elterngespräche geben, in denen sie allgemeine sexuelle Themen oder auch individuelle Problematiken ansprechen können. Ebenfalls muss für die Eltern die Möglichkeit bestehen, externe Beratungsangebote (etwa durch Pro Familia) und Weiterbildungsangebote in Anspruch zu nehmen (vgl. Heilpädagogisches Zentrum Hagendorn 2001, S. 2).

11.2.9 Sexualpädagogische Themenbereiche

Im Folgenden werden sexualpädagogische Themenbereiche vorgestellt, die für Mitarbeiter und Mitarbeiterinnen im Wohnheim zur täglichen praktischen Arbeit gehören müssen. Innerhalb dieser Themenfelder ist professionelles sexualpädagogisches Handeln von enormer Wichtigkeit. Es wird vorausgesetzt, dass sich das Personal intensiv mit diesen Themen in Form von Weiterbildungen und entsprechender Fachliteratur auseinandersetzt, damit eine adäquate sexualpädagogische Begleitung der Bewohner und Bewohnerinnen in ihrem Alltag gewährleistet ist.

11.2.9.1 Sexualaufklärung

Die gesamte Institution trägt die Verantwortung dafür, dass die betreffenden Personen in ihrer sexuellen Entwicklung begleitet, gestärkt und unterstützt werden. Die Sexualaufklärung von Bewohnerinnen und Bewohnern muss kontinuierlich erfolgen. Mitarbeiter und Mitarbeiterinnen müssen jederzeit auf sexuelle Fragen und Bedürfnisse die von der Bewohnerschaft ausgehen und sich auf ihre individuelle Sexualität beziehen reagieren (vgl. Pro Familia & Lebenshilfe Niedersachsen 2000, S. 15). Die Sexualaufklärung innerhalb der Institution kann unterschiedlich gestaltet werden, sie kann je nach Person oder Gruppe in Form von Einzelgesprächen, durch Aktivitäten wie beispielsweise Filmabende in einer Frauen-/Männerrunde oder als Bildungsunterricht mit den entsprechenden Medien stattfinden (vgl. Specht 2008, S. 302). Gegenstand sollen alle die Sexualität betreffenden Themen sein. Tabuthemen gibt es hierbei nicht. Voraussetzung für eine selbstbestimmte Sexualität sind grundlegende Kenntnisse in diesem Bereich wie etwa das Funktionieren der eigenen Körpervorgänge, die biologische körperliche Reifung und die sexuelle Entwicklung insgesamt. Hierzu gehören auch jeweils geschlechtsspezifische Themen (ebd., S. 302). Primär soll sich bei den

Inhalten und der Form der Sexualaufklärung an den Bedürfnissen sowie den sprachlichen Möglichkeiten der Bewohner und Bewohnerinnen orientiert werden (vgl. Fegert et al. 2006, S. 220).

Bezugnehmend auf die Sexualaufklärung bedarf es einer Konkretisierung, Visualisierung und Wiederholung der sexualpädagogischen Inhalte (vgl. Heilpädagogisches Zentrum Hagendorn 2001, S. 2). Empfohlen wird in der Fachliteratur und den Medien eine Aufklärung in der sogenannten leichten Sprache. Als angemessen bezeichnet werden kann Sexualaufklärung, wenn sie es versteht, auch positive Seiten von Sexualität und Sicherheit (im Umgang) zu vermitteln (vgl. Fegert et al. 2006, S. 220). Die Sexualaufklärung von Menschen mit einer sogenannten geistigen Behinderung ist eine lebensbegleitende Aufgabe. Sie trägt dazu bei, dass sie ihre eigenen sexuellen Wünsche und Bedürfnisse wahrnehmen und lernen diese zu formulieren, zwischen eigenen und fremden Bedürfnissen zu unterscheiden und sie bildet die Basis, realisierbare von utopischen Wünschen zu differenzieren (vgl. Specht 2008, S. 302). Somit ist Sexualaufklärung ein bedeutender sexualpädagogischer Baustein in der Prävention sexualisierter Gewalt. Bei jeglicher Form von sexualpädagogischen Angeboten ist es von außerordentlicher Wichtigkeit die Selbstbestimmung der Bewohner und Bewohnerinnen zu beachten (ebd., S. 302f.).

11.2.9.2 Sexuelle Vielfalt

Jeder Bewohner/jede Bewohnerin hat das Recht seine/ihre Sexualität auf vielfältige Weise auszuleben, solange keine Selbst- oder Fremdgefährdung besteht (vgl. Kowoll 2007, S. 43). Das Personal muss die unterschiedlichen Formen der Sexualität wie beispielsweise homosexuelle, bisexuelle oder heterosexuelle Vorlieben, Monogamie und Polygamie, Selbstbefriedigung, Fetische oder Pornographie akzeptieren und darf diese nicht beurteilen (vgl. Plaute 2006, S. 507). Generell gilt, dass die Mitarbeiter und Mitarbeiterinnen die individuellen Ausdrucksformen der Sexualität von Bewohnerinnen und Bewohnern unterstützen. Hierbei ist darauf zu achten, dass die Intimsphäre gewahrt wird und Dritte nicht gestört werden (vgl. Pro Familia & Lebenshilfe Niedersachsen 2000, S. 18f.). Was damit gemeint ist, soll exemplarisch an den folgenden Punkten dargestellt werden:

- **Selbstbefriedigung**: ist eine natürliche sexuelle Handlung und eine Form der persönlichen gelebten Sexualität. Sie ist nicht für die Öffentlichkeit bestimmt und soll in den eigenen privaten Räumen erfolgen, damit die Intimsphäre der betreffenden Person und die Dritter gewahrt wird. Anhand sexualpädagogischer Lehr- und Anschauungsmaterialien muss den Bewohnern und Bewohnerinnen gezeigt werden, wie Selbstbefriedigung theoretisch funktioniert und wo sie ausgelebt werden darf. Auch hier gilt es auf die individuellen Bedürfnisse des Bewohners/der Bewohnerin einzugehen. Wird bei der praktischen Umsetzung von Selbstbefriedigungstechniken Unterstützung benötigt, so ist es Aufgabe des Personals eine geeignete sexualpädagogische Begleitung beispielsweise in Form von aktiver Sexualassistenz oder Sexualbegleitung durch Professionelle anzubieten.

- **Austausch von Zärtlichkeiten und Geschlechtsverkehr**: mit Dritten ist dies grundsätzlich erlaubt. Voraussetzung hierfür ist allerdings, dass die Beteiligten den expliziten Wunsch danach haben, kein Zwang besteht, sexualpädagogische Aufklärung stattgefunden hat, die Intimsphäre gewahrt wird und es andere nicht stört. Geschlechtsverkehr muss selbstverständlich auf dem eigenen Zimmer ausgeübt werden. Auch hier kann es sein, dass Unterstützung in Form von aktiver Sexualassistenz erforderlich ist.

- **Pornographie**: die Benutzung von Pornographie in Form von Heften und Filmen ist jedem Bewohner/jeder Bewohnerin grundsätzlich gestattet. Hierbei ist jedoch darauf zu achten, dass andere Bewohner und Bewohnerinnen dadurch nicht belästigt werden. Zudem darf die verwendete Pornographie keinen negativen Einfluss auf das Wohlbefinden der Bewohner und Bewohnerinnen haben. Dies könnte der Fall sein, wenn Filme als Realität angesehen werden und Menschen mit einer sogenannten geistigen Behinderung diese in der Wirklichkeit nachahmen wollen (vgl. Pro Familia & Lebenshilfe Niedersachsen 2000, S. 19f.). Dem kann (gegebenenfalls) dadurch entgegengewirkt werden, dass pornographisches Material unter sexualpädagogischen Gesichtspunkten hin analysiert und gemeinsam mit dem Bewohner beziehungsweise der Bewohnerin ausgewertet und besprochen wird (vgl. Kowoll 2007, S. 44)

11.2.9.3 Sexualassistenz und Sexualbegleitung

In der Fachdiskussion wird zwischen passiver sowie aktiver Sexualassistenz und Sexualbegleitung unterschieden (vgl. Krott & Walter 2007, S. 307). **Passive Sexualassistenz** umfasst zum einen die Aufklärung und Beratung bezüglich der sexuellen Praxis und zum anderen den Kontakt zu sexuellen Dienstleistern und Dienstleisterinnen zu vermitteln. Es geht hierbei darum die konkreten Voraussetzungen für die Verwirklichung einer selbstbestimmten Sexualität zu schaffen (Walter 2004c, S. 12).

Aktive Sexualassistenz bedeutet, die Menschen in sexuellen Situationen direkt zu unterstützen. Assistenten und Assistentinnen sind hierbei in unterschiedlichen Situationen handelnd tätig. Dies umfasst jegliche Form des aktiven „Hand-Anlegens" bis hin zum Geschlechtsverkehr (ebd., S. 12). **Sexualbegleitung** kann von Menschen mit einer geistigen Behinderung als sexuelle Dienstleistung in Anspruch genommen werden und vollzieht sich auf Honorarbasis. Sie umfasst ähnliche Aufgabenbereiche wie die Sexualassistenz, stellt jedoch die Persönlichkeitsentwicklung in den Vordergrund (vgl. Krott & Walter 2007, S. 308).

Wichtigste Voraussetzung für jegliche Form von sexueller Assistenz und Sexualbegleitung ist, dass der erwachsene Mensch mit einer sogenannten geistigen Behinderung sich selbst dafür entscheidet. In der Institution muss mit den Themen Sexualassistenz und Sexualbegleitung offen umgegangen werden. Generell sollte eine **passive Sexualassistenz** durch die Mitarbeiter und Mitarbeiterinnen gewährleistet werden. Doch muss auch hier im Team geklärt werden, wo bei den Einzelnen hinsichtlich dieser Form der Assistenz die individuellen Grenzen liegen. Auf diese muss Rücksicht genommen werden (vgl. Specht 2008, S. 305). Es besteht in jedem Fall für das Personal immer eine Führungsverantwortung, nicht aber eine grundsätzliche Handlungsverantwortung. Die Mitarbeiter und Mitarbeiterinnen müssen in jedem Fall dafür Sorge tragen, dass die vom Bewohner/von der Bewohnerin gewünschte sexuelle Unterstützung erfolgt, müssen sie aber nicht selbst durchführen (vgl. Plaute 2006, S. 509).

Alle Bewohner und Bewohnerinnen müssen über passive und aktive Sexualassistenz sowie Sexualbegleitung aufgeklärt werden. Besteht das Bedürfnis nach aktiver Sexualassistenz oder Sexualbegleitung, so muss diesem Wunsch nachgegangen werden und entsprechende Dienstleister oder Dienstleisterinnen aufgetan werden. Aktive Sexualassistenz und Sexualbegleitung sollen ausschließlich von externen professionellen Dienstleisterinnen und Dienstleistern ausgeführt werden. Gibt es vor Ort keine entsprechenden Unterstützungsangebote, so gibt es die Möglichkeit Dienstleistungsangebote von Prostituierten in Anspruch zu nehmen (vgl. Specht 2008, S. 305). Für alle die hier aufgezeigten Arten von externen sexuellen Dienstleistungen gilt jedoch, dass im Vorfeld Fragen bezüglich des seelischen und körperlichen Wohlbefindens des Bewohners/der Bewohnerin, der Begleitung, des geschützten Geschlechtsverkehrs und der Finanzen sorgfältig geklärt sein müssen (vgl. Pro Familia & Lebenshilfe Niedersachsen 2000, S. 19), sowie die gesetzlichen Rahmenbedingungen Beachtung finden[46].

---

[46] Bezüglich rechtlicher Bestimmungen siehe Kapitel 5.4.

11.2.9.4 Beziehungen und Partnerschaften

Im Sinne von Normalisierung und Integration ist es eine grundlegende sexualpädagogische Aufgabe Menschen mit einer sogenannten geistigen Behinderung
bei ihrer Suche, Aufnahme und Gestaltung von Beziehungen und Partnerschaften zu unterstützen. Dies gilt selbstverständlich für gleichgeschlechtliche und
gegengeschlechtliche Beziehungswünsche gleichermaßen. Aufgabe der Mitarbeiter und Mitarbeiterinnen ist es, sowohl interne als auch externe Kontaktmög-
lichkeiten zu schaffen. Hierzu können Freizeitaktivitäten wie das Besuchen von
Tanzveranstaltungen und Konzerten sowie Treffen offener und fester Gruppen
oder die Nutzung von geeigneten Kontaktbörsen und Kontaktanzeigen gehören
(vgl. Specht 2008, S. 303).

11.2.9.5 Kinderwunsch und Elternschaft

Der Kinderwunsch von Menschen mit einer sogenannten geistigen Behinderung
ist unbedingt ernst zu nehmen (ebd., S. 303). Im Falle eines geäußerten Kinderwunsches müssen Mitarbeiter und Mitarbeiterinnen die betreffenden Personen
ausführlich und ergebnisoffen über die Dimensionen einer Kindererziehung aufklären. Gemeinsam muss die individuelle Situation der Paare betrachtet werden,
um zu klären, in welcher Form eine Unterstützung des Paares und des Kindes
gewährleistet werden kann. Es empfiehlt sich in jedem Fall für alle Beteiligten
externe Beratungsstellen (zum Beispiel Pro Familia) zu Rate zu ziehen (ebd., S.
303). Um eine Schwangerschaft und Elternschaft in der Einrichtung realisieren
zu können, bedarf es folgender Voraussetzungen:

- ausreichende personelle Versorgung

- genug Räume

- die Eltern beziehungsweise der Vater/die Mutter ist/sind in der Lage, das
  Kind mit Unterstützung zu betreuen und zu erziehen

- das Kind kann in einer kindgerechten, möglichst natürlichen Umgebung
  aufwachsen

- die Eltern beziehungsweise die Mutter/der Vater ist/sind bereit mit einem
  Team aus gegebenenfalls Angehörigen, Mitarbeitern und Mitarbeiterinnen
  und externen Professionellen zusammenzuarbeiten (vgl. Pro Familia &
  Lebenshilfe Niedersachsen 2000, S. 20)

Damit die Eltern und Kinder angemessen unterstützt werden können, muss die Einrichtung mit allen Ämtern, Beratungsstellen und sozialen Verbänden kooperieren. Ziel ist hierbei die Aufklärung über einen möglichen Unterstützungsbedarf im Einzelfall sowie eine klare und verlässliche Absprache bezüglich einer Zusammenarbeit im Falle einer Elternschaft. Sollte der Fall eintreten, dass Eltern nicht in der Lage sind ihr Kind alleine oder mit angemessener Unterstützung von Dritten zu erziehen, muss mit allen beteiligten Personen und Institutionen nach einer anderen Lösung gesucht werden. Unabhängig davon welche Entscheidung getroffen wird, muss eine psychologische Begleitung für die Betreffenden garantiert sein (vgl. Pro Familia & Lebenshilfe Niedersachsen 2000, S. 21). Auch hier gilt, dass nichts ohne ihr Einverständnis unternommen werden darf.

11.2.9.6 Verhütung und Sterilisation

Zu wissen, wie man verhütet, ist eine grundlegende Voraussetzung um eine angstfreie selbstbestimmte Sexualität leben zu können (vgl. Plaute 2006, S. 508). Beide Geschlechter, sind vom Personal umfassend über alle Verhütungsmethoden, deren Wirkung und Anwendung aufzuklären. Es gilt zu vermitteln, dass es bei Verhütung immer um Vaterschaftsverhütung, Schwangerschaftsverhütung und Gesundheitsschutz (vor Geschlechtskrankheiten und Aids) geht (vgl. Heilpädagogisches Zentrum Hagendorn 2001, S. 4). Bewohner und Bewohnerinnen sollen selbstbestimmt entscheiden, ob und welche Verhütungsmethode für sie notwendig ist. Hierbei können unterstützende Beratungsgespräche mit dem Personal, externen Beratungsstellen und Ärzten hilfreich sein.

Von Pauschallösungen die eine präventive Anwendung von Verhütungsmethoden vorsehen (wie etwa der Dreimonatsspritze) ist Abstand zu nehmen (vgl. Specht 2008, S. 304). Ob Verhütung für den Einzelnen/die Einzelne sinnvoll ist, muss individuell entschieden werden. Fakt ist, dass die Anwendung von hormonellen Kontrazeptiva immer einen Eingriff in die körperliche Unversehrtheit einer Frau darstellen, deswegen ist der Gebrauch nur nach einer ärztlichen Aufklärung und der Einwilligung der Betroffenen möglich (vgl. Pro Familia & Lebenshilfe Niedersachsen 2000, S. 22).

Eine Einwilligung muss auch bei einer Sterilisation vorliegen. Generell gilt, dass jeder Zwang zur Sterilisation abgelehnt wird. Sollte sich eine Frau/ein Mann mit einer sogenannten geistigen Behinderung jedoch – trotz ausführlicher Aufklärungsmaßnahmen – selbstbestimmt dafür entscheiden, so ist ihr/sein Wille zu akzeptieren (vgl. Plaute 2006, S. 508). Seit dem 01.01.1992 ist mit der Einführung des neuen Betreuungsgesetzes die Durchführung von Sterilisationen sehr genau geregelt. Versteht die volljährige Person, dass es sich bei Sterilisation um einen irreversiblen Vorgang handelt, welcher zwangsläufig zur Kinderlosigkeit führt, so ist sie einwilligungsfähig. Bei „einwilligungsunfähigen" Menschen mit einer sogenannten geistigen Behinderung gibt es einen Betreuer oder eine Betreuerin die für die betreffende Person in die Sterilisation einwilligen kann (vgl. Pro Familia & Lebenshilfe Niedersachsen 2000, S. 22f.). Allerdings darf der Betreuer/die Betreuerin nur unter folgenden Prämissen einwilligen:

> 1. wenn die Sterilisation dem Willen des Betreuten nicht widerspricht, 2. der Betreute auf Dauer einwilligungsunfähig bleiben wird, 3. anzunehmen ist, dass es ohne die Sterilisation zu einer Schwangerschaft kommen würde, 4. infolge dieser Schwangerschaft eine Gefahr für das Leben oder die Gefahr einer schwerwiegenden Beeinträchtigung des körperlichen oder seelischen Gesundheitszustands der Schwangeren zu erwarten wäre, die nicht auf zumutbare Weise abgewendet werden könnte, und 5. die Schwangerschaft nicht durch andere zumutbare Mittel verhindert werden kann. (§1905 BGB, Abs. 1)

11.2.9.7 Sexualisierte Gewalt

Sexualisierte Gewalt kann wie folgt definiert werden:

> Sexuelle Gewalt ist das Mittel einer ‚überlegenen' Person, eine andere Person innerhalb eines Abhängigkeitsverhältnisses zu unterwerfen und zum Objekt eigener Bedürfnisse nach Dominanz und Unterwerfung zu machen. (Pro Familia & Lebenshilfe Niedersachsen 2000, S. 17)

Die Bandbreite von sexueller Gewalt reicht von unerwünschten Annäherungsversuchen bis hin zur Penetration unter Zwang. Der Täter/die Täterin nutzt Abhängigkeits- und Machtverhältnisse aus, um das Opfer zum Mitmachen zu überreden und/oder zu zwingen (vgl. Pro Familia & Lebenshilfe Niedersachsen 2000, S. 17). Da Menschen mit einer sogenannten geistigen Behinderung bei der Gestaltung ihres Leben auf Unterstützung von Dritten angewiesen sind, kann es sich auch um sexuelle Gewalt handeln, wenn das Opfer aufgrund eines Abhängigkeitsverhältnisses scheinbar zustimmt. Insbesondere dann, wenn die sexuelle Gewalt mit Fürsorge, Verständnis und Zuwendung gepaart ist. Oftmals stammen die Täter und Täterinnen aus dem näheren Umfeld (dazu können Verwandte,

Bekannte, Pflegepersonal, Pädagogen und Pädagoginnen, Therapeuten und Therapeutinnen gehören) (ebd., S. 17).

Die Einrichtung sowie die Mitarbeiter und Mitarbeiterinnen haben die Aufgabe, die Bewohnerinnen und Bewohner vor sexueller Gewalt zu schützen. Eine sinnvolle Präventionsmaßnahme vor sexueller Gewalt ist eine umfassende sexualpädagogische Aufklärung mit entsprechenden Aufklärungsmaterialien, denn das „Wissen über sexuelle Selbstbestimmung trägt dazu bei, sexuelle Übergriffe zu erkennen und zu lernen, sich zu wehren oder Hilfe zu suchen" (Specht 2008, S. 304). Eine Stärkung des Selbstbewusstseins und der Selbstbehauptung der Bewohner und Bewohnerinnen muss im Vordergrund stehen (vgl. Pro Familia & Lebenshilfe Niedersachsen 2000, S. 18). Gegebenenfalls können sich hierbei Selbstverteidigungskurse als angemessen erweisen. Hinsichtlich der Prävention vor sexueller Gewalt empfiehlt es sich, mit den Bewohnern und Bewohnerinnen folgende Grundregeln durchzusprechen:

- Deine Gefühle sind wichtig

- Über Deinen Körper bestimmst Du alleine

- Es gibt angenehme und unangenehme Berührungen

- Du hast das Recht, nein zu sagen

- Gute und schlechte Geheimnisse

- Sprich darüber und suche Hilfe!

- Du bist nicht Schuld (Heilpädagogisches Zentrum Hagendorn 2001, S. 7)

In Verdachtsfällen von sexualisierter Gewalt ist es wichtig die Ruhe zu bewahren und nicht kopflos oder überstürzt zu handeln. Die Institutionsleitung muss informiert werden, um gemeinsam das weitere Vorgehen zu besprechen. Alleingänge sind in keinem Fall angebracht; für alle Mitarbeiter und Mitarbeiterinnen und die Institution ist es ratsam, sich Unterstützung bei geeigneten Fachberatungsstellen zu holen, damit ein professionelles Handeln gewährleistet werden kann (vgl. Specht 2008, S. 304). Klare Richtlinien im Umgang mit sexueller Gewalt sind für alle Beteiligten notwendig.

12. Ausblick

Die vorliegende Arbeit hat aufgezeigt, dass hinsichtlich der Sexualität von Menschen mit einer sogenannten geistigen Behinderung, noch immer eine Diskrepanz zwischen dem pädagogischen Fachdiskurs und der pädagogischen Arbeit im Wohnheim besteht. Zwar werden die meisten sexualpädagogischen Themenfelder heutzutage von Mitarbeiterinnen und Mitarbeitern zumindest theoretisch diskutiert, die sexualpädagogische Praxis jedoch erweist sich als defizitär. Gleiches gilt für die sexuelle Sozialisation von Menschen, die als geistig behindert bezeichnet werden, in der Familie. So ist die Sexualerziehung immer noch eher sexualitätsnegierend als -bejahend.

Es wurde deutlich, dass die in der Einleitung beschriebenen Barrieren für Menschen mit einer sogenannten geistigen Behinderung noch vorhanden sind. Diese Menschen sind in unserer Gesellschaft noch keine gleichberechtigten und integrierten Bürger und Bürgerinnen, was insbesondere am Lebensbereich der Sexualität deutlich zu erkennen ist.

Insgesamt konnte in dieser Arbeit aufgezeigt werden, dass die Sexualität von Menschen mit einer sogenannten geistigen Behinderung durch **äußere** Faktoren verhindert wird. Nicht die Diskrepanz zwischen Sexual- und Intelligenzalter ist das Problem, sondern die Fremdbestimmung, welche den Lebensalltag dominiert, die Persönlichkeitsentwicklung behindert und die Entfaltung der Sexualität negiert. Ein weiteres wichtiges Anliegen dieser Arbeit war es, herauszustellen, dass Sexualität konstituierend für die menschliche Entwicklung und die Persönlichkeitsentwicklung eines jeden Menschen ist – ohne sie gibt es kein Menschsein (vgl. Plaute 2006, S. 507). Des Weiteren kann festgehalten werden, dass es viele individuelle Arten gibt, seine Sexualität zu gestalten, aber es gibt keine behindertenspezifische Sexualität. Wer so denkt, denkt in Kategorien und diskriminiert.

Es gilt für alle Menschen die gleichen entwicklungsfördernden Voraussetzungen zu schaffen. Im Hinblick auf die Sexualität von Menschen mit einer sogenannten geistigen Behinderung bedeutet dies, ihnen eine adäquate Sexualaufklärung, bereits von frühester Kindheit an, zuteil werden zu lassen und bereits in dieser Zeit Räume zum sexuellen Experimentieren zu geben. Dies impliziert, dass die betreffenden Eltern bei der Förderung der Sexualität ihrer Kinder unterstützt werden müssen, da sie oftmals mit deren sexuellen Bedürfnissen überfordert sind. Eine entsprechende pädagogische Begleitung muss also gewährleistet sein. Damit eine Selektierung in „behinderte" und „nicht behinderte" Sexualität tatsächlich aufgehoben werden kann, ist es meiner Ansicht nach unvermeidbar, Menschen mit einer sogenannten geistigen Behinderung aus „Sonder-Institutionen" herauszuholen.

Für einen adäquaten Umgang mit der Sexualität von Menschen mit einer sogenannten geistigen Behinderung sind allerdings noch viele Empowerment-Prozesse auf allen Ebenen notwendig. Obwohl die Diskussion über die Sexualität dieser Menschen schon seit ca. dreißig Jahren läuft, „befinden wir uns bezüglich der Diskussion und Umsetzung von Selbstbestimmung und Empowerment am Anfang" (Mattke 2004, S. 61). Dass wir mit unserer Behindertenpolitik uns noch im Aufbruch befinden, zeigt sich auch im Vergleich mit dem Modell der Behindertenhilfe in Schweden. Konsequent wird dort das Konzept des Community Living umgesetzt – während dort Menschen mit sogenannten geistigen Behinderung mitten in der Gesellschaft leben und in allen Lebensbereichen partizipieren, scheint es so, als verkomme in Deutschland die ausgewiesene Rechtsnorm „ambulant vor stationär" zur nichtssagenden Floskel. Hierzulande leben die meisten Menschen mit einer sogenannten geistigen Behinderung in Wohnheimen, dies betrifft ca. 70% (vgl. Theunissen 2006b, S. 63). Durch den stetigen Ausbau dieser Institutionen steigt diese Zahl sogar noch kontinuierlich an.

Dies ist bedauerlich, da das Leben in Wohnheimen laut Grunewald weitere Behinderungen erzeugt, „welche das Individuum für den Rest seines Lebens prägen" (Grunewald 2004, S. 4). Anhand dieser Aussage wird deutlich, dass diese Institutionen sich negativ auf die Persönlichkeitsentwicklung auswirken. Somit empfiehlt es sich, auch hierzulande den Schritt in eine inklusionsbejahende Zukunft zu gehen und Sonderinstitutionen wie in Schweden zu verbieten. Denn wie bereits das Modell der Dialogischen Validierung gezeigt hat, geht es darum, Begegnungen zwischen Menschen zu schaffen und Barrieren abzubauen, um Integration zu ermöglichen. Eine Teilhabe in allen Lebensbereichen ist die beste Voraussetzung für die Entwicklung der Persönlichkeit und er Entfaltung der Sexualität.

In dieser Arbeit wurden jedoch nicht nur Problemfelder aufgezeigt, sondern es sollte auch deutlich gemacht werden, wie Menschen, die als geistig behindert bezeichnet werden, im Wohnheimalltag hinsichtlich einer selbstbestimmten Sexualität unterstützt werden können. Mit Hilfe der dargestellten Leitlinien soll die lange überfällige Übertragung der sexualpädagogischen Theorie in die Praxis und in den Wohnheimsalltag erleichtert werden.

Darüber hinaus wäre es sinnvoll und interessant, die entwickelten sexualpädagogischen Leitlinien in Einrichtungen der Behindertenhilfe zu implementieren und mit den dort arbeitenden und lebenden Menschen noch weiter auszudifferenzieren. Ein lohnenswertes Forschungsanliegen wäre es, die Umsetzung und die Auswirkungen der Leitlinien in der Praxis eingehender zu analysieren. Hierbei könnte auch die Erhebung von empirischen Daten zum Prozess ihrer Implementation ein sinnvolles Werkzeug sein.

Die notwendigen Umstrukturierungs- und Umdenkprozesse umfassen eine Vielzahl von Ebenen. So besteht, wie gezeigt wurde, einerseits Handlungsbedarf im Rahmen der pädagogischen Arbeit im Alltag. Hier wäre ein Ansatz, entsprechende Inhalte bereits in die jeweiligen Curricula – sowohl in der Ausbildung, als auch im Studium – zu übernehmen, beziehungsweise im Rahmen von Fortbildungen zu etablieren. Andererseits ist langfristig ein Umdenken, insbesondere auf politischwirtschaftlicher Ebene, unumgänglich. So muss, gegebenenfalls auch gegen die Interessen großer gewerbsmäßiger Träger, die Deinstitutionalisierung deutlich vorangetrieben werden. Da Menschen mit einer sogenannten geistigen Behinderung nicht über eine Lobby im klassischen Sinne verfügen, bleibt es unvermeidbar, ihre Belange zu einer gemeingesellschaftlichen Aufgabe zu machen.

Hier die Wahrnehmung, sowohl für noch offene Problemfelder – wie den Mangel an sexueller Selbstbestimmung – als auch für gangbare Lösungswege zu schärfen, war eines der Ziele der vorliegenden Arbeit.

Bibliographie

Achilles, Ilse/ Frey, Alexander (2004): Sexualassistenz: Hilfe zur Emanzipation? Oder Strafbestand? In: Walter, Joachim (Hrsg.): Sexualbegleitung und Sexualassistenz bei Menschen mit Behinderungen, Heidelberg: Universitätsverlag Winter, S. 197–200.

Achilles, Ilse (2005): „Was macht ihr Sohn denn da?", 6. Aufl., Heidelberg: Universitätsverlag Winter.

Achilles, Ilse et al. (2009): Sexualpädagogische Materialien für die Arbeit mit geistig behinderten Menschen, 5. Aufl., Weinheim [u.a.]: Juventa-Verlag.

Arnade, Sigrid (2006): Arbeit und Behinderung unter Gender-Aspekten. In: Hermes, Gisela/ Rohrmann, Eckhard (Hrsg.): Nichts über uns - ohne uns! Disability Studies als neuer Ansatz emanzipatorischer und interdisziplinärer Forschung über Behinderung, 1. Aufl., Neu-Ulm: AG SPAK-Bücher, S. 211–233.

Bader, Ines (2005): Körperlichkeit und Sexualität geistig schwerbehinderter Menschen. In: Walter, Joachim (Hrsg.): Sexualität und geistige Behinderung, 6. Aufl., Heidelberg: Winter, S. 148–158.

Beart, Suzie/ Hardy, Gillian/ Buchan, Linda (2005): How People with Intellectual

Disabilities View Their Social Identity: A Review of the Literature. In: Journal of Applied Research in Intellectual Disabilities. Band 18, Nr. 1. S. 47–56.

Beauftragte der Bundesregierung für die Belange behinderter Menschen (2008): Das trägerübergreifende Persönliche Budget - für mehr gleichberechtigte Teilhabe von Menschen mit Behinderungen - Online: http://www.behindertenbeauftragter.de/cln_115/nn_1040358/SharedDocs/P ublikatio-
nen/DE/Broschuere__PB__normal__Soziales__Ne,templateId=raw,propert y=publicationFile.pdf/Broschuere_PB_normal_Soziales_ Ne.pdf (Datum der Recherche: 12.01.2010).

Beier, Klaus Michael (2005): Sexualität und geistige Behinderung. In: Häßler, Frank/ Fegert, Jörg Michael (Hrsg.): Geistige Behinderung und seelische Gesundheit, Stuttgart: Schattauer, S. 19–47.

Berger, Peter L./ Luckmann, Thomas (2000): Die gesellschaftliche Konstruktion der Wirklichkeit – eine Theorie der Wissenssoziologie, 17. Aufl., Frankfurt am Main: Fischer.

Biewer, Gottfried (2002): Ist die ICIDH-2 für die Heilpädagogik brauchbar? In: Bundschuh, Konrad (Hrsg.): Sonder- und Heilpädagogik in der modernen Leistungsgesellschaft. Krise oder Chance? Bad Heilbrunn: Julius Klinkhardt, S. 293–301.

Biewer, Gottfried (2004): Leben mit dem Stigma „geistig behindert". In: Wüllenweber, Ernst (Hrsg.): Soziale Probleme von Menschen mit geistiger Behinderung, Stuttgart: Kohlhammer, S. 288–299.

Bischof-Köhler, Doris (2006): Von Natur aus anders – die Psychologie der Geschlechtsunterschiede, 3. überarb. und erw. Aufl., Stuttgart: Kohlhammer. Blank-Mathieu, Margarete (2006): Frühkindliche Geschlechtsidentität. Online: http://www.kindergartenpaedagogik. de/746.html (Datum der Recherche: 10.01.2010).

Bleidick, Ulrich (1999): Behinderung als pädagogische Aufgabe – Behinderungsbegriff und behindertenpädagogische Theorie, Stuttgart [u.a.]: Kohlhammer.

Bollag, Esther (2002): Onanie – schwere Sünde? In: Bannasch, Manuela (Hrsg.): Behinderte Sexualität – verhinderte Lust? 1. Aufl., Neu-Ulm: AG SPAK, S. 224–233.

Bosch, Erik (2006): Sexualität und Beziehungen bei Menschen mit einer geistigen Behinderung – ein Hand- und Arbeitsbuch, 2. Aufl., Tübingen: dgvt-Verl.

Bradl, Christian (2005): Selbstbestimmung und Teilhabe für behinderte Menschen mit hohem Hilfebedarf. In: Wacker, Elisabeth et al. (Hrsg.): Teilhabe – wir wollen mehr als nur dabei sein, Marburg: Lebenshilfe-Verlag, S. 185–198.

Bronfenbrenner, Urie (1981): Die Ökologie der menschlichen Entwicklung, Stuttgart: Ernst Klett.

Bundesministerium der Justiz (2001): Neuntes Buch Sozialgesetzbuch – Rehabilitation und Teilhabe behinderter Menschen – (Artikel 1 des Gesetzes vom 19. Juni 2001, BGBl. I S. 1046), das zuletzt durch Artikel 2 des Gesetzes vom 30. Juli 2009 (BGBl. I S. 2495) geändert worden ist. Online:

http://www.gesetze-im-internet.de/sgb_9/ (Datum der Recherche: 9. Januar 2010).

Bundeszentrale für gesundheitliche Aufklärung (BZgA) (2006): Jugendsexualität. Repräsentative Wiederholungsbefragung von 14–17 jährigen und ihren Eltern. Online: http://www.bzga.de/botmed_13316100.html (Datum der Recherche: 10.01.2010).

Busche, Bernd (1989): Sexualethik kontrovers – Analyse evangelischen Schrifttums zu Sexualität, Partnerschaft und Ehe, Essen: Verlag Die Blaue Eule.

Caplan, Pat (2000): Kulturen konstruieren Sexualität. In: Schmerl, Christiane et al. (Hrsg.): Sexuelle Szenen, Opladen: Leske und Budrich, S. 44–69.

Cloerkes, Günther (2000): Die Stigma-Identitäts-These. Online: URL: http://bidok.uibk.ac.at/library/gl3 00-stigma.html (Datum der Recherche: 11.01.2010).

Cloerkes, Günther (2001): Soziologie der Behinderten – eine Einführung, 2., neu bearb. und erw. Aufl. Aufl., Heidelberg: Winter.

Commandeur, Wimmi/ Krott, Kalle (2004): Juristische Aspekte der sexuellen Assistenz in Wohneinrichtungen für behinderte Menschen. In: Walter, Joachim (Hrsg.): Sexualbegleitung und Sexualassistenz bei Menschen mit Behinderungen, Heidelberg: Universitätsverlag Winter, S. 213–215.

Conrads, Bernhard/ Frühauf, Theo (2008): 50 Jahre Lebenshilfe in Deutschland. In: 50 Jahre Lebenshilfe. 47. Jahrgang, Nr. 1. S. 4–25.

Dannenbeck, Clemens/ Stich, Jutta (2005): Sexuelle Erfahrungen im Jugendalter – Aushandlungsprozesse im Geschlechterverhältnis, eine qualitative Studie im Auftrag der BZgA, 3. Aufl., Köln: BZgA.

Das Bundsministerium für Familie, Senioren, Frauen und Jugend (BMFSFJ) (2006): Erster Bericht über die Situation der Heime und die Betreuung der Bewohnerinnen und Bewohner – 1.2.1 Heiminfrastruktur (Kapitel 3). Online: http://www.bmfsfj.de/bmfsfj/generator/Publikationen/heimbericht/1-Vorbemerkungenund-kurzzusammenfassung-wesentlicher-ergebnisse-des-heimberichts/1-2-Kurzzusammenfassung-wesentlicher-ergebnissedes-heimberichts/1-2-1-heiminfrastruktur-kapitel-3-html (Datum der Recherche: 11.01.2010).

Deutsch, Werner (2000): Die Fichte und der Palmenbaum. Über die Entwicklung des Geschlechts und der Sexualität beim Menschen. In: Deutsch,

Werner/ Schneider, Hartmut (Hrsg.): Sexualität - sexuelle Identität, Heidelberg: Mattes, S. 19–33.

Deutscher Bildungsrat (1974): Empfehlungen der Bildungskommission zur pädagogischen Förderung behinderter und von Behinderung bedrohter Kinder und Jugendlicher, Stuttgart: Klett.

Deutsches Institut für Menschenrechte (2009): UN-Konvention über die Rechte von Menschen mit Behinderung. Online: http://www2.institut-fuermenschenrechte.de/ webcom/show_page.php/_c-556/_nr-9/i.html (Datum der Recherche: 12.01.2010).

Dilling, Horst/ Freyberger, Harald J. (2008): Taschenführer zur ICD-10-Klassifikation psychischer Störungen – mit Glossar und diagnostischen Kriterien ICD-10:DCR-10 und Referenztabellen ICD-10 v.s. DSM-IV-TR, 4., überarb. Aufl. unter Berücks. der German Modification (GM) der ICD-10. Aufl., Bern [u.a.]: Huber.

disgenderbility.de (2007): „Die Heide ruft: Sexualbegleitung für Menschen mit Beeinträchtigungen". Online: http://disgenderbility.wordpress.com/die-heide-ruft/ (Datum der Recherche: 09.01.2010).

Dittli, Daniela/ Furrer, Hans (1994): Freundschaft – Liebe – Sexualität – Grundlagen und Praxisbeispiele für die Arbeit mit geistig behinderten Frauen und Männern, Luzern: Ed. SZH.

Dörner, Klaus (2006): Leben in der „Normalität" – ein Risiko? In: Theunissen, Georg/ Schirbort, Kerstin (Hrsg.): Inklusion von Menschen mit geistiger Behinderung, Stuttgart: Kohlhammer, S. 97–102.

Dorsch, Friedrich et al. (2009): Dorsch Psychologisches Wörterbuch, 15., überarb. und erw. Aufl., Bern: Huber.

Dreblow, Franka (1999): Ist Selbstbestimmung nur ein verbales pädagogisches Konzept? In: Weinwurm-Krause, Eva-Maria (Hrsg.): Autonomie im Heim, Heidelberg: Winter, S. 125–177.

Dworschak, Wolfgang (2004): Lebensqualität von Menschen mit geistiger Behinderung – theoretische Analyse, empirische Erfassung und grundlegende Aspekte qualitativer Netzwerkanalyse, Bad Heilbrunn/Obb: Klinkhardt.

Elbing, Ulrich (2003): Nichts passiert aus heiterem Himmel – es sei denn, man kennt das Wetter nicht – Transaktionsanalyse, Geistige Behinderung und sogenannte Verhaltensstörungen, 3. Aufl., Dortmund: Verl. Modernes Lernen.

Erb, Holger (2005): Rechtliche Aspekte zum Thema Sexualität und geistige Behinderung. In: Fachtagung Wuppertal Pro Familia (Hrsg.): Wuppertal: S. 49–53.

Erikson, Erik H. (2003): Identität und Lebenszyklus, Frankkfurt/Main: Suhrkamp.

Fegert, Jörg M. et al. (2006): Sexuelle Selbstbestimmung und sexuelle Gewalt - ein Modellprojekt in Wohneinrichtungen für junge Menschen mit geistiger Behinderung, Weinheim [u.a.]: Juventa-Verl.

Fegert, Jörg M. (2007): Umgang mit sexueller Selbstbestimmung und sexueller Gewalt in Wohnungseinrichtungen für junge Menschen mit geistiger Behinderung - Kurzfassung des Forschungsberichts zum Modellprojekt ; Bundesmodellprojekt Nr. 99–707, Ulm: Selbstverlag.

Fend, Helmut (2003): Entwicklungspsychologie des Jugendalters - ein Lehrbuch für pädagogische und psychologische Berufe, 3., durchges. Aufl. Aufl., Opladen: Leske + Budrich.

Feuser, Georg (1980): Sexualität und Sexualerziehung bei geistig Behinderten. In: Geistige Behinderung. Nr. 4. S. 194–208.

Feuser, Georg (1996): Geistigbehinderte gibt es nicht!. In: Geistige Behinderung. Band 35, Nr. 1. S. 18–25.

Fischer, Erhard (2008): „Geistige Behinderung" – „Fakt oder Konstrukt". In: Fischer, Erhard (Hrsg.): Pädagogik für Menschen mit geistiger Behinderung – Sichtweisen – Theorien – aktuelle Herausforderungen, 2., überarb. Aufl., Oberhausen: Athena, S. 13–44.

Fornefeld, Barbara (2002): Einführung in die Geistigbehindertenpädagogik, 2. Aufl., München [u.a.]: Reinhardt.

Foucault, Michel (1983): Der Wille zum Wissen, 1. Aufl., Frankfurt: Suhrkamp.

Freud, Sigmund (1994): Abriß der Psychoanalyse – einführende Darstellungen, Frankfurt am Main: Fischer-Taschenbuch-Verlag.

Freud, Sigmund (2009): Drei Abhandlungen zur Sexualtheorie, Nachdr. Aufl., Frankfurt am Main: Fischer-Taschenbuch-Verlag.

Frey, Hans-Peter (1983): Stigma und Identität – eine empirische Untersuchung zur Genese und Änderung krimineller Identität bei Jugendlichen, Weinheim [u.a.]: Beltz.

Frey, Brigitte (2002): Das Recht auf sexuelle Entwicklung - Möglichkeiten sexualpädagogischer Begleitung. In: Bannasch, Manuela (Hrsg.): Behinderte Sexualität – verhinderte Lust? Neu-Ulm: AG SPAK, S. 103–109.

Fröhlich, Andreas (1982): Der somatische Dialog. In: Behinderte. Heft 4, S. 15–20.

Giddens, Anthony (1993): Wandel der Intimität – Sexualität, Liebe und Erotik in modernen Gesellschaften, Frankfurt am Main: Fischer Taschenbuch Verlag.

Glöckner, Heidemarie (1998): Ein starkes Gefühl – Suchtprävention durch Sexualerziehung in der Grundschule, Würzburg: Ed. Bentheim.

Gnielka, Martin (2008b): Über Sexualität reden – Die Zeit der Pubertät, Köln: BZgA.

Gnielka; Martin (2008a): Über Sexualität reden – Zwischen Grundschulalter und Pubertät, Köln: BZgA.

Goffman, Erving (1988): Stigma – über Techniken d. Bewältigung beschädigter Identität, 8. Aufl., Frankfurt am Main: Suhrkamp.

Goffman; Erving (1973): Asyle, Frankfurt am Main: Suhrkamp.

Goleman, Daniel (1997): Emotionale Intelligenz, 4. Aufl., ungek. Ausg. Aufl., München: Dt. Taschenbuch-Verlag.

Greving, Heinrich/ Gröschke, Dieter (Hrsg.) (2000): Geistige Behinderung – Reflexionen zu einem Phantom - ein interdisziplinärer Diskurs um einen Problembegriff, 1. Aufl. Aufl., Bad Heilbrunn/Obb: Klinkhardt.

Gröschke, Dieter (2007): Normalisierung. In: Theunissen, Georg/ Kulig, Wolfram/ Schirbort, Kerstin (Hrsg.): Handlexikon Geistige Behinderung, Stuttgart: Kohlhammer, S. 242–243.

Grunewald, Karl (2002): Der Abbau der Anstalten für Behinderte in Schweden. In: Geistige Behinderung. 41, Nr. 3. S. 243–254.

Grunewald, Karl (2004): Schwedens Weg der Integration: Leben in einer offenen Gesellschaft. Online:

http://www.fdst.de/w/files/aktuellpresse/grunewald_integration_ schwe-den.pdf (Datum der Recherche: 12.01.2010).

Haeberle, Erwin J. (2005): dtv-Atlas Sexualität, 1. Aufl., München: Deutscher Taschenbuch Verlag. Hahn, Martin Th. (1994): Selbstbestimmung im Leben, auch für Menschen mit geistiger Behinderung. In: Geistige Behinderung. 33, Nr. 2. S. 81–94.

Hähner, Ulrich et al. (2006): Vom Betreuer zum Begleiter – eine Neuorientierung unter dem Paradigma der Selbstbestimmung, 5. Aufl., Marburg: Lebenshilfe-Verlag.

Hähner, Ulrich (2006a): Von der Verwahrung über die Förderung zur Selbstbestimmung. In: Bundesvereingiung Lebenshilfe für Menschen mit geistiger Behinderung e.V. (Hrsg.): Vom Betreuer zum Begleiter, 5. Aufl., Marburg: Lebenshilfe-Verlag, S. 25–51.

Hähner, Ulrich (2006b): Begleiten von Paaren. In: Bundesvereinigung Lebenshilfe für Menschen mit geistiger Behinderung e.V. (Hrsg.): Vom Betreuer zum Begleiter, 5. Aufl., Marburg: Lebenshilfe-Verlag, S. 207–224.

Hähner, Ulrich (2006c): Überlegungen zur Entwicklung einer Kultur der Begleitung. In: Bundesvereinigung Lebenshilfe für Menschen mit geistiger Behinderung e.V. (Hrsg.): Vom Betreuer zum Begleiter, 5. Aufl., Marburg: Lebenshilfe-Verlag, S. 121–151.

Heilpädagogisches Zentrum Hagendorn (2001): Sexualpädagogisches Konzept. Online: http://www.hzhagendorn.ch/fileadmin/Download/konzepte/Sexualpaedago gisches_ Konzept_010917.pdf (Datum der Recherche: 12.01.2010).

Heimverband Bern (2004): Verpflichtungserklärung. Online: http://www.heimverbandbern. ch/de/pdf/Verpflichtungserklaerung.pdf (Datum der Recherche: 10.01.2010).

Hennies, Irina/ Mittendorf, Meike/ Sasse, Matina (2001): Krisen und Krisenintervention in Bezug auf Liebe, Partnerschaft und Sexualität. In: Wüllenweber, Ernst/ Theunissen, Georg (Hrsg.): Handbuch Krisenintervention. Hilfen für Menschen mit geistiger Behinderung., Stuttgart: Kohlhammer, S. 257–277.

Hermes, Gisela (2006): Der Wissenschaftsansatz Disability Studies - neue Erkenntnisgewinne über Behinderung? In: Hermes, Gisela/ Rohrmann, Eckhard (Hrsg.): Nicht über uns – ohne uns! Disability Studies als neuer Ansatz emanzipatorischer und interdisziplinärer Forschung über Behinderung, 1. Aufl., Neu-Ulm: AG SPAK-Bücher, S. 15–30.

Hertoft, Preben (1993): Sexologisches Wörterbuch, Köln: Deutscher Ärzte-Verlag.

Hurrelmann, Klaus (2006): Einführung in die Sozialisationstheorie, 9. Aufl., Weinheim [u.a.]: Beltz.

Institut zur Selbst-Bestimmung Behinderter (2009a): Fortbildung Sexualbeglei-tung. Online: http://www.isbbtrebel.de/sexualbegleitung.htm (Datum der Recherche: 12.01.2010).

Institut zur Selbst-Bestimmung Behinderter (2009b): Häufig gestellte Fragen. Online: http://www.isbbtrebel.de/faq1.htm (Datum der Recherche: 12.01.2010).

Kammler, Clemens/ Parr, Rolf/ Schneider, Ulrich J. (2008): Foucault-Handbuch – Leben, Werk, Wirkung, Stuttgart und Weimar: Metzler.

Kentler, Helmut (1973): Texte zur Sozio-Sexualität, Opladen: Leske.

Kentler, Helmut (1988): Sexualwesen Mensch – Texte zur Erforschung der Se-xualität, München [u.a.]: Piper.

Klauß, Theo (2005): Ein besonderes Leben – Grundlagen der Pädagogik für Menschen mit geistiger Behinderung; ein Buch für Pädagogen und Eltern, 2. Aufl., Heidelberg: Winter.

Klauß, Theo (2008a): Selbstbestimmung als Leitidee der Pädagogik für Men-schen mit geistiger Behinderung. In: Fischer, Erhard (Hrsg.): Pädagogik für Menschen mit geistiger Behinderung, 2. Aufl., Oberhausen: Athena, S. 92–136.

Klauß, Theo (2008b): 50 Jahre pädagogische Förderung und Begleitung von Menschen mit einer geistigen Behinderung. In: 50 Jahre Lebenshilfe. 47.Jahrgang, Nr. 1. S. 26–41.

Kluge, Norbert/ Jansen, Gisela (1996): Körperentwicklung in der Pubertät – Ein-führung in den Gegenstandsbereich und Bilddokumentation, Frankfurt am Main [u.a.]: Lang.

Kluge, Norbert (2006): Frühpubertät im Verständnis des „säkularen Trends" – Kennzeichen, Tatbestände, Ursachen, auffällige Verhaltensweisen – Onli-ne: http://kluge. unilandau.de/Beitraege_zur_S.u.S/Fruehpubert%E4t_im_Verstaendnis.pdf (Datum der Recherche: 12.01.2010).

Kluge, Norbert (2008a): Sexuelle Bildung: Erziehungswissenschaftliche Grundlegung. In: Schmidt, Renate-Berenike/ Sielert, Uwe (Hrsg.): Handbuch Sexualpädagogik und sexuelle Bildung, Weinheim und München: Juventa, S. 115–123.

Kluge, Norbert (2008b): Der Mensch – ein Sexualwesen von Anfang an. In: Schmidt, Renate- Berenike/ Sielert, Uwe (Hrsg.): Handbuch Sexualpädagogik und sexuelle Bildung, Weinheim und München: Juventa, S. 69–77.

Kowoll, Paula (2007): Sexualpädagogische Konzeptionen in der Behindertenhilfe - ein Handbuch, Saarbrücken: VDM, Müller.

Krenner, Monika (2003): Sexualbegleitung bei Menschen mit geistiger Behinderung, Marburg: Tectum-Verlag.

Krott, Kalle/ Walter, Joachim (2007): Sexualassistenz. In: Theunissen, Georg/ Kulig, Wolfram/ Schirbort, Kerstin (Hrsg.): Handlexikon geistige Behinderung, Stuttgart: Kohlhammer, S. 307–308.

Kulig, Wolfram/ Theunissen, Georg/ Wüllenweber, Ernst (2006): Geistige Behinderung. In: Wüllenweber, Ernst/ Theunissen, Georg/ Mühl, Heinz (Hrsg.): Pädagogik bei geistigen Behinderungen, Stuttgart: Kohlhammer, S. 116–127.

Kulig, Wolfram/ Theunissen, Georg (2006): Selbstbestimmung und Empowerment. In: Wüllenweber, Ernst/ Theunissen, Georg/ Mühl, Heinz (Hrsg.): Pädagogik bei geistigen Behinderungen, Stuttgart: Kohlhammer, S. 237–250.

Lenz, Karl (2005): Wie Paare sexuell werden. In: Funk, Heide/ Lenz, Karl (Hrsg.): Sexualitäten, Weinheim und München: Juventa, S. 115-149.

Leue-Käding, Susan (2004): Sexualität und Partnerschaft bei Jugendlichen mit einer geistigen Behinderung – Probleme und Möglichkeiten einer Enttabuisierung, Heidelberg: Winter.

Lindmeier, Christian (2007): ICF (Internationale Klassifikation der Funktionsfähigkeit, Behinderung und Gesundheit). In: Theunissen, Georg/ Kulig, Wolfram/ Schirbort, Kerstin (Hrsg.): Handlexikon Geistige Behinderung, Stuttgart: Kohlhammer, S. 165–167.

Lindmeier, Bettina (2008): Empowerment als Leitidee der Gestaltung von Erwachsenenbildung. In: Bundesvereinigung Lebenshilfe für Menschen mit geistiger Behinderung e.V. (Hrsg.): Wir wollen – wir lernen – wir können! Erwachsenenbildung, Inklusion, Empowerment, Marburg: Lebenshilfe-Verlag, S. 110–117.

Maas, Theodorus (2006): Community Living. In: Soziale Psychiatrie. Nr. 3. S. 34–35.

Maccoby, Eleanor Emmons (2000): Psychologie der Geschlechter – Sexuelle Identität in den verschiedenen Lebensphasen, Stuttgart: Klett-Cotta.

Markowetz, Reinhard (2008): Geistige Behinderung in soziologischer Perspektive. In: Fischer, Erhard (Hrsg.): Pädagogik für Menschen mit geistiger Behinderung, Oberhausen: Athena, S. 238–291.

Martin, Beate/ Walter, Joachim (2007): Pubertät. In: Theunissen, Georg/ Kulig, Wolfram/ Schirbort, Kerstin (Hrsg.): Handlexikon geistige Behinderung, Stuttgart: Kohlhammer, S. 283-284.

Mattke, Ulrike (2004): Das Selbstverständliche ist nicht selbstverständlich. Frage- und Problemstellungen zur Sexualität geistig behinderter Menschen. In: Wüllenweber, Ernst (Hrsg.): Soziale Probleme von Menschen mit geistiger Behinderung, Stuttgart: Kohlhammer, S. 46–64.

Mensch zuerst – Netzwerk People First Deutschland e.V. (2009a): Zeitschrift „Geistige Behinderung" heißt jetzt „Teilhabe" (12.01.2009). Online: http://www.people1.de/ nachrichten/2009-01-12.php (Datum der Recherche: 11.01.2010).

Mensch zuerst – Netzwerk People First Deutschland e.V. (2009b): Grundsatzprogramm. Online: http://www.people1.de/wer_ziele.html#partner (Datum der Recherche: 11.01.2010).

Mertens, Wolfgang (1997): Geburt bis 4. Lebensjahr, 3. Aufl., Stuttgart: Kohlhammer.

Meyer, Hermann (2003): Geistige Behinderung – Terminologie und Begriffsverständnis. In: Irblich, Dieter/ Stahl, Burkhard (Hrsg.): Menschen mit geistiger Behinderung, Göttingen [u.a.]: Hogrefe, S. 4–30.

Milhoffer, Petra (1998): Selbstwahrnehmung, Sexualwissen und Körpergefühl 8–14 jähriger Mädchen und Jungen. In: BZgA Forum Sexualaufklärung (Hrsg.): Kinder, S. 14–18.

Milhoffer, Petra (2002): Geschlechtsrollenübernahme und sexuelle Sozialisation im Übergang zur Pubertät. Sexualität und Spätmoderne. Über den kulturellen Wandel der Sexualität., S. 111–127.

Möller, Berith (2005): Körperlichkeit, Selbstwert und Sexualität in der weiblichen Adoleszenz. In: Funk, Heide/ Lenz, Karl (Hrsg.): Sexualitäten. Diskurse und Handlungsmuster im Wandel., Weinheim und München: Juventa, S. 175–194.

Mösler, Thomas (2002): Sexualität. Anmerkung aus wissenschaftlicher und therapeutischer Sicht. In: Bannasch, Manuela (Hrsg.): Behinderte Sexualität – verhinderte Lust? Neu-Ulm: AG SPAK, S. 37–51.

Mühl, Heinz (2003): Sonderpädagogische Maßnahmen. In: Neuhäuser, Gerhard/ Steinhausen, Hans-Christoph (Hrsg.): Geistige Behinderung, 3. Aufl., Stuttgart: Kohlhammer, S. 248–261.

Mühl, Heinz (2008): Entwicklung und Standort der Geistigbehindertenpädagogik innerhalb der (Sonder-) Pädagogik. In: Fischer, Erhard (Hrsg.): Pädagogik für Menschen mit geistiger Behinderung, 2. Aufl., Oberhausen: Athena, S. 45–68.

Müller, Andreas/ Martin, Beate (2005): Geschlecht behindert ?! – Geschlechtsidentität und sexuelle Orientierung. In: Sexualpädagogischer Arbeitskreis (Hrsg.): Fachtagung Sexualität und geistige Behinderung, Wuppertal: S. 33–35.

Neuhäuser, Gerhard (2000): Geistige Behinderung aus medizinischer Sicht. In: Greving, Heinrich/ Gröschke, Dieter (Hrsg.): Geistige Behinderung – Reflexionen zu einem Phantom, Bad Heilbrunn: Klinkhardt, S. 32–39.

Neuhäuser, Gerhard/ Steinhausen, Hans-Christoph (2003): Geistige Behinderung – Grundlagen, klinische Syndrome, Behandlung und Rehabilitation, 3., überarb. und erw. Aufl., Stuttgart: Kohlhammer.

Niehoff, Ulrich/ Hinz, Andreas (2008): Bürger sein. Zur gesellschaftlichen Position von Menschen, die als geistig behindert bezeichnet werden. In: Geistige Behinderung. 47. Jahrgang, Nr. 2. S. 107–117.

Nirje, Bengt (1994): Das Normalisierungsprinzip – 25 Jahre danach. In: Vierteljahresschrift für Heilpädagogik und ihre Nachbargebiete. 63, Nr. 1. S. 12–32.

Oerter, Rolf/ Dreher, Eva (2008): Jugendalter. In: Oerter, Rolf/ Montada, Leo (Hrsg.): Entwicklungspsychologie, 6. Aufl., Weinheim und Basel: Beltz PVU, S. 271–332.

Oerter, Rolf (2008): Kultur, Ökologie und Entwicklung. In: Oerter, Rolf/ Montada, Leo (Hrsg.): Entwicklungspsychologie, 6. Aufl., Weinheim und Basel: Beltz PVU, S. 85–116.

Offit, Avodah K. (1984): Das sexuelle Ich, Frankfurt/M. u.a (noch Berlin und Wien): Klett-Cotta im Ullstein Taschenbuch.

Ortland, Barbara (2006): Die eigene Behinderung im Fokus – theoretische Fundierungen und Wege der inhaltlichen Auseinandersetzung, Bad Heilbrunn: Klinkhardt.

Ortland, Barbara (2008): Behinderung und Sexualität – Grundlagen einer behinderungsspezifischen Sexualpädagogik, Stuttgart: Kohlhammer.

Osbahr, Stefan (2000): Selbstbestimmtes Leben von Menschen mit einer geistigen Behinderung – Beitrag zu einer systemtheoretisch-konstruktivistischen Sonderpädagogik, Luzern: Edition SZH.

Pitsch, Hans-Jürgen (2006): Normalisierung. In: Wüllenweber, Ernst/ Theunissen, Georg/ Mühl, Heinz (Hrsg.): Pädagogik bei geistigen Behinderungen, Stuttgart: Kohlhammer, S. 224–236.

Plaute, Wolfgang (2006): Sexualität von und Sexualpädagogik für Menschen mit geistiger Behinderung. In: Wüllenweber, Ernst/ Theunissen, Georg/ Mühl, Heinz (Hrsg.): Pädgogik bei geistigen Behinderungen, Stuttgart: Kohlhammer, S. 501–512.

Priestley, Mark (2003): Worum geht es bei den Disability Studies? In: Waldschmidt, Anne (Hrsg.): Kulturwissenschaftliche Perspektiven der Disability Studies, 1. Aufl., Kassel: bifos e.V., S. 23–35.

Pro Familia & Lebenshilfe für Menschen mit geistiger Behinderung Niedersachsen (2000): Sexualität und geistige Behinderung - Empfehlungen zur Sexualpädagogischen Konzeption für den Umgang mit Sexualität in Einrichtungen für Menschen mit geistiger Behinderung, 2. Aufl., Hannover: Oeding.

Pro Familia (2001): Sexualität und geistige Behinderung, 2. Aufl., Frankfurt: Pro Familia. Pro Familia (2010): Sexualpädagogik – Ziele. Online: http://www.profamilia.de/ article/show/1608.html (Datum der Recherche: 11.01.2010).

Raithel, Jürgen/ Dollinger, Bernd/ Hörmann, Georg (2009): Einführung Pädagogik – Begriffe – Strömungen - Klassiker - Fachrichtungen, 3. Aufl., Wiesbaden: VS Verlag für Sozialwissenschaften.

Ratzka, Adolf (2003): Die Schwedische Assistenzreform von 1994. Online: http://www. independentliving.org/docs6/ratzka200302.html (Datum der Recherche: 10.01.2010).

Rauh, Hellgard (2008): Vorgeburtliche Entwicklung und frühe Kindheit. In: Oerter, Rolf/ Montada, Leo (Hrsg.): Entwicklungspsychologie, 6. Aufl., Weinheim und Basel: Beltz PVU, S. 149–224.

Rauscher, Christine (2005): „Ein eigenes Leben in der Gemeinde führen" – Wohn- und Lebenswünsche von Menschen mit Behinderung. In: Bundesvereinigung Lebenshilfe für Menschen mit geistiger Behinderung e.V. (Hrsg.): Teilhabe, Marburg: LebenshilfeVerlag, S. 145–157.

Rendtorff, Barbara (2003): Kindheit, Jugend und Geschlecht – Einführung in die Psychologie der Geschlechter, Weinheim [u.a.]: Beltz.

Rittmeyer, Christel (2001): Zur Bedeutung von Selbstbestimmung in der Arbeit mit Menschen mit einer geistigen Behinderung. In: Sonderpädagogik. 31. Jahrgang, Nr. 3. S. 141–150.

Rohrmann, Eckhard (2005): Wohnen im Stadtteil erfordert mehr als eine Wohnung. In: Bundesvereingiung Lebenshilfe für Menschen mit geistiger Behinderung e.V. (Hrsg.): Teilhabe, Marburg: Lebenshilfe-Verlag, S. 199–210.

Rohrmann, Eckhard (2007): Leben und Wohnen mit Behinderungen. In: Schnoor, Heike (Hrsg.): Leben mit Behinderungen, Stuttgart: Kohlhammer, S. 151–158.

Sack, Rudi (2006a): Normalisierung der Beziehungen. In: Bundesvereingiung Lebenshilfe für Menschen mit geistiger Behinderung e.V. (Hrsg.): Vom Betreuer zum Begleiter, 5. Aufl., Marburg: Lebenshilfe-Verlag, S. 105–119.

Sack, Rudi (2006b): Emanzipierende Hilfen beim Wohnen. In: Bundesvereinigung Lebenshilfe für Menschen mit geistiger Behinderung e.V. (Hrsg.): Vom Betreuer zum Begleiter, Marburg: Lebenshilfe-Verlag, S. 193–205.

Sanders, Dietke/ Goll, Harald (2008): Ich möchte eine gute Mutter sein, ich möchte ein guter Vater sein – wie kann ich es lernen? In: Bundesvereini gung Lebenshilfe für Menschen mit geistiger Behinderung e.V. (Hrsg.): Wir wollen – wir lernen – wir können! Marburg: Lebenshilfe-Verlag, S. 282–291.

Schäfers, Markus (2008): Lebensqualität aus Nutzersicht – Wie Menschen mit geistiger Behinderung ihre Lebenssituation beurteilen, Wiesbaden: VS Verlag für Sozialwissenschaften / GWV Fachverlage GmbH, Wiesbaden.

Schaub, Horst/ Zenke, Karl G. (2007): Wörterbuch Pädagogik, Orig.-Ausg., grundlegend überarb., aktualisierte und erw. Neuausg. Aufl., München: Dt. Taschenbuch-Verl.

Schmetz, Ditmar (2001): Sexualerziehung. In: Antor, Georg/ Bleidick, Ulrich (Hrsg.): Handlexikon der Behindertenpädagogik, Stuttgart, Berlin, Köln: Kohlhammer, S. 386–389.

Schneider, Rosa (2008): „Finger weg!"-Fortbildungen für Mitarbeiterinnen in WfbM. In: Bundesvereinigung Lebenshilfe für Menschen mit geistiger Behinderung e.V. (Hrsg.): Wir wollen – wir lernen – wir können! Marburg: Lebenshilfe-Verlag, S. 276–280.

Schon, Lothar (1995): Entwicklung des Beziehungsdreiecks Vater – Mutter – Kind – Triangulierung als lebenslanger Prozeß, Stuttgart [u.a.]: Kohlhammer.

Schuhrke, Bettina (2008): Sexuelle Erziehung in der Familie. In: Schmidt, Renate-Berenike/ Sielert, Uwe (Hrsg.): Handbuch Sexualpädagogik und sexuelle Bildung, Weinheim und München: Juventa, S. 527–534.

Schuppener, Saskia (2005): Selbstkonzept und Kreativität von Menschen mit geistiger Behinderung, Bad Heilbrunn: Klinkhardt.

Schwedisches Institut (2001): Tatsachen über Schweden – Die schwedische Behindertenpolitik. Online: http://www.swedengate.de/allgemeines/pdf_soz_behinderte.pdf (Datum der Recherche: 12.01.2010).

Seefeld, Antje (1997): Sexualität bei Menschen mit geistiger Behinderung. In: Die neue Sonderschule. 42, Nr. 6. S. 433–439.

Seifert, Monika (2003): Mütter und Väter von Kindern mit Behinderung. Herausforderungen – Erfahrungen – Perspektiven. In: Wilken, Udo/ Jeltsch-Schudel, Barbara (Hrsg.): Eltern behinderter Kinder, Stuttgart: Kohlhammer, S. 43–59.

Senckel, Barbara (1998): Du bist ein weiter Baum – Entwicklungschancen für geistig behinderte Menschen durch Beziehung, München: Beck.

Senckel, Barbara (2003): Entwicklungspsychologische Aspekte bei Menschen mit geistiger Behinderung. In: Irblich, Dieter/ Stahl, Burkhard (Hrsg.): Menschen mit geistiger Behinderung, Göttingen [u.a.]: Hogrefe, S. 71–147.

Sielert, Uwe (2005): Einführung in die Sexualpädagogik, Weinheim [u.a.]: Beltz.

Sielert, Uwe (2008): Sexualpädagogik und Sexualerziehung in Theorie und Praxis. In: Schmidt, Renate-Berenike/ Sielert, Uwe (Hrsg.): Handbuch Sexualpädagogik und sexuelle Bildung, Weinheim und München: Juventa, S. 39–52.

Sigusch, Volkmar (2005): Sexuelle Welten – Zwischenrufe eines Sexualforschers, Gießen: Psychosozial- Verlag.

Sigusch, Volkmar (2008): Geschichte der Sexualwissenschaft, Frankfurt/Main [u.a.]: Campus- Verlag.

Sonnenberg, Kristin (2004): Wohnen und geistige Behinderung – Eine vergleichende Untersuchung zur Zufriedenheit und Selbstbestimmung in Wohneinrichtungen. Dissertation an der Universität Köln: Heilpädagogische Fakultät. Online: http://kups.ub.unikoeln.de/volltexte/2005/1322/ (Datum der Recherche: 10.01.2010).

Specht, Ralf/ Walter, Joachim (2007): Sexualpädagogik. In: Theunissen, Georg/ Kulig, Wolfram/ Schirbort, Kerstin (Hrsg.): Handlexikon Geistige Behinderung, Stuttgart: Kohlhammer, S. 309–310.

Specht, Ralf (2008): Sexualität und Behinderung. In: Schmidt, Renate-Berenike/ Sielert, Uwe (Hrsg.): Handbuch Sexualpädagogik und sexuelle Bildung, Weinheim und München: Juventa, S. 295–308.

Speck, Otto (2003): System Heilpädagogik – eine ökologisch reflexive Grundlegung, 5. Aufl., München [u.a.]: Reinhardt.

Speck, Otto (2005a): Menschen mit geistiger Behinderung – ein Lehrbuch zur Erziehung und Bildung ; mit 5 Tabellen, 10., überarb. Aufl., München [u.a.]: Reinhardt.

Speck, Otto (2005b): Viele Eltern haben Angst. In: Walter, Joachim (Hrsg.): Sexualität und geistige Behinderung, 6. Aufl., Heidelberg: Winter, S. 17–21.

Speck, Otto (2007): Geistige Behinderung. In: Theunissen, Georg/ Kulig, Wolfram/ Schirbort, Kerstin (Hrsg.): Handlexikon Geistige Behinderung, Stuttgart: Kohlhammer, S. 136–137.

Spiegel, Anja (1999): Die Umsetzung von „Normalisierungsprinzipien" im Wohnheim. In: Weinwurm- Krause, Eva-Maria (Hrsg.): Autonomie im Heim, Heidelberg: Winter, S. 76–124.

Sporken, Paul (1974): Geistig Behinderte, Erotik und Sexualität, 1. Aufl., Düsseldorf: Patmos- Verlag.

Starke, Kurt (2008): Sexualität im Erwachsenenalter. In: Schmidt, Renate-Berenike/ Sielert, Uwe (Hrsg.): Handbuch Sexualpädagogik und sexuelle Bildung, Weinheim und München: Juventa, S. 399–414.

Steins, Gisela (2008): Identitätsentwicklung – wie Mädchen zu Frauen werden – und Jungen zu Männern, 3., überarb. Aufl. Aufl., Lengerich [u.a.]: Pabst.

Stinkes, Ursula (2006): Sexualität und Behinderung – kein Tabuthema mehr?!. Online: http://www.vds-baden-wuerttemberg.de/G-Tag_2006_vortrag_stinkes.pdf(Datum der Recherche: 10.01.2010).

Straßmeier, Walter (2000): Geistige Behinderung aus pädagogischer Sicht. In: Greving, Heinrich/ Gröschke, Dieter (Hrsg.): Geistige Behinderung – Reflexionen zu einem Phantom, Bad Heilbrunn: Klinkhardt, S. 53–61.

The Swedish Co-operative Body of Organisations of Disabled People (2004): Umsetzung der UNStandardregeln auf lokaler und regionaler Ebene – Behindertenpolitische Planungsrichtlinien für kommunale und regionale Behörden (dt. Fassung). Online: http://www.gehoerlosen-bund.de/download/pdf/agenda_22.pdf (Datum der Recherche: 12.01.2010).

Theunissen, Georg/ Hoffmann, Claudia/ Plaute, Wolfgang (2000): Geistige Behinderung – Betrachtungen aus dem Blickwinkel der Empowermentperspektive. In: Greving, Heinrich/ Gröschke, Dieter (Hrsg.): Geistige Behinderung – Reflexionen zu einem Phantom, Bad Heilbrunn: Klinkhardt, S. 126–140.

Theunissen, Georg (2001): Die Self-Advocacy Bewegung – Empowerment-Bewegungen machen mobil (II). Online: URL: http://bidok.uibk.ac.at/library/beh3-4-01-theunissenselfadvocacy. html (Datum der Recherche: 12.01.2010).

Theunissen, Georg (2002): Empowerment und Heilpädagogik. In: Zeitschrift für Heilpädagogik. 53. Jahrgang, Nr. 5. S. 178–182.

Theunissen, Georg/ Plaute, Wolfgang (2002): Handbuch Empowerment und Heilpädagogik, Freiburg im Breisgau: Lambertus.

Theunissen, Georg (2005): Pädagogik bei geistiger Behinderung und Verhaltensauffälligkeiten – ein Kompendium für die Praxis, 4., neu bearb. und stark erw. Aufl., Bad Heilbrunn: Klinkhardt.

Theunissen, Georg (2006a): Empowerment – Als Konzept für die Behindertenarbeit kritisch reflektiert. In: Vierteljahresschrift für Heilpädagogik und ihre Nachbargebiete. 75. Jahrgang, Nr. 3. S. 213–224.

Theunissen, Georg (2006b): Zeitgemäße Wohnformen – Soziale Netze – Bürgerschaftliches Engagement. In: Theunissen, Georg/ Schirbort, Kerstin (Hrsg.): Inklusion von Menschen mit geistiger Behinderung, Stuttgart: Kohlhammer, S. 59–96.

Theunissen, Georg (2006c): Selbstbestimmung und Empowerment handlungspraktisch buchstabiert. In: Bundesvereinigung Lebenshilfe für Menschen mit geistiger Behinderung e.V. (Hrsg.): Vom Betreuer zum Begleiter. Eine Neuorientierung unter dem Paradigma der Selbstbestimmung., 5. Aufl., Marburg: Lebenshilfe-Verlag, S. 153–165.

Theunissen, Georg (2007): Empowerment. In: Theunissen, Georg et al. (Hrsg.): Handlexikon geistige Behinderung, Stuttgart: Kohlhammer, S. 94.

Theunissen, Georg (2008): Erwachsenenbildung von Menschen mit Lernschwierigkeiten im Licht von Empowerment. In: Bundesvereinigung Lebenshilfe für Menschen mit geistiger Behinderung e.V. (Hrsg.): Wir wollen – wir lernen – wir können! Marburg: Lebenshilfe Verlag, S. 118–129.

Thimm, Walter (1984): Das Normalisierungsprinzip – eine Einführung, Marburg: LebenshilfeVerlag.

Thoss, Elke (2008): Sexuelle Rechte – eine Grundlage weltweiter sexueller Bildung. In: Schmidt, Renate-Bereinke/ Sielert, Uwe (Hrsg.): Handbuch Sexualpädagogik und sexuelle Bildung, Weinheim und München: Juventa, S. 507–514.

Treibel, Annette (2006): Einführung in soziologische Theorien der Gegenwart, 7., aktualisierte Auflage, Wiesbaden: VS Verlag für Sozialwissenschaften | GWV Fachverlage GmbH, Wiesbaden.

Von Sydow, Kirsten (2008): Sexualität und Älterwerden. In: Schmidt, Renate-Berenike/ Sielert, Uwe (Hrsg.): Handbuch Sexualpädagogik und sexuelle Bildung, Weinheim und München: Juventa, S. 415–426.

Wacker, Elisabeth (2005): Teilhabe – wir wollen mehr als nur dabei sein, Marburg: Lebenshilfe- Verlag.

Wagner, Andreas (1998): Empowerment. Möglichkeiten und Grenzen geistig behinderter Menschen zu einem selbstbestimmten Leben. In: HEP-Informationen. 1998, Nr. 1. S. 7–28.

Waldschmidt, Anne (2003): Ist Behinderung normal? Behinderung als flexibel-normalistisches Dispositiv. In: Cloerkes, Günther (Hrsg.): Wie man behindert wird, Heidelberg: Winter, S. 83–101.

Walter, Joachim/ Hoyler-Herrmann, Annerose (1987): Erwachsensein und Sexualität in der Lebenswirklichkeit geistigbehinderter Menschen, Heidelberg: Ed. Schindele.

Walter, Joachim (2004a): Sexualbegleitung und Sexualassistenz bei Menschen mit Behinderungen, Heidelberg: Winter.

Walter, Joachim (2004b): Selbsbestimmte Sexualität als Menschenrecht. In: Walter, Joachim (Hrsg.): Sexualbegleitung und Sexualassistenz bei Menschen mit Behinderungen, Heidelberg: Winter, S. 15–30.

Walter, Joachim (2004c): Zur Einführung: Was ist Sexualassistenz? Was kennzeichnet professionelle Sexualbegleitung? In: Walter, Joachim (Hrsg.): Sexualbegleitung und Sexualassistenz bei Menschen mit Behinderungen, Heidelberg: Winter, S. 11–14.

Walter, Joachim (2005a): Pubertätsprobleme bei Jugendlichen mit geistiger Behinderung. In: Walter, Joachim (Hrsg.): Sexualität und geistige Behinderung, 6. Aufl., Heidelberg: Winter, S. 160–173.

Walter, Joachim (2005b): „Es könnte so schön sein!". In: Sexualpädagogischer Arbeitskreis des Pro Familia Landesverbandes e.V. (Hrsg.): Sexualität und geistige Behinderung, Wuppertal: Pro Familia, S. 8–16.

Walter, Joachim (2005c): „Sexualität und geistige Behinderung". In: Walter, Joachim (Hrsg.): Sexualität und geistige Behinderung, 6. Aufl., Heidelberg: Winter, S. 29–37.

Wanzeck-Sielert, Christa (2008): Sexualität im Kindesalter. In: Schmidt, Renate-Berenike/ Sielert, Uwe (Hrsg.): Handbuch Sexualpädagogik und sexuelle Bildung, Weinheim und München: Juventa, S. 363–370.

Watzlawik, Meike (2003): Jugendliche erleben sexuelle Orientierungen – Eine Internetbefragung zur sexuellen Identitätsentwicklung bei amerikanischen und deutschsprachigen Jugendlichen im Alter von 12 bis 16 Jahren. Dissertation an der TU Braunschweig: Gemeins.Natw.Fak.: FB 4: Biowissenschaften, Psychologie. Online: http://deposit.ddb.de/cgi-bin/dokserv?idn=967284007 (Datum der Recherche: 10.01.2010).

Watzlawik, Meike/ Kobs, Julia (2009): Warum haben Lesben schwule Freunde? Jemand muss ihnen doch sagen, was sie anziehen sollen! Vorurteile auf dem Prüfstand. Sexuelle Orientierungen. Weg vom Denken in Schubladen, Göttingen: Vandenhoeck und Ruprecht, S. 15–36.

Weeks, Jeffrey (2000): Fragen der Identität. In: Schmerl, Christiane et al. (Hrsg.): Sexuelle Szenen, Opladen: Leske und Budrich, S. 163–193.

Weinwurm-Krause, Eva-Maria (1999): Grundlagen der Wohnpsychologie. In: WeinwurmKrause, Eva-Maria (Hrsg.): Autonomie im Heim, Heidelberg: Programm Edition Schindele im Universitätsverlag Winter, S. 13–75.

Weller, Konrad (2009): Sexualerziehung in der Familie. Online: http://www.familienhandbuch.de/cmain/f_Fachbeitrag/a_Erziehungsbereiche/s_1177.html (Datum der Recherche: 12.01.2010).

Wilken, Udo (2003): Der Beratungsbedarf von Eltern bei der Begleitung und Betreuung ihrer volljährigen behinderten Kinder. In: Wilken, Udo/ Jeltsch-Schudel, Barbara (Hrsg.): Eltern behinderter Kinder, Stuttgart: Kohlhammer, S. 156–172.

Wohlhüter, Herbert (1997): Wege zu mehr Selbstbestimmung im Heim. In: Bundesvereinigung Lebenshilfe für Menschen mit geistiger Behinderung e.V. (Hrsg.): Selbstbestimmung: Kongreßbeiträge; Dokumentation des Kongresses „Ich weiß doch selbst, was ich will!" Menschen mit geistiger Behinderung auf dem Weg zu Mehr Selbstbestimmung vom 27. September bis zum 01. Oktober 1994 in Duisburg, 2. Aufl., Marburg: Lebenshilfe-Verlag, S. 354-361.

World Health Organization (WHO) (2005): Internationale Klassifikation der Funktionsfähigkeit, Behinderung und Gesundheit. Online:

http://www.dimdi.de/dynamic/de/ klassi/downloadcenter/icf/endfassung/ (Datum der Recherche: 11.01.2010).

World Health Organisation (WHO) (2006): Defining sexual health: report of a technical consultation on sexual health. Online: http://www.who.int/reproductivehealth/ to-pics/gender_rights/defining_sexual_health.pdf (Datum der Recherche: 11.01.2010).

Ziemen, Kerstin (2002): Geistige Behinderung als soziale Konstruktion. In: Behindertenpädagogik. 41, Nr. 1. S. 23–39.

Zimmermann, Peter (2006): Grundwissen Sozialisation – Einführung zur Sozialisation im Kindesund Jugendalter, 3. Aufl., Wiesbaden: VS Verlag für Sozialwissenschaften, GWV Fachverlage GmbH, Wiesbaden.

B.1 Relevante Gesetzestexte

Bürgerliches Gesetzbuch http://bundesrecht.juris.de/bgb/

Gesetz zur Gleichstellung behinderter Menschen http://bundesrecht.juris.de/bgg/

Grundgesetz für die Bundesrepublik Deutschland http://bundesrecht.juris.de/gg/

Gesetz zur Neuordnung des Kinder- und Jugendhilferechts http://bundesrecht.juris.de/kjhg/

Gesetz zur Regelung der Rechtsverhältnisse der Prostituierten http://bundesrecht.juris.de/prostg/

Sozialgesetzbuch (SGB) Neuntes Buch (IX) – Rehabilitation und Teilhabe behinderter Menschen – (Artikel 1 des Gesetzes v. 19. 6.2001, BGBl. I S. 1046) http://bundesrecht.juris.de/sgb_9/

Sozialgesetzbuch (SGB) Zwölftes Buch (XII) – Sozialhilfe – (Artikel 1 des Gesetzes vom 27. Dezember 2003, BGBl. I S. 3022) http://bundesrecht.juris.de/sgb_12/Strafgesetzbuch http://bundesrecht.juris.de/stgb/

Abbildungen

A.1 Das bio-psycho-soziale Modell der ICF

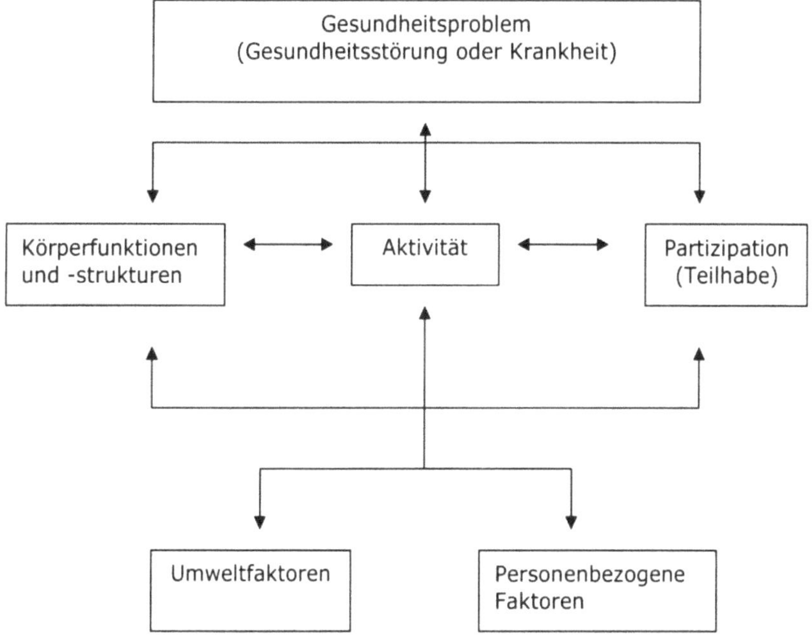

Abbildung A.1: Das bio-psycho-soziale Modell der ICF (Kulig, Theunissen & Wüllenweber 2006, S. 124)

A.2 Interaktionales Modell der Genese und der Prozess geistiger Behinderung

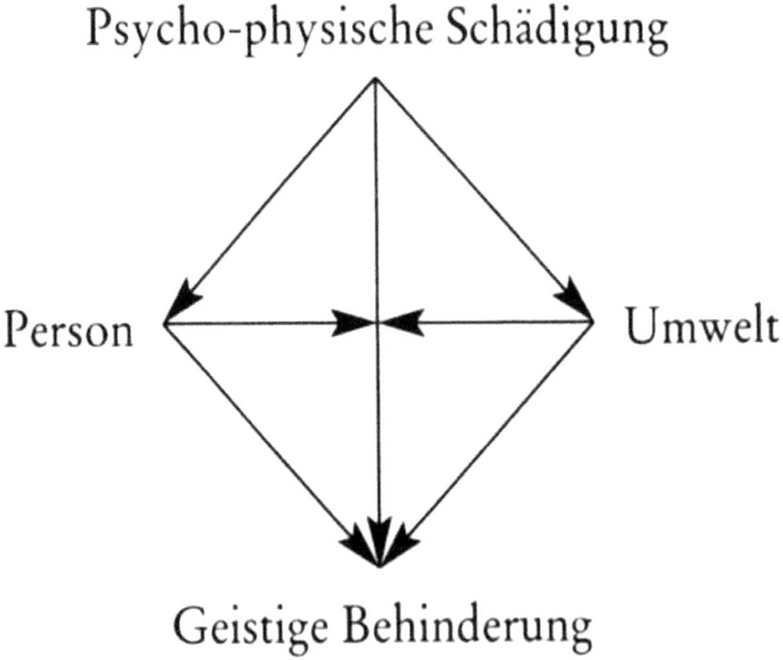

Abbildung A.2: Interaktionales Modell der Genese und des Prozesses geistiger Behinderung (Speck 2005a, S. 70)

A.3 Die Stigma-Identitäts-These

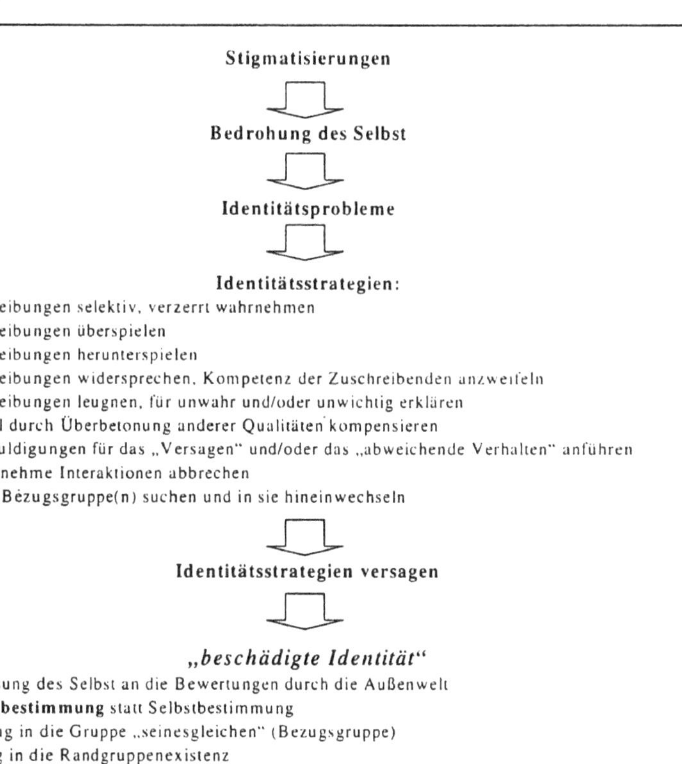

Abbildung A.3: Die Stigma-Identitäts-These (Markowetz 2008, S. 257)

A.4 Modifiziertes Identitätsmodell nach Frey

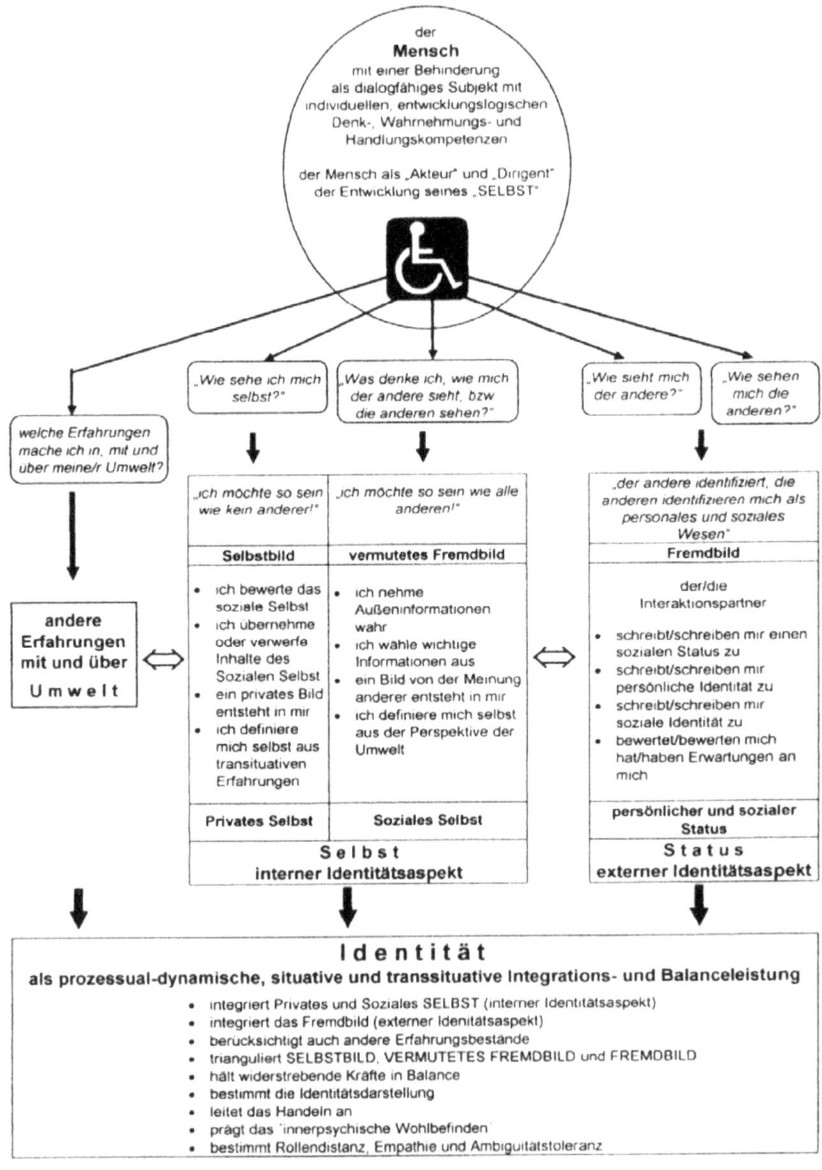

Abbildung A.4: Identität als prozessual-dynamische, situative und transsituative Integrations- und Balanceleistung (Markowetz 2008, S. 266)